フレデリック J. スタッダード Jr.
クレイグ L. カッツ
ジョセフ P. メリーノ
精神医学振興協会 | 編
小谷英文 | 監訳
東日本大震災支援合同チーム
| 訳

最新 大災害 メンタルヘルスケアガイド

不測の衝撃

Hidden Impact

What You Need to Know for the Next Disaster:
a Practical Mental Health Guide for Clinicians

Frederick J. Stoddard Jr., MD, Craig L. Katz,
MD, Joseph P. Merlino, MD, MPA, Group for
the Advancement of Psychiatry

危機介入に備えて知っておくべきこと

金剛出版

本書の執筆を温かく見守ってくれた
私たちの家族
仕事の改善を図る医療従事者
そしてわれわれに希望の光をもたらした
世界中の災害生存者の方々へ
本書を捧げる

HIDDEN IMPACT:
What You Need to Know for the Next Disaster.
A Practical Mental Health Guide for Clinicians
Frederick J. Stoddard Jr., MD, Craig L. Katz, MD, Joseph P. Merlino, MD

Copyright ©2010 by JONES AND BARTLETT LEARNING, LLC

ALL RIGHTS RESERVED
ORIGINAL ENGLISH LANGUAGE EDITION PUBLISHED
BY
Jones & Bartlett Learning, LLC
5 Wall Street

Burlington, MA 01803
Japanese translation rights arranged with
JONES AND BARTLETT LEARNING, LLC
through Japan UNI Agency, Inc., Tokyo

刊行にあたって

村井嘉浩［宮城県知事］

　甚大な被害をもたらした 2011 年 3 月 11 日の東日本大震災の発生から 2 年余りが経過し，この間，国内外の皆様からの多大な御支援と御協力をいただきながら，復旧・復興へ向けて着実な歩みを進めてまいりました。

　平成 25 年度は「宮城県震災復興計画」に掲げた復旧期の最終年度であり，今後の再生期，発展期を念頭に置いた取り組みを加速していかなければならないと強く決意しています。

　震災による精神的問題については，被災直後における「心のケアチーム」による支援，平成 23 年 12 月からは「みやぎ心のケアセンター」の設置等により支援を実施していますが，仮設住宅での生活の長期化，生活再建の見通しが立たないこと等により不安を抱えている方々がおり，復興のためには，今後も心のケアの長期的な取り組みが必要と考えています。

　こうした中で本書が翻訳・刊行されることは大変意義深く，災害に備えた精神医療・保健対策のより一層の整備促進が図られることを期待いたします。

2013 年 3 月記

先憂の備え

西園昌久［心理社会的精神医学研究所長, 福岡大学名誉教授］

　阪神・淡路大震災は，それまでのわが国社会ではほとんど存在しなかった「ボランティア活動」を産みだし，定着させた。今日では，ボランティア活動は災害などの非常時はもちろんのこと，公共的な社会生活の中で幅広く日常的に行われている。観光地の案内さえボランティアによってなされている。大震災が産みだしたボランティア活動は，わが国の社会で不可欠なものになっているのである。しかも，ボランティアを受け入れる組織の多くは必要に応じて参加者の訓練さえ行っている。

　こんどの東日本大震災に際して，全国から，個人として，地方自治体やいろいろの機関の被派遣者として，数多くの人々が救援支援活動に参加された。本書を翻訳された小谷英文国際基督教大学名誉教授をリーダーとする「東日本大震災支援合同チーム」の皆さんも「心のケアチーム」を組織し，現地での支援活動を行われ，今日もなおその活動を続けられている。日常業務をお持ちの皆さんが，長期間にわたるボランティア活動をしながら，その忙しさの中で本書を翻訳出版されたことは，「震災時の心のケア」ボランティア活動を適切かつ効果あるものにするには，それなりの訓練が要るとの認識を持たれたからであろう。徒手空拳でなく，状況にふさわしい「知識，技術，態度」を身につけておく前準備が必要という切実な主張がこめられていると理解される。

　こんどの東日本大震災に際して，二度，支援活動に参加したある若い精神科医が帰郷し，しばらくして，私に手紙をくれた。その中に，「現地で，いろんな方と会い，必要と思える診療や面接をしましたが，ある老人夫婦が，『大津波の中で隣の奥さんが流されるのを見つけ紐を投げたのが届かなかった。私どもだけが生き残って申し訳なくて』と涙を流されたのにどう対応したらよいか苦しみました。支援活動から戻って来ても，その老夫婦のことが思いだされてなりません。疲れました。学生1年の時，先生が医学心理学の講義で"共感の問題と本質"について話されたことを思いだして，私なりに考え，やっと元気をとりもどしました」と書かれていた。

　本書，『不測の衝撃——危機介入に備えて知っておくべきこと』は，「9.11事件」

をはじめ，ハリケーン被害，さらには東南アジアの大地震あとの大津波災害を見据えて，アメリカの精神科医ならびに精神分析家の代表者たちが著した「大災害メンタルヘルスガイド」である。ピーターと称する内科開業医が，災害医療支援チームにボランティアとして参加することを想定して，実際に災害時に活動することをめぐって，さまざまな準備や配慮が必要なことが論じられている。第3章に次のような記載がある。「医療従事者は，患者の徴候と症状を見きわめられるように訓練されている。同じように，自分自身の情緒と身体的反応にも注意を払うことが重要である。ある患者と関わる際のわれわれのみぞおちで感じる"落ち着かない感じ"は，たとえば患者についての何かを警告する重要なデータになり得る。そのような知識は，たいてい，専門的訓練と経験から得られるが，それと同時に大切なのは，私生活での人とのやりとりによって日々体験する実生活の出来事からも得られる。あなたが，まさに体験している災害により，あなた自身も患者も被害を受けているような現場においてはこうした手がかりがとても重要となる。このことがあなた自身の守りを強化し，専門家としての訓練を促すことにもなる。こうした反応を認めることで，自分自身だけでなく，ともに働く人々のケアにもなっていく」。この記載は私に手紙をくれた若い精神科医の成長を私に思わせるとともに，本書が出版されたことの意味を考えさせてくれる。

刊行の言葉

鹿島晴雄［国際医療福祉大学大学院教授，慶應義塾大学医学部客員教授，
前日本精神神経学会理事長］

　平成23年3月11日に発生した東日本大震災で被災された皆様に心よりお見舞いを申し上げます。大震災の発生から3年が過ぎましたが，支援，復旧に向けて活動，ご尽力されておられる皆様に深甚なる敬意を表し，被災地の一日も早い復興を祈念いたします。
　東日本大震災が発生した時，筆者は日本精神神経学会に関わっており，震災の直後より対策本部を立ち上げ，被災地域をはじめ全国の精神医療に関わる諸関連団体の連絡会をつくり，情報の収集と交換，要望への対応，意見交換と調整，具体的支援の手配などを始めました。支援される側とする側の関係，被災地域と中央の行政，精神医療に関係する各種団体の意向と意見，可及的速やかな対応など，慎重に配慮，考慮すべきさまざまな問題があり，また多くのご指摘をうけました。これらは現在も常に考えていかねばならない課題であります。
　支援活動を通じて強く感じることは，このような大災害における精神医療，精神医学的な支援についての訓練，教育がわが国においては不十分であり，参考にすべき資料も乏しいということです。その意味で，この度アメリカの精神医学振興協会のメンバーにより書かれた本訳書「不測の衝撃：危機介入に備えて知っておくべきこと」が刊行されることは，きわめて意義があることと考えます。本訳書を拝読し，すべての部から有意義な知識を学び，重要な示唆を得ることができました。特に第III部の介入，第IV部の特殊な問題，第V部には多くの深く考えさせられる点がありました。
　監訳者の小谷先生ならびに訳者の方々は，震災復興の心理支援と教育に関わっておられます。それらの活動に敬意を表すると共に，読みやすい日本語に移された監訳者と訳者の皆様に感謝いたします。

訳書の序文として

鑪幹八郎[広島大学名誉教授／元日本心理臨床学会理事長]

　3・11，9・11，8・6，8・9など，これらの数字のもつ意味は私たちの心に深く刻まれている。大災害や大震災は備えのない家族や個人に襲いかかる。大きな破壊やおびただしい死を伴って無力な私たちに襲ってくる。そして大災害や大惨事には大きな悲しみが伴っている。大災害や大惨事は突然やってくる。不測な事態で発生する。それは地域や集団を巻き込んで起こる。私たちはそれに対処する準備がないことが多い。多くの人はこの不測の事態にどのように対処してよいかわからない。大災害に直面することは私たちの限界を超える苦痛である。この苦痛や腹立ちを誰にぶつけたらよいのか。どのように解決したらよいのか。全体の混乱の中では答えはなかなか見つからない。苦痛の中で時間は過ぎ去るばかりである。

　このような時，多くの人は「起こった惨事を忘れよう」とする。なかったことにしたい。早く忘れることで，元気を取り戻そうとする。それは耐えがたい苦痛な経験に対する心の自然な操作として，「否認」とか，「解離」と呼ばれている。日常の世界に苦痛な経験を思い出さないようにする心の働きである。しかし，否認しても，解離しても，苦痛な経験がなくなるわけではない。それは心の深いところで，生々しく生き続けている。そして身体の症状や生活上の不適応として現れてくる。

　これをPTSD（心的外傷後ストレス障害）と呼んでいる。心の深いところで苦痛な経験が生きていることを，私たちに知らせているのである。PTSDに対処しなければ，苦痛な経験は持続する。これにどのように対処したらよいのだろうか。その支援は行政の問題をはじめ，人々の身体の問題，心の問題など，広範で膨大な領域に有機的に関わらねばならない問題であることは，本書を見ればよく理解できる。

　現在の大震災の事態に対処するためには，過去の出来事から学ぶことが求められる。心の苦痛をやわらげるために精神科医師や臨床心理士など支援をする人々は，支援の方法を苦しみながら模索している。本書は2001年9月11日のニューヨーク市で起こったテロ事件の大惨事を機に，心的な救援のために努力した先人たちの経験や研究が記述されている。これは不測の大惨事に対処した経験と今後

の対策に対する見通しなど，貴重で重要なことがらが描かれている．この本に書かれていることは，不測の事態からの惨事の苦しみと悲しみを支え援助した人たちの経験と知恵である．私たちはこれらの貴重な経験や知識を支えとして，現実に起きていながら，まだ収集のつかない東日本大震災の事態に対処するために学ばねばならないことで満たされている．私たちは先人のこれらの貴重な経験と知識と知恵とを学び，自分のものとして援助に当たらなければならない．

　本書は，大震災の中で苦しむ人たちを支援し，さまざまな要求にこたえる私たちが大きな視野に立って支援の活動を展開しなければならないことを示唆している．本書に示されている経験と知識と知恵は支援にあたって，私たちの心の支えになるに違いない．

刊行にあたって

ボブ・アーロン[デブライ大学]

　災害の潜在的な複雑さ，広がり，深さ，そしてわれわれの分析能力の限界を考慮すると，災害の影響を細部にわたって予見することはしばしば不可能である。適切な警告，さらには復興について論じることはより難しい。しかし，われわれは研究し，降りかかるトラウマを分析し続けることはできる。経験と研究の熟慮の中から得た知識で，われわれにはさらにリスクのアセスメントが可能となり，制約の中においても実現可能と思われるものを実践できる。計画や準備のいくらかは改善できるだろう。身体的安全のための対策は直ちに検討され，履行される。それらは明白で量的，そして観察可能なものである。しかし，心への影響についてはどうだろうか？

　私は東北の巨大地震と津波の様子をそれがまさに起きている最中に聞いた。即座に私の感情は激しく混乱した。自分の日本での経験や，以前読んだ世界中で生じた大規模災害の余波に関する研究を思い出した。すべての災害に心理的トラウマは伴うのである。私は何かをしなければという思いに駆られ，これに対処できる同僚を，かつて学んだ東京の国際基督教大学に探し求めていた。その後すぐに，出版社から「Hidden Impact」のコピーが私の手元に届いた。私はこれを翻訳すればガイドブックとして役に立つのではないかと考え，震災衝撃の日よりトラウマ対応に献身していた小谷英文教授の元にその本を送った。

　あなたの目の前にある本書は，献身的なチームの傑出した結果である。援助渦中の専門家たちは彼ら自身が多大なストレスに晒されるが，彼らが直面する予期された，あるいは予期され得なかったできごとからの影響に対するレジリエンスを少しでも高めることができれば，と心から願っている。

参考のために

ニューヨーク州医師会研修ガイド
「不測の衝撃：危機介入に備えて知っておくべきこと」
原題：Hidden Impact : What You Need to Know for the Next Disaster :
A Practical Mental Health Guide for Clinicians

　教育ガイドの本書は，目覚ましい成長が見られる災害メンタルヘルス分野における最新の知識に基づき，将来の災害準備，効果的救助に医師を導くためのものである。したがってこれは，災害メンタルヘルスに関する医師間の知識の溝を浅いものにし，災害時の医療実践に，よりよいメンタルヘルス介入を導入することを助けるものとなるであろう。この本の内容は，災害直後の患者への対処に関する最新の情報と現在の治療技法の隙間を埋めるものとなるであろう。

　ニューヨーク州医師会による災害メンタルヘルスコースでは，受講医師に，p.211-215のポストテストの完了と，p.216-218の自己評価の記入を求める。テスト解答と自己評価をニューヨーク州医師会に提出し，基準を満たしていれば継続医療教育単位が認められる。ポストテストと自己評価はウェブサイト：www.bcnny.comでも受験，記入できる。これは8時間の継続医療教育（continuing medical education：CME）であり，ニューヨーク州医師会はそれをカテゴリー1の最大8.0単位（AMA PRA Category213redits™）に指定した。それは2009年5月から2012年5月まで正式に認められている。

学習目標
準備
　既存の災害救助に関する枠組みの中で，いかに災害救助に適切に備え，効果的に参与していくかを正しく理解すること。
　災害救助と公衆衛生緊急事態に関わる主たる機関と組織についての知識を得ること。

アセスメント
　災害事態において有用なスクリーニングおよび査定用具の重要性を理解し，使いこなせるようになること。

災害に対する行動，感情反応の正常と異常のスペクトラムを正しく理解すること。
子どもを含む，災害時における特別な対象のニーズを正しく理解すること。

介入

災害事後の行動および感情的問題の取り扱いについて，薬理学的，心理学的な選択肢と限界を理解すること。

サイコロジカル・ファースト・エイドの原理と災害事態におけるその適用について正しく理解すること。

災害と関連するメンタルヘルス問題の取り扱いに関する他職種協働とコンサルテーションの機能を正しく理解すること。

特別な問題

災害支援における法的，倫理的側面を正しく理解すること。災害時および災害後のセルフケアの重要性を正しく理解すること。

コミュニティおよび個人におけるレジリエンスと復興のプロセスを把握できるようになること。

著者について

　著者らは精神医学振興協会（Group for the Advancement of Psychiatry；GAP）の災害テロリズム委員会のメンバーである。ノアウッド博士は委員会の顧問である。

　ナイト アルドリッヒ（Knight Aldrich, MD）は，地域精神医学の実践および教育に携わっていたヴァージニア医科大学の精神医学・家庭医学科を退職している。それ以前には，シカゴ大学のプリッツカー医科大学（Pritzker school of medicine）と，ニューアークのニュージャージー大学医学部の精神科診療科長を務めていた。アルドリッヒ博士はノースウェスタン医科大学を卒業し，アメリカ合衆国公衆衛生局で精神医学の訓練を受けた。彼は50年以上も精神医学振興協会（GAP）の活発なメンバーとして活躍している。

　トッド F. ホルツマン（Todd F. Holzman, MD）は，個人活動としてマサチューセッツ州ケンブリッジにて子どもと大人の精神科医として働き，またハーヴァード ヴァンガード医院では腫瘍学の精神科医として，さらにはブリッガム＆ウイミンズ病院においても活動している。ハーヴァード医科大学の教員の一人でもあり，マサチューセッツ州の精神科と公衆衛生における災害支援の精神科医長とアメリカ赤十字のマサチューセッツ湾岸支部の災害精神衛生および災害支援活動の最高責任者を務めた。彼は，コソボにおけるNATOの軍事介入直前から人権のための医師団にてボランティア活動に従事し，医学的中立と人権監視活動を行った。彼は2008年から2009年にかけて，マサチューセッツ精神医学会の会長であり，その災害準備委員会の共同議長であった。ホルツマン博士はアジア津波後，南インドにボランティアとして赴き，苦痛および人権侵害被害者に対するリハビリプログラムに参加した。アメリカユダヤ人世界支援機構（American Jewish World Service）において，彼は南アフリカ，ガーナ，ケニアのエイズに関する教育や予防，そして遺児プログラムにボランティアで参加した。彼は国内外で講演を行っている。米国精神医学会の特別終身会員であり，2006年には，APAの災害精神医学におけるブルーノ リマ賞を受賞した。

エリック K. ハン（Erick K. Hung, MD）は，カリフォルニア大学サンフランシスコ校（UCSF）の精神医学と司法プログラムの司法精神医学研究員である。彼の研究テーマはHIVの精神医学から同性愛者（レズビアンとゲイ），両性愛者，性転換者（LGBT）のメンタルヘルスに及ぶ。彼はHIV精神医学相談クリニックをUCSF医療センターで始め，2007年にはUCSF研修医訓練プログラムのための救急精神科カリキュラムを立ち上げた。彼は自殺や暴力の危険性をアセスメントする精神科医の訓練に携わっている。ハン博士は，アウトドアスポーツにおける問題行動に深い関心を寄せていた。2003年に彼はエベレスト山のベースキャンプに初の診療所を設置するため，ヒマラヤ救助協会（Himalayan Rescue Association）医学遠征チームに参加した。彼は2002年の研修医教育賞を受賞し，その他にも彼の医学生および研修生に対する優れた教育活動に対し，数々の賞が贈られている。彼は，アウトドアスポーツ医学会（Wilderness Medical Society）の理事を務め，現在は北カリフォルニア精神医学会の評議員となっている。カリフォルニア大学サンフランシスコ校LGBT問題学長諮問委員会の委員も務めていた。そして今はGAPのフェローである。精神医学と法律が交差する領域において，彼は危機状況における法医学問題，医療過誤，職場内差別を含む職場問題にも関心を広げている。ハン博士はサンフランシスコの繁華街で個人開業をしている。

クリスティナ ジョーンズ（Kristina Jones, MD）は，ワイル コーネル医科大学の精神医学助教授であり，ニューヨーク長老派病院の医療にボランティアで参加している。彼女は精神医学と心身医学，医学的疾患への精神医学の有資格専門医である。彼女はニューヨークの保健局FDNY本部事務局における9.11精神衛生プログラムのニューヨーク消防局の世界貿易センター医療評価および治療プログラム顧問精神科医である。ジョーンズ博士は，ニューヨークで薬理学の個人開業を営んでいる。

エドワード M. カンター（Edward M. Kantor, MD）は，現在チャールストンにある南カロライナ医科大学（MUSC）の精神医学准教授および成人医療科長である。以前はシャーロッテヴィルのヴァージニア大学で精神医学および救急医学の役職についており，そこでリエゾン・コンサルテーション，地域精神医学といった臨床領域で活躍し，研修医訓練のディレクターをしていた。彼は精神医学，心身医学の有資格専門医である。2003年に，彼は州知事のテロリズムおよび災害行動保健学諮問委員に任命され，現在はアメリカ公衆衛生局医療予備隊のメンタルヘルス特別チームに所属している。この活動の一環として彼は

『サイコロジカル・ファースト・エイド：医療予備隊現地作業ガイド（第 2 版, 2008）』（Psychological First Aid : Medical Reserve Corps Field Operation Guide（2nd edition, 2008））の著者の一人を務めた。加えて，カンター博士はヴァージニア精神医学会の災害委員長および UVA 医療予備隊（the UVA-Medical Reserve Corps ; MRC）の主任を務めた。彼の臨床，教育，そして緊急災害時におけるプランニング経験は 30 年にもおよび，その間，赤十字のインストラクター，ボランティア救急医療隊員，パークレンジャー，そして海兵隊予備役軍医を務めてきた。2006 年，カンター博士は災害メンタルヘルスの教育，企画立案，その成果への貢献を讃えられ，米国精神医学会 APA のブルーノ リマ賞を授与されている。

クレイグ L. カッツ（Craig L. Katz, MD）は，マウントサイナイ医学校の臨床助教授であり，世界貿易センター労働者およびボランティアのメンタルヘルス・モニタリングプログラムを共同設立，指揮を執り，長年にわたり同プログラムの指導精神科医を務めている。彼はまた，マウントサイナイのグローバル・メンタルヘルス・フェローシップのディレクターも兼任している。カッツ博士は，1998 年に災害精神医学出張医療組織（Disaster Psychiatric Outreach ; DPO）を共同設立し，この団体は慈善組織として災害によって影響を受けた人々への精神的ケアを行っており，同組織でさまざまな役割を担い，現在は会長を務めている。彼の災害支援における仕事はエルサルバドルやスリランカまで広がっている。カッツ博士は，2001 年，災害精神医学の分野で米国精神医学会のブルーノ リマ賞を受賞し，2007 年からニューヨーク医学アカデミーのフェローとなっている。彼は『災害精神医学：悪夢が本当に起きた際の介入』（Disaster Psychiatry : Intervening When Nightmares Come True. Analytic Press, 2004）を A. パンディヤと共同編集し，「災害精神医学：精査」（Disaster Psychiatry : A Closer Look. Psychiatric Clinics of North America, Vol.27, September, 2004）他，いくつかの論文を執筆している。

ジョセフ P. メリーノ（Joseph P. Merlino, MD, MPA）は，ニューヨーク州立大学（the State University of New York），ダウンステイト医学校の精神科客員教授であり，ブルックリンにあるキングズカントリー病院行動健康ネットワークの最高責任者である。彼はニューヨーク医科大学の精神科および行動科学の非常勤教授であり，そこで分析家の指導と訓練を行っている。彼は国内 4 大精神分析組織の一つである米国精神分析・力動精神医学協会（American Academy of Psychoanalysis and Dynamic Psychiatry）の前理事長である。メリーノ博士は，

米国精神医学会の特別フェローであり，また米国精神分析・力動精神医学協会のフェロー，GAP および米国精神科医師会（the American College of Psychiatrists）の特別会員でもある。彼は，ニューヨークハーレムの精神社会的経験が欠如した児童，青年の教育に特化した公立中・高等学校（Opportunity Charter School）の理事長である。メリーノ博士は，ニューヨーク法医学委員会の専門コンサルタントであり，マンハッタンで個人開業をしている。彼は数々の文献と論文の著者および編者でもある。

アンソニー T. ウン（Anthony T. Ng, MD）は，アメリカ軍保健科学大学（Uniformed Services University of Health Sciences；USUHS）の精神医学助教授であり，またジョージワシントン大学精神科の臨床助教授である。彼は独立コンサルタントとして救急精神医学，災害精神衛生および救急管理問題に関して，彼自身が設立した米国を拠点とする健康管理と救急医療経営コンサルティングを行っている団体（Mannanin Health care, LLC）の長である。ウン博士は，2001 年のエルサルバドルの地震，2001 年 9 月 11 日にニューヨークで起きた同時多発テロ，NBC，ABC ネットワークの炭疽病のメンタルヘルス反応，アメリカン航空 587 便の事故，2005 年のハリケーン・カトリーナ，そして 2006 年アーミッシュ校における銃乱射の事件で仕事をした経験を持つ。彼はまた 2004 年のアジアの津波災害，2007 年のヴァージニア工科大学銃乱射事件のコンサルタントを務めた。彼は 2001 年から 2003 年まで災害時に活動するボランティア団体のニューヨーク市支部連合（New York City chapter of a coalition of Voluntary Organizations Active in Disaster；NYCVOAD）の議長を務め，米国政府，米国赤十字，中東の米国国際開発庁（US Agency for International Development；USAID）で相談役を務めた。米国精神医学会 APA の災害精神医学委員会（CPDD）委員であり，2003 年から 2006 年まで同組織の議長を務め，ハリケーン・カトリーナにおける彼の功績が讃えられ，米国精神医学会 APA から特別会長賞を授与されている。ウン博士は，米国救急精神医学会（American Association of Emergency Psychiatry）の会長であり，米国地域精神科医学会（American Association of Community Psychiatrists），メンタルヘルスアメリカ（Mental Health America）の理事である。またウン博士は，現在世界精神医学会（World Psychiatric Association）の災害対策部の事務局長を務めている。

アン E. ノアウッド（Ann E. Norwood, MD）は，ピッツバーグ大学メディカルセンターのバイオセキュリティセンター上級研究員である。彼女は陸軍大佐を退役したが，それまではアメリカ軍保健科学大学（USUHS）の精神科副議長を

務めた経験を持ち，その後保健社会福祉省（Department of Health and Human Services ; HHS）の公衆衛生緊急準備室，現在の準備対応次官補室（Office of the Assistant Secretary for Preparedness and Response）へ移り，2003年からは同部署の公衆衛生リスクコミュニケーションの上級アドバイザーを務めた。彼女は2004年に軍を退役したが，2007年までは民間人として同職を務めた。ノアウッド博士は，トラウマや暴力の心理学的，行動科学的，社会的影響について，とりわけ化学的，生物学的，放射線学的，原子力的，爆発的（CBRNE）リスク，コミュニケーション，軍事問題について幅広く執筆，講演活動をしている。彼女は『テロリズムと災害：個人および地域に対するメンタルヘルス医療介入』（Cambridge University Press, 2003），『バイオテロリズム：精神的および公衆衛生医療介入』（Cambridge University Press, 2004），『トラウマと災害：援助と管理』（Cambridge University Press, 2003），アメリカ精神医学会の精神医学レヴューシリーズの一巻を共同編集している。彼女は2001年，アメリカ精神医学会の災害精神医学委員会の委員長を務め，テロリスト攻撃への対応を精練することに貢献した。彼女は保健福祉省（HHS）全米バイオ防衛科学委員会メンタルヘルス分科会のメンバーである。

フレデリック J. スタッダード ジュニア（Frederick J. Stoddard, Jr., MD）は，精神医学振興協会の災害とテロリズム委員会の議長であり，ハーヴァード医科大学（Harvard Medical School）の臨床准教授，マサチューセッツ総合病院（MGH）の精神科医，シュライナーバーンズ子ども病院支局の精神科医長，そしてMGHバーンセンターの上級精神科指導医を務めている。スタッダード博士は，マサチューセッツ精神医学会（Massachusetts Psychiatric Society）の前会長であり，アメリカ精神医学会（American Psychiatric Association）の理事である。エリック リンデマン（Erich Lindemann）とスタンリー コブ（Stanly Cobb）の火傷と災害精神医学における革新的な仕事に刺激され，スタッダード博士は，1990年代から災害救助のための精神医学的訓練を指導してきた。彼は子どもや成人専門の精神科医であり，ハーヴァード医科大学において，医大生や研修医への教育を行っている。彼の研究チームは「心的外傷後ストレスとレジリエンス，死別，痛み，ストレス」，「うつの緩和の治療，火傷治療後の成果，ストレス」の神経生物学的研究を進めている。スタッダード博士は，MGH火傷精神医学プログラムの責任者であり，このプログラムは公的および民間機関から助成金を受け，PTSDやうつ，火傷やその他の損傷の苦痛軽減のための先進治療を探求している。彼は米国精神医学会APAの終身特別会員であり，1999年に災害精神医学分野において米国精神医学会APAのブルーノ リマ賞を受賞している。

序文

　多くの精神科的対処が実はプライマリケア事態で始まることを，私たちは患者に支障が出るまでしばしば忘れてしまう。災害後ではなおさらである。対処事例数は多く，サービス提供には限度があるばかりか，専門処方につきものの偏見や障壁があるためである。精神医学振興協会（GAP）は本書により国家的窮地を訴え，国の将来に備えようと呼びかけるものである。

　精神医学的な苦痛，健康を危険に晒すような行動，精神医学的疾患に対するプライマリケアモデルは，なかなか一様にはいかない。さまざまなモデルのケアを提供することが肝要である。すなわち，コンサルテーションを通した従来のヘルスケアの提供，現地またはクリニックにおけるメンタルヘルスケアの提供，行動ヘルスケアコーディネーターの活用，そしてこれらすべての段階的ケアで果たされる重要な役割が，患者一人あたりの時間の短さや，患者の殺到が避けられない厳しいプライマリケアにとって主要なものとなる。スクリーニングテストは治療を必要とする患者の順を把握するのに役立つ。心的外傷後ストレス障害のみならず，抑うつ，悲嘆，そして煙草を含む薬物依存の増加までをも治療対象のターゲットにすることは，被災した地域の健康を劇的に改善し，将来への希望と安堵の観を与える。

　GAPはプライマリケアにおける，実践的で利用可能な形のメンタルヘルスケアの重要性を啓蒙する道を切り開いている。われわれの国は彼らの仕事によって得るものが多い。

ロバート J. ウルサノ，MD
アメリカ軍保健科学大学医学部
メリーランド ベセスダ

1945年末，数名の船仲間と共に東京で休暇を取っている際に，私はわれわれの爆撃機が生み出した破壊の大きさに愕然とした。一般市民たちはこれほどの惨事にいかに対処してきたのであろうか，民間の臨床医たちは不安と絶望を抱える生存者を救うために何をしたのであろうか，東京でこれほどひどいのだから，広島や長崎の被害はいかにひどいものであっただろうか，と私は思いをめぐらせた。
　私にはこれらの問いへの答えはなかった。そして次の問いが浮かんだ。そのような災害の中で私だったら何をしたであろうか？　答えが出ないまま，自分の無知の意味を考えている間に，否認が私を救った。心配する必要はない，それは私に起こり得るはずがない，私はすぐにアメリカに帰るのだ。この慰めとなる考えは冷戦時代でさえ私自身を守ってくれたが，9.11は別物であった。私は被災地で働くことができるプライマリケア臨床家を養成することの重要性を認識させられた。仮に9.11がそうさせていなかったとしても，ハリケーン・カトリーナが確実にその自覚を呼び起こさせていたであろう。
　医学図書には，かつてないほどに過去の災害における精神医学的な側面に関する書籍が多く見られるようになり，テロリズムやテロリスト，テロリズムによる被害者たちのケアや治療に関する新しい図書が相当に増えた。しかしながら，探しても探しても見つけられなかったものがある。それは，プライマリケア臨床家個々人が災害やテロ攻撃の現場で働く際の，個人的または職業的生活を助けるハンドブックやサバイバル・マニュアルである。
　そこで，私は精神医学振興協会（GAP）に問い合わせた。GAPには，精神医学の対処が満たされていない領域のニーズに対して，専門家による委員会を招集し，連携して目下の課題——新入医学生へのサバイバル・マニュアルから，生活保護受給者の精神医学的問題の取り扱い技術まで——を取り上げた報告書の作成により応えてきた長年の歴史がある。GAPは，テロリストによる攻撃やその他の災害後の臨床家ボランティアのためのハンドブックを作成するには，理にかなった組織のように思われたため，ヴァージニアコモンウェルス大学医学部の精神科科長であるジョエル・シルバーマン博士（Joel Silverman）の励ましを受け，GAPの理事会にこの計画を提案したのである。GAPはすでに類似の計画を精査するための新しい専門精神科医らによる委員会の発足を検討しており，私は彼らが標的とする読者の代表として参加することとなった。そしてまさにその報告書が本書である。
　報告はすべての災害に関連する精神医学的問題に応え得るものではない。むしろ，予期せぬ事態への備えの態度を教え込んでいる。たとえば，薬局が水没したら，研究所が空爆されたら，コンピュータが使えなくなったらどのように対処するのか等である。この本は，この領域で働こうとするプライマリケア臨床家に対

して，たとえ支えになる仲間が近くにいなくても，彼らの仕事が実現可能であり，個人的なやりがいを与え，社会的な重要性を持つものであることを保証すると信じている。私はまた，この本が被災地にボランティアとして自らの専門性を提供することをためらっている医療関係の専門家を勇気づけると信じている。

ナイト アルドリッヒ，MD
ヴァージニア シャーロットビル
ヴァージニア大学医学部

まえがき

　この本は著者ら集団の出会いによる産物である。われわれは災害メンタルヘルス事業の提供と教育に際して，われわれの豊かな経験を余すところなく共有した。このプロジェクトは，しばしば正しく評価されない災害がもたらす精神的な後遺症に対する，医療従事者の認識と救助活動をいかに助けるか，という関心に端を発している。われわれの訓練における災害救助の教育，あるいは事前準備の不足の事態は，ほとんどの医学部や看護学部の状況を反映していることをわれわれは充分に承知している。これらのことは，災害が頻繁に生じ，医療従事者はそれに常に関与するという事実に反している。加えて，災害への備えは病院や州および連邦ヘルス機関においてその必要性が長年叫ばれているにもかかわらず，ヘルスケアについては本当に最近までそっけない態度を示され続けてきた。それゆえにわれわれのうちの二人（F.J.S. と K.A.）は，精神医学振興協会（GAP）の中に災害テロリズム委員会を創設した。そして，幸いなことに熟練の知恵ある共著者たちがわれわれの委員会とこのプロジェクトに加わってくれた。われわれは全員が研究者であると共に精神科医であり，災害時におけるプライマリケア臨床家やその他のヘルスケア従事者と働いた経験がある。

　ヘルスケア従事者が災害救助に踏み出すのは，偶然によるものでも，見通しなくなされるべきものでもない。必要とされる基礎的な能力には，苦痛，悲嘆，抑うつ，心的外傷後ストレス障害の時間的な経過を見守ること，このような状態を防ぎ，あるいは緩和させるために利用できる精神医学，メンタルヘルスの介入を知っていることが含まれる。災害が生じたときのメンタルヘルスについて医師を訓練することにより，彼らの衝撃に対する耐性および復元力，すなわちレジリエンスをより高めると同時に，他の人のレジリエンスをも促進し，疾患者や障害者，家族や子ども，高齢者，マイノリティ，そしてその他の社会的弱者に対する地域や職場のサポートシステムを築き上げる助けができるであろう。

　医師やメンタルヘルスの提供者は，臨床の知識を超えて，災害に対処するためのシステムが国内外でどのように組織されているかを知っていることがきわめて重要である。訓練と，公認された災害支援団体への所属という「身分証」は不可

欠である。そして，医師たちが危機の中でいかに公的に情報を発信できるかを事前に計画することは，人々のストレス耐性を高め，孤立感を軽減させ，全体としての安全性の感覚を高めるために不可欠である。

われわれはナイト アルドリッヒとロバート ウルサノによる思慮に富んだまえがき，精神医学振興協会の出版理事による有益な文章の論評，そして，本書の出版準備にあたりわれわれを支えてくれたジョンズ バーレット出版社の編集者たちに感謝する。

われわれの目標と願いは，この本が次の災害に備えるための意味ある実践的な情報をあなたに提供することである。

F.J.S., C.L.K., and J.P.M

目次

刊行にあたって ─────────────────────────── iii
　　　　　　　　　　　　　　　　　　　　　村井嘉浩［宮城県知事］
先憂の備え ───────────────────────────── iv
　　　　　　　　　　西園昌久［心理社会的精神医学研究所長, 福岡大学名誉教授］
刊行の言葉 ───────────────────────────── vi
　　　　鹿島晴雄［国際医療福祉大学大学院教授, 慶應義塾大学医学部客員教授, 前日本精神神経学会理事長］
訳書の序文として ───────────────────────── vii
　　　　　　　　鑪幹八郎［広島大学名誉教授／元日本心理臨床学会理事長］
刊行にあたって ─────────────────────────── ix
　　　　　　　　　　　　　　　　　　　　　ボブ・アーロン［デブライ大学］
参考のために ─────────────────────────── xi
著者について ─────────────────────────── xiii
序文 ──────────────────────────────── xix
　　　　　　　　　ロバート J. ウルサノ, MD, ナイト アルドリッヒ, MD
まえがき ────────────────────────────── xxiii
　　　　　　　　　　　　　　　　　　　F.J.S., C.L.K., and J.P.M

序章 ──────────────────────────────── xxix
　　災害とは何か　災害とメンタルヘルスはどのように関係するのか
　　　　　　　　　　　　　　　　　　　　　　クレイグ L. カッツ, MD

第I部
準備
ジョセフ P. メリーノ［編］

第 1 章	参与 ——————————————————————————— 3
	エドワード M. カンター, MD
第 2 章	アメリカ合衆国における災害救助システム ———————— 11
	エドワード M. カンター, MD
第 3 章	セルフケア ——————————————————————— 19
	ジョセフ P. メリーノ, MD, MPA
第 4 章	艱難辛苦：災害援助への備え ————————————————— 26
	エリック K. ハン, MD
第 5 章	リスクコミュニケーション，予防，そしてメディア ———— 36
	フレデリック J. スタッダード Jr., MD, クレイグ L. カッツ, MD
	エドワード M. カンター, MD, アン E. ノアウッド, MD, ジョセフ P. メリーノ, MD, MPA

第II部
アセスメント
クレイグ L. カッツ［編］

第 6 章	アセスメント：正常から精神病理にわたるスペクトラム ——— 45
	クレイグ L. カッツ, MD
第 7 章	災害後の自殺に関するアセスメントと対処 ————————— 52
	エリック K. ハン, MD
第 8 章	災害後メンタルヘルス・スクリーニング ————————— 59
	クリスティナ ジョーンズ, MD
第 9 章	子どもと家族 —————————————————————— 66
	フレデリック J. スタッダード Jr., MD, トッド F. ホルツマン, MD
第10章	医学的に説明不能な身体症状 ————————————————— 75
	フレデリック J. スタッダード Jr., MD, クレイグ L. カッツ, MD
第11章	困難患者 ————————————————————————— 81
	アンソニー T. ウン, MD
第12章	災害反応における特定対象群：
	性別・文化・年齢・重篤な慢性的精神疾患者への影響 ———— 88
	クリスティナ ジョーンズ, MD
第13章	死別と災害 ———————————————————————— 97
	ナイト アルドリッヒ, MD

第Ⅲ部
介入
フレデリック J. スタッダード Jr.[編]

第14章　サイコロジカル・ファースト・エイド ——————— 107
　　　　アンソニー T. ウン, MD, エドワード M. カンター, MD

第15章　救助者の理解と援助 ——————————————— 115
　　　　クレイグ L. カッツ, MD

第16章　災害時の社会的介入 ——————————————— 123
　　　　トッド F. ホルツマン, MD

第17章　心理的介入 ———————————————————— 129
　　　　フレデリック J. スタッダード Jr., MD

第18章　精神薬理学 ———————————————————— 138
　　　　クリスティナ ジョーンズ, MD

第19章　協働ケア ————————————————————— 153
　　　　トッド F. ホルツマン, MD

第20章　スタッフ支援 ——————————————————— 158
　　　　ジョセフ P. メリーノ, MD, MPA

第21章　国際的災害の観点：問題と課題 ——————————— 162
　　　　アンソニー T. ウン, MD

第Ⅳ部
特殊な問題
フレデリック J. スタッダード Jr.[編]

第22章　遠隔精神医療の実践：災害における影響 ——————— 171
　　　　アンソニー T. ウン, MD

第23章　法的責任 ————————————————————— 178
　　　　エドワード カンター, MD

第24章　倫理 ———————————————————————— 188
　　　　ジョセフ P. メリーノ, MD, MPA

第V部
エピローグ
ジョセフ P. メリーノ［編］

エピローグ　災害後の人生：フォローアップ，レジリエンス，そして回復 ———— 199
　　　　　　ナイト アルドリッヒ, MD, ジョセフ P. メリーノ, MD, MPA
　　　　　　クレイグ L. カッツ, MD, フレデリック J. スタッダード Jr., MD

付録　資料 ———————————————————————— 207
参考のために ———————————————————————— 211
監訳者あとがき ——————————————————————— 219
訳者代表 あとがき —————————————————————— 223
索引 ——————————————————————————— 225
翻訳事業チームについて ———————————————————— 231

序章

災害とは何か
災害とメンタルヘルスは
どのように関係するのか

クレイグ L. カッツ, MD

　断続的な内戦と 2004 年の津波によって破壊されたスリランカのある辺境の地域で，一人の神父が，訓練された非専門家を活用し，彼のコミュニティに対してメンタルヘルスプログラムを実施している。2007 年にその地域と中央政府との間の対立が再燃するにつれ，神父は空爆が子どもに及ぼす心理的影響について懸念するようになる。彼はイスラエルの調査で，湾岸戦争時にミサイル攻撃に晒された 10 代と若年成人のコーピングに関する研究を見つける。その研究で示唆されていたのは，ストレス反応のほとんどは時間の経過により改善したことであり，例外として7年生の女子たちが発達段階特有の理由によりストレス反応からの回復が遅れたということだった [1]。これに基づき，神父は現状に即した一般的戦略，すなわちとりたてて特異な心理学的対策を講じるのではなく，安全対策を実施することが，重度のメンタルヘルスの問題に対してリスクのもっとも高いかもしれない子どもたちを除き，スリランカの大多数の子どもたちには適切であろうと決意する。

　どの大陸でもどの文化でも，災害もしくは大量の死傷者を出した事件は，被災コミュニティの精神状態を困難なものにする。災害における精神医学的側面というのは，しばしば見落とされるにもかかわらず，さまざまな側面の中で重要な地位を占める。これはいくつかの災害の定義にも反映されている [2]。世界保健機関（WHO）は災害を「環境上および心理社会的な重大な破壊で，それを被るコミュニティのコーピング能力をはるかに超えるもの」ととらえている [3]。WHO が強調している「心理社会的」問題や「コーピング」は，災害直後の心理的な側面の重要性を示している。このことは，災害のもう一つの概念化で，個人だけでなく，そのコミュニティを打ちのめす「トラウマ」として強調されている。トラウマは幅広い年齢にわたり人々の通常のコーピング機能を圧倒するさまざまなス

トレスにより生じる。

　スリランカの空爆は，メンタルヘルスの問題と災害がどのように互いに作用し重なり合っているかの，重要な諸側面を浮かび上がらせた。その要点は，イスラエルの爆撃や米国のビル崩壊事件，あるいはあなたが災害の渦中で実践しているかもしれない場所ならどこでも，容易に適用できるものである。何よりも，メンタルヘルスと精神疾患は通常の状況下でさえ，比較的生活の中で触れることのできない側面である。命が失われる，人々が負傷する，あるいは家や経済が破壊されるなど，災害によってもたらされた可視的な多くの影響の中で，心理的な諸側面はあまりに見落とされやすい。このように，生存者のメンタルヘルス上のニーズに対応していく際の最初の重要な一歩とは，その大惨事によってもたらされた心理的な問題は何であるかを問うことである。これこそがまさに，他の人が政府の空爆によってもたらされた，より可視的で明らかな家庭や暮らしにおける物理的な損害に目を向けていた中，私たちのスリランカの同僚の神父が行ったことである。

　災害による心理学的影響にはさまざまな反応がある。大惨事に対する情緒的反応は当然予想されるものである。みな，災害により何らかの影響を受ける。一方で，これらの情緒的反応が引き起こす苦悩は，その量によっても，あるいは続く期間の長さによっても負担になり得る。災害の直後には不眠などの個別症状が問題となるが，数日，数週間，あるいは数カ月にわたって時間が経過すると共に，継続している悲嘆や根本的な障害，たとえば子どもの愛着障害や臨床的うつ病，心的外傷後ストレス障害（PTSD）や，薬物中毒などを反映した持続的症状が現れるようになる。

　スリランカの例はまた，確かな調査結果を提供している。それは，メンタルヘルス上の重大な後遺症の原因となるのは，単にどれだけ災害に晒されたかではなく，被災の程度と，個人の脆弱性の相互作用に起因するということである。ありがたいことに，生存者や災害を目の当たりにした人々の多くはPTSD等の障害を発症してはいない。メンタルヘルスに焦点を当てるということは，災害への情緒的反応がすべて病理的であるとみなすということではない。しかしながら，これまでに確認されている危険因子によっては，重い精神医学的な後遺症が発症する可能性が非常に高くなるということがある。それらには，精神医学的前病歴，先行するトラウマ，災害以前の人生における困難，災害後に充分なソーシャルサポートを受けていないことなどが含まれる [4]。とくに傷害は，災害の生存者たちにメンタルヘルス上の悪影響を生じさせるリスクを高める。

　スリランカのわれわれの同僚はイスラエルの研究を用いて調査を行った。それによってわれわれが直面するメンタルヘルスに関する情報の普遍性を検討するこ

とができるようになった。圧倒的多数のメンタルヘルスに関する調査は，介入の研究 [5] も含め，西洋や先進国で実施されてきた。それゆえにメンタルヘルスの専門家は，イスラエルの調査でほとんどの対象が何週間かの経過でストレス反応から回復したという，比較的歓迎すべき結果が，スリランカ人にとっても妥当な情報となり得るかについて少なからず考慮する必要がある。異文化間における差違の問題は検討する意味がある。同様に，イスラエルの調査は，10代と若年成人を対象にして施行されたため，この結果をより年齢が低く，異なる発達課題をかかえる別の発達段階の子どもたちに適用することはできないかもしれない。

　私たちの焦点を，災害に関連するメンタルヘルスのニーズの同定から，それらへの対処へと移すと，スリランカの空爆による子どもたちへの心理的被害により惹起された問題に対する部分的回答は，実際のところ物理的領域の中に見出される。子どもたちの心理的な求めに対しては，一般的な安全をまず確保することがある意味最良の対策となる。「隠れてうずくまる」ような，できるだけシンプルな安全対策が多くの命を救う [6]。それと同時に，そのような安全対策があること自体に心理学的な意味がある。安全対策を実施することは，犠牲者を減らし，それ自体が戦争の痛みを減じることになる。コミュニケーションを取り，そのようなシンプルな安全対策を行うことは，安全の感覚を伝達し，コミュニティを統制する助けとなる。置かれた状況に対する秩序の感覚を取り戻すために，大人を頼りにしているその地域の子どもたちにとっては，とくにそれが伝わるだろう。

　これらのことがあなたのような臨床家に対して示唆するのは，災害生存者のメンタルヘルスを考える際に，あからさまなメンタルヘルス対策を実施する必要はないということである。この本で後に議論されるように，"サイコロジカル・ファースト・エイド [▶監訳注1]" は多くの基本的介入を包含し，思いやりを伝え，

[▶監訳注1] Psychological First Aid（PFA）とは，被災直後のトラウマリスクを低減させ，物理的安全空間を剥奪されている被災者に短期−長期的に心的安全空間（小谷，2007，現代のエスプリ別冊，至文堂）を生成確保することを助ける体系的な心理対応スキルのセットのことである（Ruzek, Brymer, Jacobs, Lavne, Vernberg, & Watson, Psychological First Aid. Journal of Mental Health Counseling, 2007, Vol.29-1, 17-49）。被災直後から続くトラウマ対応にPFAが適切に行われるなら，心的外傷後ストレス反応の治まりはよく，またPTSDリスクも低減することが翻訳チームの「震災復興心理・教育臨床センター（仙台）」の臨床経験では見出されている。PFAのタイトルを日本語にするなら「危機心理対応」もしくは「救急心理対応」が誰にでもわかりやすく，意味がつかめよう。監訳者は，国内での支援者トレーニングでは，前者の「危機心理対応」の用語を用いることにしている。本書では，アメリカ国立PTSDセンターとアメリカ国立子どもトラウマティックストレス・ネットワークが開発したPFAマニュアルが，兵庫県こころのケアセンターによって翻訳されて紹介され（www.j-hits.org/psychological/pdf/pfa_complete.pdf），カタカナ名称が使われていることから，その表記に合わせた。
　心的安全空間の回復は，言うまでもなく文化要因も大きく，震災直後の対応では文化を越えて，安全空間確保のコンテイニングおよびホールディングの心理対応スキルが要求されるが，救急期を経て後は，家族や地域の文化要因が大きく関与する。東日本大震災の対応経験蓄積から，日本文化および地域要因を踏まえたPFAを次の災害に備えて再編する必要がある。

適切なサポートを提供することを通して，災害後早期に生存者の典型的で病理的ではない情緒反応に対応するものである [7]。サイコロジカル・ファースト・エイドのさまざまな介入は，生存者の安全に注目するだけでなく，即時の癒しや健康管理に関する求めに対応している。

それと同時に，メンタルヘルスをプライマリケアの実践に組み込むことが，災害後にメンタルヘルスケアを提供するためにはきわめて重要な対策である，と災害メンタルヘルスの専門家たちは考えている [8]。これがより一層重要になったのは，プライマリケア臨床家を，専門家への紹介のための医療基地"メディカルホーム（medical home）"とする法律が可決しそうだからである。自らの感情の重さに苦しんでいる人々は，あなたの日々の診療時と比較しても，メンタルヘルスの専門家ではなく，あなたのような家庭医や診療看護師（nurse practitioner）を求めてやって来る可能性が高い。あるいは，人々は自分自身の苦しみをたいしたことではないとか，専門家に診てもらう必要はないと考える一方で，内科では診断できないような身体的な症状を訴えてくる。それこそが，それらの症状に注目し可能な介入をすることによって精神医学的な問題を見出す機会となる。

災害直後の，プライマリケア従事者による災害メンタルヘルスの実践は，生存者にのしかかる負担や重荷を消し去ることはできないが，それを減ずるための機会を提供する。あなたは世界を災害以前のように戻すことはできないが，自身の医療技術やメンタルヘルス・コンサルタントとの協働によって，激動的混乱から生じた精神的な痛みを減ずることはできる。さらに，科学的な証拠はまだ少ないが，希望となるのは，災害の心理的影響をやわらげるための早期の介入により，生存者が長期にわたり精神疾患を発症する可能性を減少させるということである。災害によるメンタルヘルスの困難は，以下のように展開していく。1）災害から数時間の衝撃位相，2）衝撃を越えて数日後から数週間後に「がれき」が文字通りにも比喩的にも処理され始めるまでの急性期，3）がれきが処理された後の数週間，数カ月から数年にわたって続くことがある急性期後位相である。災害メンタルヘルスの実践は，混乱直後から始まり，長期の心理社会的変化と，あなたの努力がどれだけすばらしかったとしても，あいにく災害により生じてしまう精神疾患の対処にまで及ぶことがある。ここから先の主要な焦点は，急性期後の長期的影響よりも，衝撃，災害直後の急性期の位相についてである。

本書は，災害メンタルヘルスのさまざまなトピックを取り上げる。それらは，これから実践をしようとする人，すでに実践している人，あるいはよくあることだが，図らずも災害の最中にプライマリケアを実践することになってしまった人にとって，われわれが重要だと感じる領域である。本書はあなたのようなプライマリケア臨床医に向けて，災害精神科医により執筆され，三つの主要な章と，三

つの短い章で構成されている。三つの主要な部は，準備，査定，そして介入であり，短い部は，特殊な問題，エピローグ，そして資料である。

準備の部では，参与すること，リスクコミュニケーション，艱難辛苦，セルフケア，災害救助システムを取り上げている。**アセスメント**の部は，自殺の危険性のアセスメント，メンタルヘルス問題のスクリーニング，子どもと家族，医学的に説明不能な症状，困難患者，特別な層，死別についてである。最後の主要な章である**介入**の部では，サイコロジカル・ファースト・エイド，支援者との協働，社会的介入，心理的介入，精神薬理学，コラボレーションケア，スタッフサポート，国際的観点について述べることで，治療的なガイダンスを提供することを目的としている。**特殊な問題**の部は，それまでの章をつなげるようなテーマである，遠隔精神医療，法的責任問題，倫理を取り上げた。**エピローグ**は，ある初期治療臨床医の経験を，災害後の生活としてしめくくり，フォローアップ，レジリエンス，回復と，本書の短いまとめによって閉じている。付録の**資料**は，それぞれの章に関連するより多くの資料や最新の知識が得られるウェブサイトなどの情報が掲載されている。

メンタルヘルスとは，感情，行動，認知という人間の経験の諸側面を包含する独特のものであり，それぞれの章では「メンタルヘルス」や，「行動保健」また「精神医療的」「心理学的」，さらには「心理社会的」介入として議論されている。読者には可能な限り，役立つウェブサイト，ダウンロードやその他の資料を紹介した。事例は，災害メンタルヘルスにおける重大な状況や課題を例証し，プライマリケアの提供者である"ピーター"の経験はその多くの例に織り込まれている。

本書が災害救助への**準備**に関する章から始まるのは，偶然ではない。「楽観して最悪に備えよ」の諺にもあるように，医療専門家のあなたにとって，可能な限り自分の地域の災害救助システムに慣れておくことは助けになるだろう。そのような知識は，あなたがより役立つようになるだけでなく，被災地で働くための心の準備を助けるだろう。深刻な災害を被ったコミュニティの断続的なカオス，恐怖，苦難を前に，ヘルスケアの支援者はその先にあるものに対して心理的に準備していることがとくに重要である。

文献

[1] Klingman A. Stress reactions of Israeli youth during the Gulf War : A quantitative study. *Professional Psycholog Res Pract*. 1992 ; 23 (6) : 521-527.
[2] World Health Organization. *Psychosocial Consequences of Disaster : Prevention and Management*. Geneva : WHO ; 1992.
[3] Ursano R, McCaughey B, Fullerton C. *Community Responses to Trauma and Disaster*. Cambridge

: Cambridge University Press ; 1995.
[4] Katz CL, Pellegrino L, Pandya A, Ng A, DeLisi L. Research on psychiatric outcomes subsequent to disaster : A review of the literature. *Psychiat Res.* 2002 ; 110 (3) : 201-217.
[5] Patel V, Araya R, Chaterjee S, Chrisholm D, Cohen A, De Silva M, et al. Treatment and prevention of mental disorders in low-income and middle-income countries. *Lancet.* 2007 ; 370 : 991-1005.
[6] Orient J. Expedient civil defense. Available at : **http://www.physiciansforcivildefense.org/sjtrans.php**. Accessed February 7, 2008.
[7] National Child Traumatic Stress Network and National Centers for PTSD. *Psychological First-Aid Field Guide.* 2nd ed. July 2006. Available at : **http://www.nctsn.org** and **http://www.ncptsd**. Accessed February 9,2009.
[8] Blumenfield M, Ursano RJ, Eds. *Interventions and Resilience After Mass Trauma.* Cambridge : Cambridge University Press ; 2008.

第I部
準備

ジョセフ P. メリーノ［編］

第1章

参与

エドワード M. カンター, MD

内科医として参与するのに適切な災害支援組織を探していたピーターは、災害医療支援チーム（Disaster Medical Assistance Team：DMAT）がもっとも刺激的であろうと考えた。ピーターは、個人開業の同僚たちと話していて、国家規模の災害の際、彼が何週間も仕事を空けるのは非現実的だということに気づいた。それでもなお関与することを望んだ彼は、地域の医療予備隊（Medical Reserve Corps：MRC）について調べ始めた。ピーターは、医療予備隊が第一に地域に焦点を当てていること、そして、本人がそれを選択しない限り、所属地域外の支援への参加は求められないことを確認した。また彼は、必要な初期研修が終わった後は、適切だと判断する程度に関わりを調整することができると信じていた。

概観

災害支援活動に参与する方法は多く存在する。これまで多くのボランティアは、災害ボランティアの経験を「人生が変わる」「変身する」と描いてきた。理想的には、ボランティアに携わる医療専門家は、困難が予想される中でより効果的に機能するために、災害が発生する以前から充分な技術を持ち、少なくとも最低限の訓練を受けているべきである。しかし、たとえ災

- ボランティアの機会は、地域レベル、国レベルで多く存在する。災害が起こるのを待つのではなく、事前に加入しよう。
- 災害時の医療支援について絶対的な訓練基準が存在するわけではない。まず支援団体に所属し、その団体の訓練ガイドラインに従うことで訓練の繰り返しを避けることができる。
- 参与していくための適切な道を見つける方法は、関心、費やせる時間、派遣への意欲、そして日常の仕事の責任などによって一人ひとり異なる。

害支援経験の浅い臨床家であっても役立つことが多々ある。彼らには基本医療および専門的な医学的能力がある上，災害時は医療サービスの必要性が高まり，場合によっては医療保健システム全般が完全な機能停止状態にさえなり得るからである。合衆国の大部分の州では，免許を持った医療・保健分野に従事する人材を確認し，事前登録する継続的な試みがなされている。

ニューヨーク，ペンシルベニア，そして北部ヴァージニアでの9.11テロ事件の教訓，そして，ルイジアナとミシシッピにおけるハリケーン・カトリーナによる大規模な支援要請は，合衆国において新しいプログラムを多く生み出し，訓練と支援組織への所属機会を拡げた。既存の支援団体における新しい役職や，市民による医療予備隊（MRC），コミュニティ緊急事態救助チーム（Community Emergency Response Team : CERT）プログラムのような新しい組織までもが，ボランティア参加とその審査を促進するために設立された（合衆国における災害支援システムについてのさらなる情報は，第2章参照のこと）[1]。

ボランティアに携わる際には，自分の能力に応じた分野で働くべきである。決して臨床的，感情的に安全な範囲を超えた支援の提供を求められるべきではない。しかしながら，災害において何が起こるか，何が必要とされるかの予測は，精密科学的営みの中にはない。9.11事件から学んだように，大規模な身体被害に晒されたにもかかわらず多くの人々に影響を与えたのは，概して心的外傷や喪失による心理社会的な側面であった。支援活動における自分自身の関心，性格，そして技術に見合った災害支援組織を見つけることは重要である。支援組織ごとに，義務や期待されることは大きく異なる。これは，ある災害が発生した際に派遣活動を求められる可能性についても同様である。ボランティアに参加することを望む気持ちと，他の仕事や家庭における義務との間のバランスを取ることは重要なことである（第3章セルフケアを参照）。

ボランティアに参加する際，一つ以上の支援組織には所属しない方がよい。たとえば，あなたがボランティアの消防士であったり救急救命室で勤務したりしているのであれば，すでにその地域の災害救助計画における役割を期待されているため，新しいボランティア活動は困難もしくは不可能である。もし，すでに地域における災害救助の重要なメンバーであった場合，国内あるいは世界各国にまたがって救助を求められる国の組織には所属しない方がよいだろう。

これらの警告を念頭におけば，自分に見合った，さまざまな責任を担うグループを統括する団体を探せるだろう。その機会は，災害時に地域で何か生じた際の支援のために名前を登録しておくという簡単なものから，訓練，教育，そして多くの組織の運営に至る深い関与まで幅がある。たとえば赤十字は，地域の災害後に，避難所の運営やその他の活動において看護師を援助する災害時医療ディレク

ターを頻繁に募集している[2]。また，医療予備隊（MRC）は，内科医を臨床家や指導者として活用しており，ある人々はプログラム開発や救助計画における州，または国の指導者としての役目まで果たしている。加えて，災害医療支援チーム（DMAT）のような連邦政府のプログラムは充分な装備を持ち，訓練された各種分野からなるチームを国中に派遣し，訓練する力がある。それは同時に，高いレベルの訓練への参加を個々人に求めており，災害時にはより頻繁に派遣される可能性が高い。災害医療支援チーム（DMAT）は連邦所属のため，一般的に住んでいる地域の外に派遣される[3]。

医療従事者の役割

　災害支援活動において臨床家が検討すべき基本シナリオは三つある。それぞれのシナリオは，関心，経験，現在の職責に応じて異なった意味合いを持っており，事前に考慮するに値する。これらは，自発的ボランティア，地域登録ボランティア，国家・国際登録ボランティアである。

1. **自発的ボランティア**：災害が発生し，後からその支援に関わることを決めたボランティア。それは自分の街かもしれないし，ハリケーン・カトリーナのような大災害で自宅から離れた場所の場合もある。
2. **地域登録ボランティア**：自分の地域が被災したときのために，あらかじめ地域の救助組織に登録しておく。多くの場合，事前登録，犯罪歴のチェック，災害支援に関わる基本的な訓練を伴う。
3. **国家・国際登録ボランティア**：自分の居住区もしくは勤務地以外で発生する災害支援を目的に，あらかじめ国の災害救助組織に参加する。これらの団体の多くは，追加的人員・物資やメンタルヘルス，移動病院，遺体安置所，捜索，救助のような特殊な災害支援技術を必要としている地域の機関を補うために，自分たちの地域以外での大災害に対応する。

自発的ボランティア

　災害現場に自らやって来る人々は自発的ボランティア，もしくは，自発的で登録していない，あるいは無所属のボランティア（Spontaneous Undocumented or Unaffiliated Volunteers：SUVs）として知られている。早い段階から最善の状況下であったとしても，災害時は混沌とした状態や無秩序がはびこる。基幹システムの崩壊に伴って，自発的なボランティアは現場の資源をかき乱す可能性があり，

関わるすべての人の混乱と不満を助長しかねない。

災害時，もしくはその後のボランティアの要請にもかかわらず，看護師の資格や個人的な能力が証明されないために専門的な力を発揮できなかったという不満のエピソードは多く存在する。掃除，食事の用意，その他の特殊な技術を必要としない活動のような基本的な支援機能に関しては，専門家ではない SUV は比較的簡単に現場で認められやすい（安全のための身元確認が必要でないと仮定すれば，である）。一方，免許認定，資格認定，または安全のための（テロや災害時における）身元確認を必要とする専門家にとっては，そのプロセスはさらに複雑で，目的意識の高い医療関係者が何もすることがない，彼らを活用しきれない状況を作り出してしまう可能性がある。このシナリオは，ボランティアやシステム自体への不満の大きな要因を作り出すものである [4]。

災害時の性質やその後に発生する避けがたい混乱のため，多くの専門家や緊急対策組織は，事前登録や事前加入を医療関係のボランティアに推奨している。

地域登録ボランティア

登録型ボランティアは，災害対策システムに承認されている特定の団体や組織に登録している人々のことを指す。個人に対する資格認定や選別，そして事前の，また組織化された「まさにそのとき」の訓練として知られている現場教育のような訓練の責任は，登録した組織にある。災害の多様性のため，事前の訓練を受けていても，現場における教育や起きたその災害特有のことがらについての報告から，しばしば恩恵を得ることは多い。

多くの地域，州，国の災害支援組織は，医療ボランティアに対する事前登録システムと同様に，医療専門家に向けた災害時の現場登録システムの構築に取り組んでいる。しかし残念なことに，スピードの早い電子通信の現代においても，もしインフラが損害を受け，通信が止まった場合，その場で資格証明をする方法はなくなる。そのため，事前の資格証明はボランティアとして目一杯活動するためには不可欠である。

同僚からの口コミは，自分の住む地域のボランティアの機会に触れるもっともよい方法となり得る。もし適切な団体がすぐにわからない場合は，赤十字や医療予備隊のウェブサイトを確認するのがよい。地域の関連組織への確かなリンクがある。ほとんどの団体には登録方法の説明とボランティアに期待する内容を記載したウェブサイトがある。住んでいる地域に医療予備隊が存在しない場合は，地域の保健所やどこかの病院でボランティアの機会があるだろう。医療予備隊は，一連の定められた多くの訓練義務を負うことなく，事前選別および資格認定を受

けることが可能である。合衆国の州兵はしばしば医療専門家を募集しており，大規模災害において積極的な役割を担う。州兵は州の資源として一番に考えられているが，国家レベルでも対応する。州兵は合衆国の軍隊の一部であることを忘れてはならない。そのために州兵は，災害派遣に加えて，重要な軍事任務を負っている。

国家・国際登録ボランティア

　国家，国際領域の様相はいささか混乱している。赤十字は国家的な対応のためのもっともよく知られた組織である。しかしこれまで，概して彼らの医療支援は限定的なものだった。ハリケーン・カトリーナの際，赤十字と国の医療予備隊は，医療予備隊のボランティアを赤十字の医療およびメンタルヘルスに関わる業務に活用するための簡易システムを構築した。これは双方にとって初めての試みだった。医療予備隊は地域のための資源と考えられていたが，ボランティア隊員は，彼らが関心を持っていれば部隊の許可を得て，赤十字のボランティアとして配置されることが許されるようになったのである。災害医療支援チームは，軍隊ではない組織の中ではもっとも組織化され，装備が充実している医療組織である。災害医療支援チームのメンバーは，たいてい共に訓練を受け，共に派遣される。災害支援中，メンバーはボランティアではなく連邦職員とみなされる。こうすることで，法的責任と負傷時の保障の問題を明確にすることができる。

　近年，合衆国公衆衛生局任命部隊（the Commissioned Corps of the U. S. Public Health Service）は，災害支援や他の任務活動に当たる予備兵として，民間人の医療専門家を採用している。これは広く広報されていないため，採用された人々はかつて部隊で働いていた人や他の部門の候補者であった。合衆国公衆衛生局では軍医官が配属されている一方で，沿岸警備隊は元来医師や看護師を採用していない。しかし，沿岸警備隊には正規および予備の医療部門の医師助手が存在する。

　地域や州の医師会や医療専門学会は，災害対策委員会や災害支援のための訓練の機会を設けている。それらの組織は，災害救助の全体構造が守られるように，会員たちに単独で救助活動をするのではなく，地域の災害救助組織と連携して活動することをこれまで以上に強く勧めるようになっている。とはいえ，大災害時には各組織が追加のボランティアを募集することもある。たとえば，ハリケーン・カトリーナの災害が生じた際，多くの医療専門家の組織は会員リストからボランティアのリストを作成し，希望者の名前を連邦政府に伝えた。もし海外でのボランティア機会を探す場合は，本書の第22章および第24章を参照するとよい。

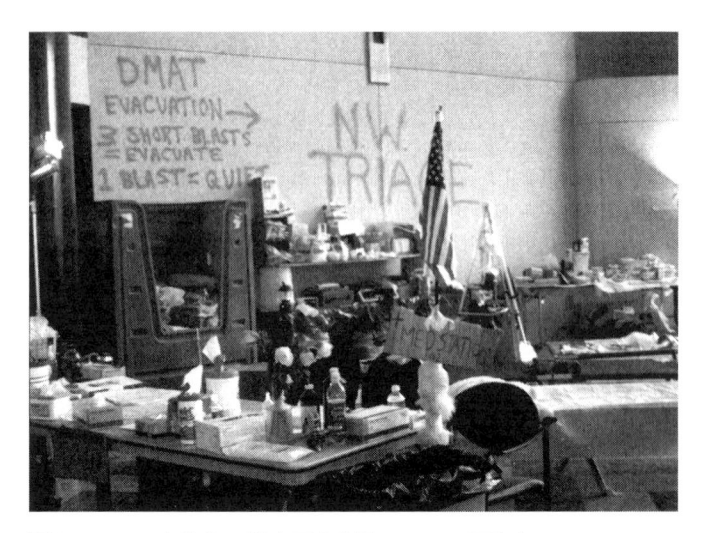

図 1.1 9.11事件後の災害医療支援チームの医務室
提供：Courtesy of Robert L. Sheridan, MD.

医療ボランティアへの災害救助に関わる訓練

　一般的な医学訓練は，災害救助の領域に未だ複雑な問題を抱えている．今日においても，各連邦機関，NGO，州の間でも，あるいは個々の医学上の規範でさえも，一致した見解による標準的な訓練は存在しない．多くの州や連邦の組織が，その概念やガイドライン，カリキュラムの実施について検討してきた．しかし，残念なことに，既存の組織的な救助活動において機能するためには，どのコースをとらなければならないか，等々の混乱が未だに存在する．
　最初に，どの組織で働きたいかを決め，そこで推奨されている訓練に従うのが理にかなっている．医療専門家として充分な資格を有していても，ほとんどすべての災害救助組織が"災害入門"，基礎"緊急事態指揮（ICSとNIMS）"訓練といったものを最低限課すだろう．米国医師会（AMA）は，災害ライフサポートプログラム（Disaster Life Support Program）の一連のコースを提供している．それはまだ標準とはなっておらず，地域によって受講の可能性は異なり，コースも高額になることもある．さらにその中でも，行動保健学の分野は非常に限定されたものにとどまる．アメリカ精神医学会を含むほとんどの医療専門分野に関わる組織は，ガイド，最新情報，ウェブサイト，災害に関わるコースを提供してい

る。もちろん，災害救助に関わる基本訓練は，アメリカ赤十字から受けることができる。その訓練コースは広く提供されており，災害救助に関する知見が変化するごとに頻繁に更新されている。その災害時のメンタルヘルスに関わる最新の訓練コースは，2009年の1月に更新されたものである。

災害行動保健学の分野において，災害救助諸組織と医療上の規範との間をつなごうとし始めた中核的な概念を認めていく動きがある。"あらゆる災害に対応できる"アプローチを強調し，サイコロジカル・ファースト・エイドの基本原則を活用する災害精神医学，災害精神保健学，災害行動保健学の訓練コースは，アメリカ赤十字を含むさまざまなルートを通じて受講することができる。一部の大学やいくつかの医学校でさえも，災害対策の基本や技術的な訓練，あるいは災害精神医学コースを中核的なカリキュラムとして，また学生，研修医や指導者の課外活動の機会として取り入れ始めている。

結論

災害救助に参加するための適切な道筋を選ぶことは，きわめて個人的な決断である。適切な団体や理想的な役割を見つけるには，個人的な調査や，巻末付録にある連絡先の利用による実務的調査を必要とする。自分の性格や関心，費やせる時間と合致するかどうかを見定めるために，同僚や地域の救助組織のリーダーと話をするとよい。自分の住んでいる地域で災害に遭うにしろ，他の地域で支援をするにしろ，少なくとも基本的な準備をしておくのがよい。

ピーターは彼の住む地域の医療予備隊に登録し，緊急事態指揮システムの基礎訓練と，主要な災害時医療技術についての実務的クラスを履修した。医療予備隊，一般隊員の全体会議に出席した後，彼は，災害行動保健学の理解を深めるためにロチェスター大学が提供している無料のサイコロジカル・ファースト・エイドのオンラインクラスを受講することに決めた。現時点では，地域ボランティアのプロセスがもっとも彼の個人事情に合っていることがわかった。個人的な準備についての説明会に参加するまで，ピーターは彼がボランティアのために家を空けるときに，誰かが飼い犬の面倒をみなければならないことを忘れていた。その夜，1匹の犬がピーターの足に乗り，もう1匹が枕元に横たわり，自分もまさに眠りに落ちようとしたとき「一体，誰が被災地の動物たちの世話をするのだろうか」と彼は思った。それを考えるのは，後日のことにした。

文献

[1] Medical Reserve Corps. *About the Medical Reserve Corps*. Available at: **http://www.medicalreservecorps.gov/about.** Accessed February 16, 2009.

[2] American Red Cross. *Giving and Getting Involved : Volunteer*. Available at: **http://www.redcross.org/portal/site/en/menuitem.d8aaecf214c576bf971e4cfe43181aa0/?vgnextoid=7bf51a53f1c37110VgnVCM1000003481a10aRCRD&vgnextfmt=default.** Accessed February 16, 2009.

[3] National Disaster Medical System (NDMS). *Recruitment Information*. Available at: **http://www.hhs.gov/aspr/opeo/ndms/join/index.html.** Accessed February 16, 2009.

[4] Volunteer Management Committee of National Voluntary Organizations Active in Disaster (NVOAD). *Managing Spontaneous Volunteers in Times of Disaster ; the Synergy of Good Intention.* Available at: **http://www.nvoad.org/NewsInformation/PlanningDocuments/tabid/83/Default.aspx.** Accessed February 17, 2009.

第 2 章

アメリカ合衆国における災害救助システム

エドワード M. カンター, MD

ピーターは収入を増やすため，週末に緊急治療室で夜間勤務をしていた。ある土曜日の夜，地元の団地で大きな火事と爆発が起こった。多くの住民や救助に向かった人々が，煙と炎に晒され負傷しているおそれがあった。市は病院に，団地付近の駐車場に設けられた救急優先識別を行うトリアージ［▶監訳注2］と，治療センターで緊急医療サービスを手伝える医師の派遣を要請した。当直している医師の中でピーターが後輩だったため，彼が選ばれて行くことになった。彼は現場に向かう救急車の中の無線で，市が危機管理センターを開くことを決定したと耳にした。現場近くの中間準備エリアに着くと，到着を記録され，「医務官」と書かれた反射ベストを渡されて，ロープで仕切られた「避難所トリアージ」と書かれた場所に送られた。ピーターは，病院のオリエンテーションで受けた災害救助の階層構造の講義を漠然と覚えていたが，当時はその内容にさほど注意を払っていなかった。この状況下で，彼は自分の務めるべき役割をあまり把握していなかった。

- 非常事態や災害救助システムの各階層に使われる基本的な用語を理解する。
- 救助システムを充分に理解することによって，災害時の役割に関する混乱を防ぎ，苛立ちを最小限にする。
- 大規模な事態における指揮命令系統の重要さを認識する。

［▶監訳注2］大災害や戦争など，救急需要が高く同時多発的に出る負傷者に，医療資源を公平かつ効率的に配分し，最大多数の命を救う救急対応の振り分けを行う業務のことであり，その業務を実施している場所をも意味する。

誰が何をしているか

　基本的な災害救助システムの仕組みを把握しておくことは，医療従事者にとって，たまたま災害に居合わせることになった場合にも，また臨床的な役目を負うボランティアとして参加することを選んだ際にも非常に役立つものである。救助システムのある面は直感的にわかりやすく，容易に適応できる。しかし，災害救助に関する特別な用語や略号への馴染みがないと動けないこともあり，当然のことながら仕事の基本的なルールの理解が必要な面もある。どのようにシステムが機能しているかを災害時に備えて知っておくことは，混乱を防ぎ，不満を最小限に抑え，災害時の対処能力を高める。これは，災害時に自分の身や家族を守るために行動する場合であっても，自分の抱える患者を援助しケアするためであっても，また，災害救助のボランティアをするつもりであっても，同様にいえることである。

国家緊急救助機構

　国家緊急事態管理システム（National Incident Management System：NIMS）は，連邦政府が設けたインフラストラクチャーで，災害時に関連機関と管轄区域内の相互協力を導くことを目的としている。このシステムは，どのような災害に対しても柔軟性を持ち，対応できるよう設計され，**「あらゆる災害に対応できる」計画と救助**とたびたび呼ばれる [1]。ハリケーン・カトリーナでの教訓をきっかけに，政府の各省庁とあらゆるレベルの調整の問題を最小限にするため，**国家緊急救助フレームワーク（National Response Framework：NRF）**が導入された。これは，国家緊急事態管理システム（NIMS）の概要を元に構成されているが，とくに緊急事態におけるコミュニケーションと指揮の手順に加え，協力体制と事前計画を重視しているものである。この二つのシステム下では，災害の規模に応じて，現地レベルで救助するか，または他の地域や国家からの援助，資源を

Box 2.1　国家緊急救助フレームワーク・リソース・センター

国家緊急救助フレームワーク・リソース・センター（www.fema.gov/NRF）は，あらゆるレベルの政府機関，民間部門，非政府機関などの関係者に，NRFとその関係支援書類へのアクセスを提供する重要なオンライン上の照会センターである。

要請するかが決められる[2]。

緊急事態指揮システム

緊急事態指揮システム（Incident Command System：ICS）は，緊急時に混乱を最小限にし，救助する機関と個人が効果的に協働作業できるよう設けられている。近年，9.11テロ後の連邦政府再編成のもと，緊急事態指揮システムの概念は，緊急時と災害時救助の機関（救急医療サービス，警察署，消防署，赤十字）を越えて，合衆国保健局をはじめ，公立学校，大学，病院など，地方自治体や準公共機関をも含むようになった。緊急事態指揮システムに参入した分野でおそらく一番新しい領域のヘルスケアでは，病院職員や医療従事者（HICSと称される）の必要に応じるため，現場指揮の訓練を行っている。実際のところ，連邦政府からの災害援助資金を受け続けるためには，現場組織や機関はそれぞれの職員に対して緊急事態指揮システム（ICS）や国家緊急事態管理システム（NIMS）をきちんと指導することが義務づけられ，また地元での災害救助活動に参加するよう求められている[3]。

　緊急事態指揮システムにおいては，一災害につき一人の**緊急事態指揮官**が現場救助のあらゆる責任を担う。通常，緊急事態指揮官は最初に救助した機関か，災害の性質に応じて主に責任を負う機関から指名される。たとえば火災の際には，緊急事態指揮官となるのは概して消防署長である。もし火災が犯罪やテロによるものであれば，指揮は警察署か，状況によっては連邦法執行機関に委ねられることもある。複数の機関や管轄区域が関与するような，大規模あるいは複雑な災害では，災害場所からほど近い，しかし安全な場所に，**緊急管制センター**（Emergency Operations Center：EOC）と呼ばれる一時的な指令所が設置される。これらは基本的に，災害別または管轄別に限定されており，少なくとも理論的には参入しているすべての機関から必要とされる専門知識や技術が提供されるようになっている。緊急事態指揮システムは，事態の大きさや複雑さによって管理水準を拡大することにも対応している（**図 2.1** を参照）。ある種の事態は法的に特定の機関の管轄に振り分けられるようになっている。そのような事態とは，空港，軍事基地，連邦施設，原子力発電所，その他特殊専門施設や特殊な権益などが関わっている場合である。

　通常の緊急救助システムでは賄いきれない，または管轄内の対応能力を超えた資源を必要とする場合，政府当局が「**緊急事態宣言**」をし，州と連邦政府，またはそのどちらかに援助を求めることができる。これらの中には，追加的人員支援や専門の技術支援の他に，被災地への援助と少なくともいくらかの復興作業の

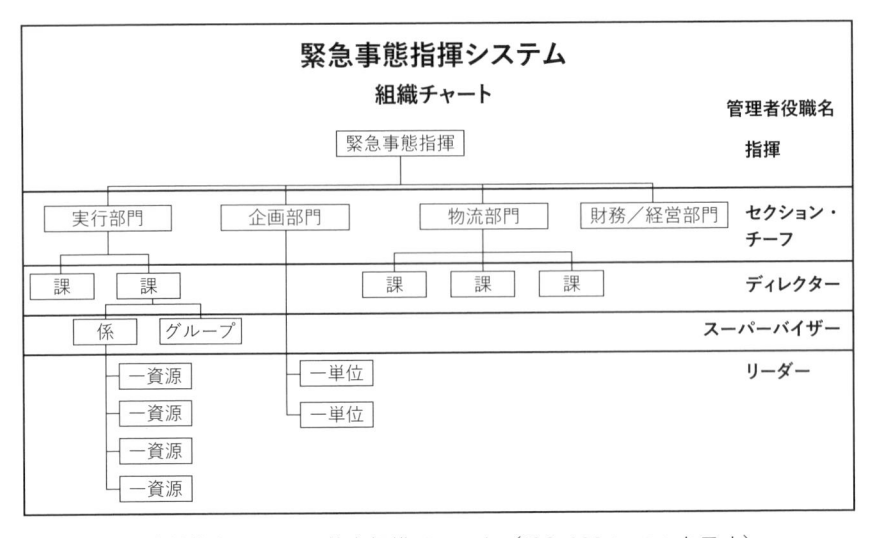

```
              緊急事態指揮システム
                  組織チャート
                                                           管理者役職名
                      緊急事態指揮                            指揮
        ┌──────────┼──────────┬──────────┐
     実行部門      企画部門     物流部門    財務/経営部門     セクション・
                                                           チーフ
      ┌──┐                  ┌──┬──┐
      課  課                 課  課  課                     ディレクター
      ┌──┐
      係  グループ                                          スーパーバイザー
      │      │
      ─資源  ─単位                                         リーダー
      ─資源  ─単位
      ─資源
      ─資源
```

図 2.1 緊急事態指揮システム基本組織チャート（ICS-100 レベルを示す）
出典：連邦政府緊急事態管理機関

特別財政支援が含まれる。州境を越えて支援が必要とされる場合には，緊急事態管理支援協定（Emergency Management Assistance Compact：EMAC）と呼ばれる，事前に決められた協定を通して要請される。この仕組みを使って援助を受けると，たいていの場合活動内容と関連州に応じて，機能するために必要な法的権限と有限の損害賠償保障を行使することができる。

　9.11 テロ事件以後，被災者のメンタルヘルスに関するニーズも取り入れようとする動きが強まってきており，たいていの州でメンタルヘルスに関する救助態勢がとられるようになってきている。個人や地域全体の情緒的・心理的ニーズに応えるためには，大規模災害への救助がそうであるように，機関や管轄区域の垣根を越えての対応が必要である。また救助者の間に起こる疲労や過度なストレス反応へのモニタリングとサポート，そして薬物療法および補助的な心理療法などの適切な使用も含まれる。近年，全体的な災害救助計画に，しっかりとしたメンタルヘルスの戦略を統合させようとする傾向があり，メンタルヘルスと回復を，社会的・医療的支援活動の中核要素として促す動きが強まっている。しかしながら，いくつかの機関や団体においては，特定のメンタルヘルスケアの大部分を災害が生じてから提供する傾向が未だ見られる。

主要な省庁と救助団体

　災害の範囲や大きさにより，それぞれの支援省庁が必要なときにすぐ対応できるよう待機しておくべきか，あるいは早期に救助に介入すべきかを決定することが必要になってくる。もともと災害は地域で生じるため，まずはその地域の資源や緊急救助システムが活用される。そして地方自治体で，災害の規模が地域の救助能力を超えたと判断された場合，あるいは災害が長期にわたるものになると判断された場合，緊急事態指揮官が地域の危機管理センターを通してさらなる支援を要請する。災害の種類によって，また各団体が提供できる援助の種類とその時点での支援活動が可能かどうかにより，どのグループに出動命令が下されるかが決められる。

　連邦緊急事態管理庁（Federal Emergency Management Agency：FEMA）は，災害計画，緩和，調整と復興活動の筆頭に立つ連邦政府機関であるが，保健福祉省を含む多くの機関がさまざまな技術的支援を行っている。**国家災害医療システム（National Disaster Medical System：NDMS）**とその医療支援チームおよび医療関係資源は，現在も国土安全保障省や連邦緊急事態管理庁（FEMA）と協力体制にあるが，管理上の理由から近年他の医療支援と同じく保健福祉省の管下に戻された。これらは専門の医療機器を兼ね備えた，十全に機能的な移動式の医療チームで，軍の移動式病院ユニットのように，災害の起こった場所への出動が可能である。このようなチームは全国に分散されている。全般的支援を行う**災害医療支援チーム（Disaster Medical Assistance Teams：DMATs）**に加え，

Box 2.2　国家災害医療システム・チーム

- 災害医療支援チーム　Disaster Medical Assistance Team：DMAT
- 災害時遺体処理チーム　Disaster Mortuary Operational Response Team：DMORT
- 獣医学援助チーム　Veterinary Medical Assistance Team：VMAT
- 国家看護救助チーム　National Nurse Response Team：NNRT
- 国家薬剤救助チーム　National Pharmacy Response Team：NPRT
- 災害死体運搬安置ユニットチーム　Disaster Portable Morgue Units Team：DPMUT

出典：http://www.hhs.gov/aspr/opeo/ndms/index.html.

たとえばメンタルヘルスや獣医学，死体安置所，薬剤に関するニーズにも対応できる専門チームもある。

　全国的な非営利団体機関である**米国赤十字（American Red Cross：ARC）**は避難所，家族支援センター，ソーシャルサポートサービス，ヘルススクリーニング，そして基本的なメンタルヘルスケアを災害時に提供する役割を任されている。米国赤十字は地域と地方の支部ごとに組織化されており，それぞれ個々の地域に責任を持つ。しかし，これらの支部は全国本部が統括しているので，たとえば民家火災のような小さな事態にも，またハリケーンや相互に扶助要請があるようなさらに大きな事態にも，それぞれに救助態勢がとれる対応ができるようになっている[4]。

　講習助成金を使い，州と地方政府に元手金を提供する**連邦政府の市民部隊（Citizen Corps）**プログラムを通じて，地域に基盤がありながら連邦政府とも連携したボランティアプログラムが，9.11テロとハリケーン・カトリーナを契機として始められた。医療関係者たちにもっともよく知られているのはコミュニティ緊急事態救助チーム（Community Emergency Response Team），あるいは**CERTプログラム**と医療予備部隊（Medical Reserve Corps：**MRC**）である（近年この団体は民間医療予備部隊 Civilian Medical Reserve Corps とされ，軍隊の支援プログラムや公衆衛生局任命部隊 Public Health Service Commissioned Corps と区別されるようになった）。どちらのプログラムも2002年に始まり，地域のボランティア団体の発展をサポートする形で，地域社会の災害救助機能を高めるため財政支援とプログラム指導を行ってきた。初期の講習助成金が終了以降，医療予備部隊（MRC）への連邦政府からの財政支援がどうなるかは不透明である。また，小規模の俸給プログラムが，基本的な国家プログラムの必要条件を満たした公認部門向けに提供されている。

　コミュニティ緊急事態救助チーム（CERT）は米国土安全保障省内にある連邦緊急事態管理庁（FEMA）に位置づけられている一方で，医療予備隊（MRC）は合衆国公衆衛生局外科部長の管轄下で活動している。地方のユニットは連邦政府に公認され，つながりを持ちつつ，これらのプログラムはそれぞれの地方で運営されている。CERTプログラムは典型的に多様な目的を持ち，基本的な応急手当て，スタッフサポート，通信，そしてその他の非専門的活動の総合的災害復興などを支援している。医療予備部隊（MRC）の目的は，医療ケア支援が最優先事項となるような公衆衛生緊急事態や災害が生じた際（流行病，大量の死傷者が出た場合など），未公認の医療専門家のボランティアが医療従事者に期待される任務に応えられるよう登録し，手助けすることである。それぞれのユニットごとに差はあるが，多くのMRCユニットにはメンタルヘルスを支援する要素があ

る。2008年においては729以上の公認MRCユニットがあり，15万3,000人以上の個人ボランティアが，保健所，大学，また地方自治体を含む多くの機関に配置されている。

　医療専門家のボランティアを国単位で災害以前に事前登録するプログラムや単一のデータベースを作ろうという試みがある（ESARVHPとして知られ，イー・サー・ヴィップと発音される）。この試みは2007年に頓挫してしまったが，州は連邦政府の支援金を受託することで，連邦政府のシステムと最終的には連動する共通の登録システムを確立するよう義務づけられている。ただ2009年の現在においても米国のほとんどの地域で，地域団体，州政府機関，連邦政府，赤十字のような非政府組織（NGO）などの登録の実務や資格認定は一本化されていない。資格認定の標準化は2008年の国土安全保障省による国家緊急事態管理システム（NIMS）のコンプライアンスプログラムの一部として，コンプライアンス目標とされていた。

　医療従事者として，自分の地域における具体的な災害救助構造や取り決めを把握しておくことが望ましい。なぜなら，すべての地域は国家緊急事態管理システム（NIMS）や国家緊急救助フレームワーク（NRF）の枠を基本的に遵守しているものの，地方の現場ごとに少しずつ違いがあるからである。災害医療支援の供給源と期待される救助態勢は，地域により大変な違いがあり得る。また，それぞれが地域の伝統や病院，州兵部隊，または医学校等の特殊な対応資源のあるなしによって支援態勢が大きく左右されるからである。

　トリアージのテントには，ピーターと緊急治療室で顔なじみの数人の看護師と救急医療隊員たちがいた。彼らは何年も緊急医療班（EMS）や災害救助の仕事をしてきたことがわかった。ピーターは賢明にも彼らの指示に従い，トリアージや即興で作ったクリニック，また病院への搬送が必要な人たちに待ってもらう中間準備エリアを組織化することができた。その日の夜，ピーターは自分の車の中で疲れきってしばらく座りながら，仲間たちが業務を組織化することを手伝ってくれたことに感謝した。家に帰る車の運転中に，彼は非常事態や災害時のシステムをもっと真剣に考えようと決心した。そして将来また必要とされるときのことを考え，自分の特定の役割をもっとしっかり理解できるようにICSトレーニングをもう一度受けようと誓った。

文献

[1] U.S. Department of Homeland Security. National Incident Management System. FEMA P-501 (Catalog number 08336-1). December 2008. Available at : **http://www.fema.gov/pdf/emergency/nims/NIMS_core.pdf.** Accessed February 17, 2009.

[2] National Incident Management System Resource Center. *About the National Incident Management System (NIMS).* Available at : **http://www.fema.gov/emergency/nims/AboutNIMS.shtm.** Accessed February 17, 2009.

[3] U.S. Department of Homeland Security. Incident Command System. ICS 100 Course Materials, FEMA. Available at : **http://training.fema.gov/emiweb/is/is100a.asp.** Accessed February 17, 2009.

[4] American Red Cross. *Preparing and Getting Trained.* Available at : **http://www.redcross.org/portal/site/en/menuitem.d8aaecf214c576bf971e4cfe43181aa0/?vgnextoid=46de1a53f1c37110VgnVCM1000003481a10aRCRD&vgnextfmt=default.** Accessed February 17, 2009.

第 3 章

セルフケア

ジョセフ P. メリーノ, MD, MPA

ピーターは個人開業の内科医で，中心市街地の人たちを診察する地元の地域病院に非常勤で雇われている。彼は 5 年連れ添った妻，ジョアンナと共に郊外に住んでいる。二人は自分たちだけの家に住んでおり，3 歳の息子のジョッシュがいる。ジョアンナは 2 番めの子どもを妊娠して 7 カ月半である。

9.11 テロ，ハリケーン・カトリーナ，他国の災害をメディア報道で体験した後，ピーターは，訓練されたボランティアの医師の必要性を認識するようになり，自分の州の医療予備隊に参加するに至った。彼は医療予備隊のボランティア医師として，多様な災害を想定した定期演習に参加していた。ある涼しい秋の午後，ピーターの災害用ポケベルが鳴った。最初はまた別の演習かと思い，落ち着いて電話をしたものの，そこで数時間かかる隣の州に配属され，まだ原因のわからない病気の大流行に対応するのだと知った。ピーターは電話を置き凍りついた。

個人の準備

9.11 以降，災害への準備のために多くの時間が費やされてきた。この備えの中には，自然災害やテロリズムの行為に関するセミナーのほか，その時の状況に応じて適切で十分なケアを地域に提供するために必要な

- 災害準備のポイントは，災害に向けて備えることである！
- これには自分自身のセルフケア，自分の家族のケア，専門家としての職責に備えることも含まれる。
- セルフケアでもっとも大切なことは，災害訓練と災害に関する過去の経験，あるいはそのどちらかが適切な水準であることである。
- 災害訓練は被災に耐える力と衝撃から復元する力，すなわちレジリエンスを高め，外傷後ストレスのリスクを低減する。

> **Box 3.1　安全のための三つのステップ**
>
> 赤十字のパンフレットで強調されている安全のための四つのステップ：
> 1. 何があなたに起こり得るかを考えること。そうして明確になった疑問を地域の災害管理部門に聞いておくこと。
> 2. 災害計画を作ること。ここに災害に備えるための家族のミーティングや情報共有について書いておく。
> 3. チェックリストを完成させること。これはあなたが備えるための，短くて大切なアイテムのリストである。
> 4. あなたの計画を実践し維持すること。赤十字のパンフレットは上記のステップをやり終えた後にも準備し続けるために，シンプルなプログラムを提供している。
>
> 出典：American Red Cross

さまざまな段階に関するセミナーもあった。しかし，ある一領域については多くの注目を得られていない。それが**個人**の備えであり，本章のトピックである。

　ピーターの電話への凍りついた反応は，災害支援ボランティアをするための技術的な準備をしていたにもかかわらず，災害出動召集がかかったときに私生活や仕事上で何が起こるかを，そのときまであまり考えてこなかったために生じた。彼の心はすぐに，自分がいない間に誰がジョアンナとジョッシュを助けてくれるのか，と不安でいっぱいになった。そして「自分の診療やクリニックはどうなるのか？　患者たちのためには誰がいてくれるのか？　冬がすぐそこまで到来している中で，かなりの間家を離れなくてはならないとしたら，誰が家を見てくれるのか，とくにジョアンナが出産したときには？」すぐには答えが出ない思いが巡った。電話を受けた後にピーターがなぜ凍りついたのか，理解できよう。

　要するに，災害の準備の要点とは，災害に備えることである！　これには自分のセルフケアと同様に，家族のケアもある。また，専門家として業務上の準備をすることも含まれる。多くのボランティア団体は，そうした計画，たとえば家族の緊急時のプランの立て方などを支援するための情報を提供している。できる限り早くこの情報を得て，自分の地区と状況特有の推薦されたガイドラインに従った方がよい。家族の緊急プランの例を **Box 3.1** に示す。そこには，各々の家族の携帯用に他の家族の連絡先とインストラクションを示すカードを作っておくことなどがある。アメリカ赤十字パンフレットの"あなたの家族の防災計画"は災害準備のための重要なツールである。これは，http://www.redcross.org/services/disaster/

表 3.1 ストレスの管理と予防

1. **災害が起きたときの正常な反応**
   a. 大規模な惨事には誰しも影響を受ける。
   b. 悲しみ，悲嘆，怒りは異常な事態に対する正常な反応である。
   c. 作業が終わるまでその場を去りたがらない。
   d. ストレスと疲弊を責任感によってやり過ごそうとする。
   e. 休息をとり回復するための時間をとりたいという欲求を否認しやすい。

2. **ストレス管理に対する助言が必要である場合のサイン**
   a. 考えを人に伝えたり，指示を思い出したりすることが困難である。
   b. 集中することや，意志決定をすることが困難である。
   c. 柄にもなく論争的になる。
   d. 注意力が限定的になる。
   e. 不必要なリスクをとろうとする。
   f. 簡単に欲求不満になりやすい。
   g. 薬物とアルコール，もしくはそのどちらかの量が増える。

3. **ストレス管理を助ける方法**
   a. 1日に12時間以上仕事をしない。
   b. 高いストレスから低いストレスの仕事環境に移る。
   c. 災害現場から日常の仕事に移る。
   d. 十分な水分と健康的な間食をとる。
   e. 災害現場から目を離すことができる短い休息を頻繁にとる。
   f. 感情を人に話す。
   g. 家族や友人と一緒に過ごす。

出典：SAMHSA

beprepared/fdpall.pdf で見ることができる。

　災害救助に招集がかかったときのための準備は不可欠である。さらにそれは災害現場に入ってからの自分のセルフケアを行う準備にもなっていなければならない。これが救助者のセルフケア基盤となる。**Box 3.1** に要約されたステップに加え，ピーターは次の**表 3.1** にあるセルフケアのポイントに馴染んでおく必要がある。ストレスを管理し予防する情報として，薬物濫用・精神衛生管理庁（Substance Abuse and Mental Health Services Administration：SAMHSA）のウェブサイト **http://mentalhealth.samhsa.gov/publications/allpubs/KEN-01-0098/** の"ストレスを管理し予防するための助言（Tips for Managing and Preventing Stress）"を参照するとよい。

セルフケアにおいて考慮すべき重要なことは，親密性に関する自分の欲求をどう管理できるかということである．家族と友人からの孤独と孤立は健康を蝕んでいく．日記を書き，手紙（もし送付できるのであれば）や電子メール（インフラが整っていれば）を送り続けることは"連絡を取り続ける"上で重要な手段である．

訓練と経験

セルフケアでもっとも重要な点は，適切な災害訓練と以前の経験，あるいはそのどちらかである．教育され，訓練を受けた人は災害現場で有効な働きをし，ストレスをより低く感じ，レジリエンスがあり，災害体験のストレスによって心理的な成長を遂げやすい[1-3]．災害訓練はまた，救助者が実際に災害救助をする前に体験する，現場で仕事にかかる人に生じる予期ストレスに対して備える際の助けにもなる[4]．そのような訓練の重要性は，災害への準備が乏しいままに働く救助者ほど，後にPTSDを発症しやすいという研究に示されてきた[5]．予期ストレスを減らすことは，疲れをやわらげ，作業全般の効率を高め，PTSDのような心理的な負荷のリスクを減らしていく際に重要となる[6]．

医療従事者は，患者の徴候と症状を見きわめられるよう訓練されている．同じように，自分自身の情緒と身体的反応にも注意を払うことが重要である．ある患者と関わる際のわれわれのみぞおちで感じる「落ち着かない感じ」は，たとえば患者についての何かを警告する重要なデータになり得る．そのような知識はたいてい，専門的訓練と経験から得られるが，それと同時に大切なのは，私生活での人とのやりとりによって日々体験する実生活のできごとからも得られるということである．あなたがまさに体験している災害により，あなた自身も患者も被害を受けているような現場においては，こうした手がかりがとても重要となる．このことが，あなた自身の守りを強化し，専門家としての訓練を促すことにもなる．こうした反応を認めることで，自分自身だけでなく，共に働く人々のケアにもなっていく．

精神分析の概念である逆転移は，臨床家の意識・無意識の感情を理解し，これらがどのように治療的作業を促進したり，抑制したりするのかを検討する際に役立つ[7]．対極にある過剰な同一視と回避は，救助者が犠牲者に過剰に関与する（あるいは同一視する）例として頻繁に引用される．彼らは「それは私にも起こったかもしれない」と信じるか，まったく関与しないことで苦痛な体験から逃れようとする．これらの反応の源は多様であり，現状へのまさに「リアルな」反応，危機に対応する際の救助者の過去の経験や情緒的葛藤，実存的な絶望，また個人的（たとえば自分や自分の子どもの年齢，教育など），文化的，民族的，宗

教的アイデンティティを分かち合う犠牲者との親近感などがそれに含まれる。

　救助者が適切な休息，睡眠や栄養，被災地や直接被災した人々に晒されることから適宜離れ休息をとることなど，自分たちの個人的な欲求をないがしろにすると，共感による疲弊や燃え尽き状態が起きる。このような行為はたいていの場合，逆恐怖的な行動を示している人々に生じる。それは，怖ろしい状況に対して完全に没頭することによって対処するという防衛的手段である。同様に，災害の過剰な報道に晒されることで，まるでその場で過剰に働き続けるのと同じ影響を受けることがあるため，注意し，重要な最新情報を得ることにとどめるようにしなければならない。世界貿易センタービルにハイジャックされた飛行機が飛びこみ，ツインタワーが崩壊する怖ろしい映像を，不眠不休のテレビは再三流し続けることで，多くの人に「何度も何度も」自分たちの愛する者の死を目撃したという感情を残した。CNNや他のチャンネルの24時間の生のニュースは，常に災害の衝撃的な報道を提供する。リアルタイムのニュースの普及は貴重であるものの，悲劇と惨害の放送を際限なく見ることは，自分自身のケア計画の中で避けるべきである。テレビを消しても大丈夫なのだ。

　9.11テロの間の自分の仕事上の経験や，AIDSが流行した早い時期に患者ケアにあたった人々と共に働いたことから，私にとって明らかになったことは，医療従事者が彼らの家族や愛する人たちと，自分たちの仕事についての情報や詳細を共有することを避けていたことだった。同時に，彼らの多くの願いは，自分の配偶者に仕事の性質について理解してほしいということだった[8]。こうした情報を救助者の家族に伝えられたら，家族の怖れをやわらげると同時に，自分の配偶者と話をして，サポートや思いやりを交わす機会を生み出すことが容易になるだろう。

ボランティアの貴重な体験

　災害時のボランティアには多くの利点があることを思い出してほしい。多くの活動は見返りを求めないで奉仕することの，善意のなせる効力によっている。ステファン・ポスト（Stephen Post）とジル・ネイマーク（Jill Neimark）は，自分自身の時間と能力を提供しようとすることに寛容な人はより長く，健康に，かつ幸せに生きていることを明らかにした。これらの著者たちは，科学的研究を要約し，ボランティアの無償の行為は，祝福，次世代育成能力（とくに将来の世代へ知識と知恵を提供する），寛容さ，勇気，ユーモア，尊敬，思いやり，誠実さ，傾聴，創造性の機会を提供することによって精神的，身体的健康に貢献することを示していた[9]。国立精神衛生情報センター（The National Mental Health Information

Center）のウェブサイトは，次のように記している。

> 地域の危機への救援活動に伴う避けがたいストレスや困難にもかかわらず，救援者は自身の技能と訓練によって，助けが必要な他者を支援し，個人的な満足感を体験する。災害救援における積極的な関与と，他者のために「行動すること」は，衝撃を免れた被災スポット以外の人々が通常体験する傷つきや無力感，憤懣への予防にもなる。勇気と人間の魂のレジリエンス，人間の優しさの力を目撃することは，深く永続的な効能を持ち得る[10]。

あなた自身のセルフケア

この章では，災害時に他者を助ける際にセルフケアをする方法の多くを示してきた。もちろん，ここで推奨してきたすべての方法にいつも従えるとは限らない。災害時にクラシックを聴きながらお風呂でリラックスを図ることはできないかもしれないが，言わんとするところはおわかりであろう！　即興性と柔軟性は，災害に対処する際に重要である。これまでに述べてきた着想を余す所なく使って，あなた特有の計画を立ててみよう。完璧である必要はないが，一つのことから始め，自分のセルフケアプランのさまざまな側面を検討する中で定期的に見直そう。

ピーターは，彼の妻と家族を助けてくれる親戚や友人の支援を得る必要がある。同様に彼の仕事をカバーしてもらう同僚を確保し，クリニックの職責を免除してもらって後顧の憂いを払拭しておく必要がある。彼のセルフケアは，心身共に彼自身の健康を保ち，直面する災害救助において他者や彼自身をケアしていくことが進められるよう，頻繁になされる必要がある。ピーターに開かれている一つの選択肢は，もし彼の私生活や家族に負担になり，現実的に安全な派遣がかなわないと判断するのであれば，この時期のボランティア参加を辞退することである。この決定は困難で，罪悪感，恥などの情緒的な葛藤を生じさせるとしても，そう判断せざるを得ないのであれば，ピーターのこの決断は支持される必要がある。あなたがピーターだったらどう決断するだろうか？

文献

[1] Ursano RJ, McCarroll JE, Fullerton CS. Traumatic death in terrorism and disaster. In : Ursano RJ, Fullerton CS, Norwood AE, Eds. *Terrorism and Disaster : Individual and Community Mental*

[1] *Health Interventions.* Cambridge : Cambridge University Press ; 2003 : 310.
[2] American Medical Association Center for Public Health Preparedness and Disaster Response. *Management of Public Health Emergencies : A Resource Guide for Physicians and Other Community Responders.* Available at : **http://www.ama-assn.org/ama/no-index/physician-resources/18200_print.html.** Accessed March 12, 2009.
[3] Charney DS. Psychobiological mechanisms of resilience and vulnerability : implications for successful adaptation to extreme stress. *Am J Psychiatry.* 2004 ; 161 (2) : 195-216.
[4] Watson PJ, Ritchie EC, Demer J, Bartone P, Pfefferbaum BJ. Improving resilience trajectories following mass violence and disasters. In : Ritchie EC, Watson PJ, Friedman MJ, Eds. *Interventions Following Mass Violence and Disasters : Strategies for Mental Health Practice.* New York : The Guilford Press ; 2006 : 37-53.
[5] Perrin MA, DiGrande L, Wheeler K, Thorpe L, Farfel M, Brackbill R. PTSD prevalence and associated risk factors among world trade center disaster rescue and recovery workers. *Am J Psychiatry.* 2007 ; 164 : 1385-1394.
[6] Ursano RJ, McCarroll JE, Fullerton CS. Traumatic death in terrorism and disaster. In : Ursano RJ, Fullerton CS, Norwood AE, Eds. *Terrorism and Disaster : Individual and Community Mental Health Interventions.* Cambridge : Cambridge University Press ; 2003 : 311.
[7] Lindy JD, Lindy DC. Countertransference and disaster psychiatry : from Buffalo Creek to 9/11. In : Katz CL, Pandya A, Eds. *Disaster Psychiatry : A Closer Look.* Philadelphia : WB Saunders Publishers ; 2004 : 517-587.
[8] Ursano RJ, McCarroll JE, Fullerton CS. Traumatic death in terrorism and disaster. In : Ursano RJ, Fullerton CS, Norwood AE, Eds. *Terrorism and Disaster : Individual and Community Mental Health Interventions.* Cambridge : Cambridge University Press ; 2003 : 328.
[9] Post S, Neimark J. *Why Good Things Happen to Good People.* New York : Broadway Books ; 2008.
[10] U.S. Department of Health and Human Services. *Mental Health Response to Mass Violence and Terrorism : A Training Manual.* DHHS Pub. No. SMA 3959. Available at : **http://mentalhealth.samhsa.gov/publications/allpubs/SMA-3959/chapter5.asp.** Accessed February 18, 2009.

第 4 章

艱難辛苦：
災害援助への備え

エリック K. ハン, MD

　ハリケーン災害の支援に備えるために，ピーターはある医療仲間に尋ねた。「持って行くべき大切な物は何だろう？　万が一，災害現場の状況が不安定だったらどうするのか？　適切な援助計画ができているかどうか，どのように確信を持てばよいのか？」と。その医療仲間が答えたのは，自分のことよりも，被災者たちのニーズに耳を傾けるようにということだった。幸いにも，ピーターの妻が所属組織のボランティアコーディネーターと話すように勧めたことにより，すべてのボランティア向けの活動前に準備すべき長い「すべきこと」のリストが，メールで届いた。

- 災害支援にあたる前に十分な準備期間をとる。
- 支援にあたろうとしている被災地の状況を確かめること。そしてその状況は日々変化することを覚えておく。
- 必須アイテムを忘れないためにチェックリストを使う。

前もって計画しておくこと

　災害支援において，準備と計画は不可欠である。被災地で他者の支援にあたる前に，自分自身の充分な準備が欠かせない。国内・国外，いずれにしても馴染みのないエリアの支援にあたることがあるかもしれない。また，自分の馴染みのある町や都市で支援をすることもあるだろう。加えて，被災地のインフラは制限され，あてにならず，破壊されている場合もある。電力，水道，通信，道路および宿泊施設などすべての設備が，被災の程度により影響を受ける。災害によって

は，インフラへの被害は進行中あるいは拡大しつつあるかもしれない。

　被災地支援の準備をするにあたり，その土地へ向かう標準的な渡航計画を立てる必要があるだけでなく，災害によって衝撃を受けたその地域の潜在的な機能障害に留意する必要がある。標準的な渡航情報と同様に，整っていない生活環境で活動するための情報も重要である。あなたの馴染みの地域で災害支援をするか，海外の馴染みのない被災地で支援をするかにかかわらず，被災地においては，支援をする中で不便な思いを強いられるかもしれない。これから示す情報は，あなたが被災地支援にあたる準備をする上で重要な検討点である。

助言1：出発前にチェックすること

　とくに急な招集で被災地支援へ出発する前には，人はその状況では何をしたらよいのか途方にくれる。そのため，前もって計画することが重要となる。この状況でできる最良なことは，チェックリストを作成することである。そこで，チェックリストを作成するにあたり，以下のようないくつかの点を考慮しなければならない [1, 2]。

- どこに行くのか？
- 誰と行くのか？
- どのくらいの期間そこに滞在するのか？　被災地に滞在する予定期間は変更可能か？
- 被災地の現在のインフラ基盤はどういう状況か？
- その国，地方の天気予報はどうか？

　これらすべての要素を考慮し，チェックリストを作成する。もしチェックリストの作成が難しいならば，以前その特定の国あるいは米国の地域に行ったことのある人から，インターネットを通じて持ち物リストのサンプルなどの旅行情報を得ることもできる。この章の最後に，海外渡航と限られたインフラの被災地域で活動するための標準的なチェックリストを添えている。あなたが被災地へ出発する準備をする上で，このチェックリスト作成は初めの一歩になるはずだ。自分用のチェックリストを，向かおうとしている被災地域とその災害の状況・特徴に合わせる必要がある。

助言2：一緒に持って行く書類

出発する前に，これら必須の書類が手元にあることを確認すること。

- □ ビザを取得したパスポート（渡航前から少なくとも6カ月以上有効期限があること）
- □ 乗り換えをする国を含め，渡航するすべての国のビザ
- □ 健康手帳（予防接種履歴）
- □ 航空券（多くの国では入国時に往復航空券が必要）
- □ 免許証
- □ 自国外でビザを発行しない国への入国時にビザが有効であることを示すファックス，テレックス，もしくは手紙（たとえば，UAEやオマーン）
- □ トラベラーズチェック（銀行において当該国通貨への両替が必要）
- □ 国際的なクレジットカード（たとえば，アメリカンエクスプレス，ダイナーズ，ビザ，マスターカード）
- □ マイレージカード
- □ 目的地の電話番号と滞在先の住所（入国カードに必要かもしれない）
- □ パスポートとビザのコピー2通
- □ 医療過誤情報
- □ 医療免許情報
- □ 健康保険情報

助言3：寝具について

医療ボランティアとして被災地に足を踏み入れることは，四つ星ホテルに足を踏み入れることとは異なる。そこにはベッドはあるかもしれないが，害虫がいないベッドではないかもしれない。そのため，自分自身のベッド，すなわち寝袋を持って行くことが最善である。寝袋は荷造りするとかさばるのが厄介だ。しかし，3枚のシートを縫製して作られたスリープサックの寝袋がある。それならば，寝袋と同じような寝心地を感じることができる。違いは，スリープサックが軽い素材で作られていて，鞄の中で場所をとらず，かさばらないことだ。

助言4：使い捨てが役立つ

　向かおうとしている場所によるが，家にある快適なものすべては手に入らないだろう。とくに水道水は難しい。発展途上国においては，水はとても高価な物で，どこででも手に入るものではない。準備するのであれば，使い捨てを用意すべきだ。カミソリやコンタクトのように，水を使用するものを荷物に詰めすぎないよう用意する。それらに代わる使い捨てのものを準備する。もし水で洗い流すようなもの（たとえば，歯磨き）を使う必要がある場合にはボトルの水を使用する。もし水道がある場所だとしても，飲めるほど充分に浄水されているかどうかはわからない（助言9を参照）。

助言5：薬を用意する

　服用している処方薬があれば，あなたは忘れることなく海外旅行のチェックリストに含めるだろう。しかし，服用している，また必要かもしれないあらゆる市販薬についても用意すべきだ。被災地の薬局は利用できないかもしれない。また，鎮痛剤，止痢薬，抗マラリア剤および抗生物質について渡航持参薬の専門家と相談すること。

助言6：電源を用意する

　被災地では，電源が限られていることがある。携帯や携帯端末（PDAs）など持ち運び用の機器や個人衛生のための自分の電源を忘れずに持って行く必要がある。最善な方法としては，鞄に余分なバッテリーを用意しておくことだ。そうすることで，バッテリーが切れた際にもバックアップ電源がある。コンセント接続が必要な電子機器を持っている際は，被災地では電源供給が限られていることを考慮し，バッテリー電池による電源の購入を検討すること。

助言7：電源アダプターを選ぶ

　海外渡航を考えて荷造りをする際には，賢く荷造りすることが重要だ。必要最低限のものを入れる。より軽い荷造りをすれば，より物を詰めるゆとりを確保できる。ヘアアイロン，ヘアドライヤーあるいは電気カミソリなどを持って行くことを考えているのであれば，それらが携帯用であることを確認する。また，電子

機器のコンセントは世界中同じではないことに留意する必要がある。渡航先によっては，携帯電話のコンセントが入らないこともある。そのため，さまざまな国際規格の電源アダプターを選ぶ必要があるだろう。検索エンジンで，渡航先の電気規格や，現地のどの店なら必要な機器が手に入るかを確認する必要がある。

助言8：米国疾病対策予防センターの衛生管理情報

アメリカ政府の疾病対策予防センター（Centers for Disease Control and Prevention：CDC）が，渡航先に応じた衛生管理情報を提供している（**www.cdc.gov/travel.** を参照）。

助言9：水に用心する

下痢は話題にすることも不快なだけでなく，経験もしたくない不快な病気だ。実際に，海外渡航した際にもっとも罹患しやすい病気であり，多くは充分に洗浄されていない野菜や果物を食べることが原因である。別の主な原因として脱水症がある。幸い，これらはボトル水や浄水水を飲み使用することで避けることができる。供給されている水が汚染されているかわからないときには，汚染除去物質（ヨウ素など）や水のフィルタリングなどを用いることを検討する。これらの方法が難しい場合は，止痢薬を持って行っておく。また，氷は水であることを覚えておき，ソーダをレストランで注文する際には，氷抜きで注文するのが最善だ。

助言10：国務省の渡航情報

渡航注意喚起は，国務省によってアメリカ人が特定の地域への渡航を避けるよう勧める際に発令される。国務省は領事の情報シートに世界中のあらゆる国の衛生情報，犯罪，通貨不安や入国要件，不安定な地域，および現地の最寄りの米国大使館，領事館の場所などについて情報を掲載している。

海外に渡航する際には，これらのサイトをあらかじめチェックしておこう。
http://travel.state.gov/traveI/warnings_current.html,www.state.gov/s/cpr/rls/dpl.

海外渡航チェックリスト

ここからは海外渡航に際して携帯すべき，あるいはそれを考慮すべき，いくつかの重要なものを示す[3]。このリストは実践的で不可欠なものを挙げている。

出発前にすべきことリスト

- ☐ 国の情報を得る。
- ☐ 現在の報告をチェックする。
- ☐ パスポートを取得するか更新する。
- ☐ 予防接種を受ける。
- ☐ 健康保険をチェックする。
- ☐ 旅行保険をチェックする。
- ☐ 避難保険をチェックする。
- ☐ 自動車保険をチェックする。
- ☐ 渡航券を取得する。
- ☐ 宿泊予約をする。
- ☐ 予約を確認する。
- ☐ 荷物の重さと大きさを測る。
- ☐ 小銭入れを空にする。

最低限必要なもの

- ☐ パスポートとビザ
- ☐ パスポート写真2部
- ☐ 予防接種証明書
- ☐ 国際運転免許証
- ☐ 医療関連免許証
- ☐ 医療免許情報
- ☐ 写真つきの身分証明証（パスポート写真に加えて）
- ☐ 書類のコピー
- ☐ クレジットカード
- ☐ ATMカード
- ☐ トラベラーズチェック
- ☐ 財布／首にさげるポーチ
- ☐ 荷物の鍵
- ☐ 荷物のIDタグ
- ☐ 旅行時計／目覚まし時計
- ☐ 渡航券
- ☐ 携帯電話／ポケベル
- ☐ 国際電話カード
- ☐ 電話アクセスコード

- ☐ 救急箱／応急セット
- ☐ 折りたたみナイフ（預ける荷物の中に入れる）
- ☐ 裁縫道具／安全ピン
- ☐ 水筒
- ☐ 浄化剤／ヨウ素剤

個人的な用途で使うもの
- ☐ デンタルフロス
- ☐ 包帯，バンドエイド
- ☐ モールスキン（靴ずれ防止のためのテープ）
- ☐ 内服薬
- ☐ 処方薬（未開封のもの）
- ☐ めがね・コンタクトの処方箋
- ☐ 耳栓
- ☐ 防虫剤
- ☐ 日焼け止め
- ☐ 女性用衛生品

その他
- ☐ 電源アダプター
- ☐ ジップロック
- ☐ 小さい懐中電灯
- ☐ 予備のバッテリー／電球

検討すべきもの
- ☐ アドレス帳／PDA
- ☐ アウトドアスポーツ医学のテキストと応急手当ハンドブック
- ☐ 文庫本
- ☐ カメラ
- ☐ 現地の地図
- ☐ 言語会話表現集
- ☐ つばつきの帽子
- ☐ 唇用軟膏
- ☐ 防水靴
- ☐ バンダナ／スカーフ

- ☐ ダクト粘着テープ（何でも直せる！）
- ☐ サポートソックス／運動用具
- ☐ 軽食
- ☐ 日焼け後の手当て用品
- ☐ かゆみ止め
- ☐ 旅行枕
- ☐ サングラス

不便な場合のチェックリスト

被災地のインフラが激しく損傷されている場合に持って行くべき，検討すべき重要なアイテムをここに示す．

10＋の必須用品
- ☐ 予備の重ね着用衣類
- ☐ 飲み水
- ☐ 食べ物
- ☐ 応急手当用具
- ☐ 折りたたみナイフ
- ☐ マッチ（防水ケースに入れて）
- ☐ 地域の地図（防水ケースに入れて）
- ☐ コンパス
- ☐ ヘッドランプもしくは懐中電灯（予備のバッテリーと電球も）
- ☐ サングラス（保持紐つき）
- ☐ 日焼け止め

衣類
- ☐ 速乾性のパンツ／ショーツ
- ☐ 半袖シャツ
- ☐ 長袖シャツ
- ☐ 保温パンツ（フリースもしくはウール製）
- ☐ フリースもしくはウール製のベスト
- ☐ フリースジャケットもしくはウールセーター
- ☐ 吸湿発散性のある高機能長袖・長ズボンの下着
- ☐ 通常の下着

上着類
- ☐ かっぱ（上下）
- ☐ つばの広い雨用／日よけ用帽子
- ☐ 保温帽子（フリースかウール）
- ☐ フリースかウール製の手袋
- ☐ 防水の手袋
- ☐ バンダナ

靴・靴下
- ☐ ハイキング用靴下
- ☐ 吸湿発散性のある靴下
- ☐ まめができにくい，地形にマッチする履き心地のよい靴
- ☐ 余分の靴紐

キャンピング用品
- ☐ バックパック
- ☐ デイパック
- ☐ パックカバー
- ☐ テント，タープ，小型テント袋
- ☐ フライシート
- ☐ テント杭
- ☐ テントの下に敷くタープ
- ☐ 寝袋（防水の袋に入れて）
- ☐ 圧縮袋
- ☐ スリーピングパッド
- ☐ 着座用パッドかスリーピングパッド，椅子のキット
- ☐ ストーブと燃料
- ☐ マッチ／ライター
- ☐ 調理セット，皿
- ☐ 調理用具，食べるための器具
- ☐ カップ
- ☐ 鍋つかみ
- ☐ 石鹸，洗剤
- ☐ タオル
- ☐ ビニール製ごみ袋

- □ ジップロック
- □ ウォーターフィルター／洗浄剤
- □ 浄水錠剤
- □ 水筒
- □ 折りたためる水容器
- □ ランタン

文献

[1] American Red Cross. *Preparing for Events*. Available at : **http://www.redcross.org/portal/site/en/menuitem.d8aaecf214c576bf971e4cfe43181aa0/?vgnextoid=46dela53flc37110VgnVCM1000003481a10aRCRD&vgnextfmt=default.** Accessed February 7,2009.
[2] FEMA. *Are You Ready?* Available at : **http://www.fema.gov/areyouready.** Accessed February 7, 2009.
[3] Trip Resource. *International Travel Checklist*. Available at : **http://www.tripresource.com/beforeyougo.htm.** Accessed February 7, 2009.

第5章

リスクコミュニケーション，予防，そしてメディア

フレデリック J. スタッダード Jr., MD, クレイグ L. カッツ, MD
エドワード M. カンター, MD, アン E. ノアウッド, MD, ジョセフ P. メリーノ, MD, MPA

あなたの災害対応への関与は，身近な地域で生ずるかもしれないし，世界規模で生ずるかもしれない。これまでの章で紹介した内科医のピーターの事例に立ちかえってみよう。ピーターは，さまざまな手段を用いて人々に情報を伝えようと努めた。人々に，現在何が起こっているのかを伝えようとし，さらに必要であれば，家族，子どもたち，他の人々が，この災害についてさらに詳しい情報をどこで得られるのか，あるいはどこで医療ケアを受けることができるのかを伝えようとしたのである。あなたがこの内科医で，遭遇した災害があなたの身近な地域で起こったと想像してみよう。しばらく，彼の立場になって歩みを進めてみよう。

定義

"リスクコミュニケーション"とは，危機に際して効果的なコミュニケーションを行うために，災害救助チームによって使用される用語である。また，この用語は，個人の間（たとえば，あなたとあなたの患者），グループの間（たとえば，ピーターと彼のコミュニティの家族），機関の間（たとえば，被災した企業や自治体の機関などに情報を提供する地方のラジオ局）の情報交換も対象とするものである [▶監訳注3]。

- 恐怖，混乱，そして不名誉な烙印は，明確で一貫性のある情報によって減らすことができる。
- リスクに関するコミュニケーションは，不必要に医療援助を求める人の数を減らす。
- リスクコミュニケーションは，人々を危険に晒すことを防ぐ。
- 正確で肯定的なコミュニケーションは，人々が状況を統制し克服しているという感覚を促進する。

早期の正確で積極的な情報によって恐怖は低減される

　恐怖，混乱，そして不名誉な烙印は，災害時においては大きな問題を引き起こす可能性がある。それらの問題は，明確で一貫性のある情報によって軽減することが可能である[1]。不確実な情報や誤解に基づく恐怖は，結果的に多くの人々に不必要な医療援助を探索させることになり，真に医療ケアを必要とする人々のために存在する医療者を困らせることになる（第10章の「医学的に説明不能な身体症状」を参照）。その結果，人々は自分自身を不要なリスクに晒すことになりかねない。

　災害に関与したことのない，プライマリケアを行う臨床家は，災害時における情報の重要性，たとえば情報がどのように共有され，もっともよく行きわたるかといった問題には，ほとんど関心を持たないことが多い。この15年の間に生じた大災害やテロから得た教訓は，危機が生じた際のコミュニケーションに関する一般的ガイドラインを策定することであった。正確で肯定的な情報は，人々が災害やその結果について抱く統制感と慣れの感覚を強化し，状況に対する主体性を促進することにつながる。臨床家は，不安を軽減するために，事実に基づく安心感を提供する一方，進行中の危機と安全についても伝達するであろう。専門家としての実践であれ，ボランティアとしての立場であれ，災害時においては，その災害がもたらすリスク，負傷，死などの事実に関する公的なコミュニケーションにおいて，臨床家は重要な役割を果たす。できるならば，リスクコミュニケーションは，どのような災害であっても，それが生じる前に計画されることが望ましく，災害が生じる前，生じたとき，継続している間，収束した後のコミュニケーションにも配慮すべきである[2]。災害が生じる前のコミュニケーションは恐怖感を減少させ，市民は守られるという自信を高めることを狙いとした情報を流布する上で有益である。災害が生じたときには，災害によってもたらされる現実的なリスクやタイムリーな対応に関する明確で信頼できる情報が必要となる。

[▶監訳注3] リスクコミュニケーションとは，危機状況において関係者間でリスクアセスメント，リスク対応，報道を含むリスク情報管理に関して相互に行われる情報交換のプロセスを意味する。東日本大震災において多くの問題を起こし，今なお原発事故対応問題においてその脆弱さが問われている。地震，津波，放射能禍のトリプル惨事に加えて，心理社会的な恐怖のトラウマを生む第4次災害を小谷らは国際学会誌（No.6, July 2013, Forum, 79-99.；Journal of the International Association for Group Psychotherapy and Group Processes）で訴えた。そのもっとも大きな要因がリスクコミュニケーションの弱さにあったと言っても過言ではなかろう。2001, 9.11のニューヨークテロを契機に大災害時におけるリスクコミュニケーションの重要性が認識され，合衆国公衆衛生局がガイドラインを公表している（Communicating in a Crisis：Risk Communication Guidelines for Public officials.）。東日本大震災にニューヨークテロの教訓が生かされなかったことは非常に残念だが，次の災害には確かな備えが必要である。

災害後のコミュニケーションにおいては，災害，成功した介入，援助を必要とし続けている人がどこで支援を求められるかといった情報を更新することが有効である。

マス・コミュニケーション

単純で明快なメッセージを作成する際，多様で，長い，あるいは対立した内容よりも，特定の対象やできごとに関する情報を提供した方がよい[2]。コミュニケーションは，ラジオ，インターネット，Eメール，ビデオ，あるいはポスターなどから発信される声明も含め，さまざまなメディアを通して，サポートを体系化するために用いることが可能である。これらのメディアは，公衆の懸念を緩和することに向かわせる現実的な実態を示すべきであり，そのメッセージは，リスクを減らす方法を説明し，最適な対処法を提供すべきである。また，より多くの情報を求める人のために，さらなる資源が提供されるべきである。不確実であることは災害時にはよくあることだが，それを正しく認識することがそのメッセージの一部となる。

あなたが働いている救援機関，病院，クリニック，その他の組織を支援するために，メディアの取材，放送，あるいは公共の情報を提供する取り組みに参加することは有益なことである。プライマリケアの提供者がメンタルヘルスの専門家と協力して働くことで，被災した人々にとって効果的なリスクコミュニケーションの伝達や予防の重要なモデルとなる。メッセージの内容を作成する前に，住民が理解していることを把握し，その理解に的確に注意を払い，明確にすることが不可欠なことである。臨床家としてのあなたが安心して力量を発揮できる領域について発言することがベストであり，現時点で判明している事実に焦点化し，不確かなこと，不明なことについては，真摯に認めるべきである。

メディア研修は，災害への対応に備える上で推奨される。公的コミュニケーション[3]に精通している人物の意見を参考にしながら，災害時のスピーチについて事前に練習することは有益である。メディア・コミュニケーションに割り当てられる時間には制限があり，しばしば短く引用される。したがって，あなたのメッセージは簡潔で明確である必要があり，短い時間枠にちょうど収まることが望ましい。また，肯定的または中立的な用語を使用することが望ましい。なぜなら，否定的に聞こえるメッセージは，たとえ正確なものであっても，誤解を招いたり恐怖や不安をあおったりする可能性があるからである。災害の被害を直接被った人々，その中には彼ら自身ストレスを被ったマスコミ関係者も含まれるが，それらの人々への共感的コミュニケーションは，いかなるメディアとの交流

においても中核的な要素となる．加えて，災害に関するコミュニケーションにおいては，前向きな話題で締めくくることも有用である [4, 5]．

個人レベルのコミュニケーション

あなたがメディアや大きな集団と接触することがないとしても，災害時に人々を安心させる上で効果的なコミュニケーションとなるような話し方の基本原則を学習することは，有益なことである．そのような原則は，大災害の渦中にいる一人ひとりの患者と接触する際にも応用できる場合がある．危機のときにあっては，医師や医療従事者は，一般に事実上の指導者とみなされる．したがって，あなたが個人のレベルで患者といかにやりとりするかが，リスクコミュニケーション全体の雰囲気に貢献することとなる．とりわけ，バイオ・テロのように公衆衛生が脅かされてしまうような状況においては，このことがあてはまる．ここに，いくつか関連する原則を挙げる：

1. **あなたの患者が抱く怖れ，不安，疑念などに耳を傾け，受け容れ，尊重すること．**彼らは，あなたが知っていることに気を留める前に，あなたが気にかけてくれていることを知りたいのである．津波の後，その災害で死ぬかもしれないと恐怖に怯えたある女性が，夫によって避難所に運び込まれた．それまで，彼女を安心させようとする言葉が彼女の恐怖をやわらげることはなかった．あなたは彼女をすぐに診察して，もう大丈夫ですよと伝えることができる．しかし，彼女を診察して，何に怯えているかを尋ね，彼女が怖がっていることをあなたが理解していることを説明し，その恐怖は今後次第に減少していくと説明することの方が有益である．

2. **人々はリスクを嫌うこと，動揺がしばしばマイナス思考から離れがたいときがあることを認識すること．**いいえ（no），〜ではない（not），決して〜ない（never），何も〜ない（nothing），まったく〜ない（none）といった"N"で始まる五つの言葉や否定的な含みのある言葉を使う際は，極力注意すること．船が難破した直後，あなたは非公式に生存者がまったくいないことを耳にしており，心配している患者から生存者がいないか尋ねられたとしよう．公式の確認がない中で，生存者がまったくいないことを伝えるよりも，あなたが乗船していた人たちのことを心配しており，いまだ充分な情報はないものの，誰か生存者がいることに希望を持っていることを伝える方が重要である．

3. **気遣い，共感，思いやりのある信頼のおける発言をすること。一方で傾聴のための時間を設け，行動を通してあなたの発言を裏づけること。**フォローアップの訪問の際，アラビア語を話す年配の女性が，やけどをした2歳の孫娘を連れて来る。あなたは通訳者を介して彼女に話しかけ，悲嘆に耳を傾け，彼女の日頃の世話を賞賛する。あなたは子どもの継続する痛みや苦しみを軽減するつもりであると話す。もし入手可能な適量の鎮痛剤があるなら，子どもに投薬することで，あなたの発言を裏づけることができる。しかし鎮痛剤がないなら，提供できないものについて約束をしない方がよい。
4. **公表が必要とされるものには限度があることを認めることに，正直で，道徳的で，率直で，公平であること。**人々が，死亡者数を尋ねるような事態となった事例がある。9.11の際，悪い知らせを公表することに経験の乏しい医師が，マンハッタンの緊急家族センターで，故人の家族に死者数を告げるよう繰り返し求められた。家族は情報を切望しているが，死について確認された事実を親身になって公表するには，支持的でかつ正直である必要があった。しかし一方で，深い悲しみにある親族に対して，不確かで伝聞でしかない情報は公表しないという，断固とした制限を設けることが必要である。また，9.11の際，検視スタッフが時期尚早に消防士や警察官の生存可能性に関して"最終的な"数字をまとめるよう圧力をかけられたことがあったが，不完全な知見を時期尚早に公表するように求める，危険性のある政治的な圧力には，抵抗する必要がある。
5. **言語的メッセージと非言語的メッセージに，矛盾や食い違いが生じないようにすること。**「そうですね，ハリケーンは去ったかもしれないし，間もなく援助も来るかもしれません。でもまだかもしれません」といった発言は，たとえそれが真実であっても，役に立たない発言の典型である。たとえば「ハリケーンについて充分な情報を待っているところで，より多くの医療的支援を得られるよう努力しているところです」といった正確な発言をすることの方が有益である。

文献

[1] MacGregor DG, Fleming R. Risk perception and symptom reporting. *Risk Analysis*. 1996 ; 16 : 773-783.
[2] Beard R, Kantor E. *Managing the Message in Times of Crisis : Risk Communication and Mental Wellness in Disaster Health Care*. Charlottesville : University of Virginia Medical Reserve Corps ; 2004.

[3] Covello VT. *Lessons Learned From the Front Lines of Risk and Crisis Communication : 21 Guidelines for Effective Communication by Leaders Addressing High Anxiety, High Stress, or Threatening Situations*. Presented as part of keynote address at the U.S. Conference of Mayors Emergency, Safety, and Security Summit, Washington, DC ; October 4, 2001.

[4] Institute of Medicine. *Preparing for the Psychological Consequences of Terrorism : A Public Health Strategy*. Washington, DC : The National Academy of Sciences Institute of Medicine ; 2003.

[5] Norwood AH, Sermons WL, and Blumenfield M. *Crisis Communication : The Role of Psychiatric Leaders in Communicating with the Media and Government Officials at the Time of Disaster, Terrorism, and other Crises*. Speaker-Elect Forum, American Psychiatric Association, Washington, DC ; November 10, 2005.

[6] SAMHSA. *Communicating in a Crisis : Risk Communication Guidelines for Public Officials 2002*. Available at: **http://www.riskcommunication.SAMHSA.gov**. Accessed March 17, 2009.

第II部
アセスメント
クレイグ L. カッツ［編］

第6章

アセスメント：
正常から精神病理にわたるスペクトラム

クレイグ L. カッツ, MD

9.11の同時多発テロから1カ月後，国際貿易センタービル跡地で追悼式が挙行された。追悼式後，「グラウンドゼロ」の土が入った骨壺を受けとるために，遺族たちがマンハッタンのミッドタウンにある遺族支援センターに戻って来た。遺族支援センターは，ボランティアとして従事している内科医のピーターが所属する当直医療チームを含めて，スタッフが充実していた。そうした中，遺族に対する集団ケアを行っている機関のスタッフがピーターの元に駆け寄って来て，ピーターを，骨壺の列に並んで感情的にすすり泣いている女性のところに案内した。彼女が思いやりのある付き添い人のそばですすり泣いているのを見て，ピーターは介入することはないとスタッフを諭した。彼女は置かれた状況で正常な感情を表現しているように見えた。ピーターは彼女に介入する代わりに，彼女がどのようにいろいろなことに対処してきたかについてその支援スタッフと話し合う時間を持った。

- 災害に対する反応は正常から異常までの範囲に及ぶ。
- 災害に対する反応には苦悩，行動変容，精神疾患がある。
- 反応の強度，広がり，期間が，臨床的関わりと介入の必要性を決定する。
- 精神症状には，そのできごとの個人における隠れた意味が反映される。

災害に対する人間の反応を理解する

1957年，あるサイコロジスト［▶監訳注4］が災害に対する人間の反応を以下のように記述した：

> 災害が人に与える影響を解明するのは簡単なことではない。もっともよい状態のときでさえ，われわれの人間の本質についての観察が徹底的に体系的になされることはない。大規模な破壊的災害における突然の恐怖，混乱，悼み，悲嘆の中では，早急にとりかからねばならないことが多すぎる［1］。

人間の本質はそのカタログ化を拒むものだが，上記の控えめな表現の時代からすると，人が被る災害の心理的衝撃の理解はかなり進んできた。

災害が与える心理的影響を理解するための有用な枠組みには，悲嘆反応，行動の変容，診断された精神疾患という三つのタイプの反応が網羅されている（**図 6.1**）［2］。災害による心理的影響の中にはできごとへのポジティブな反応も含ま

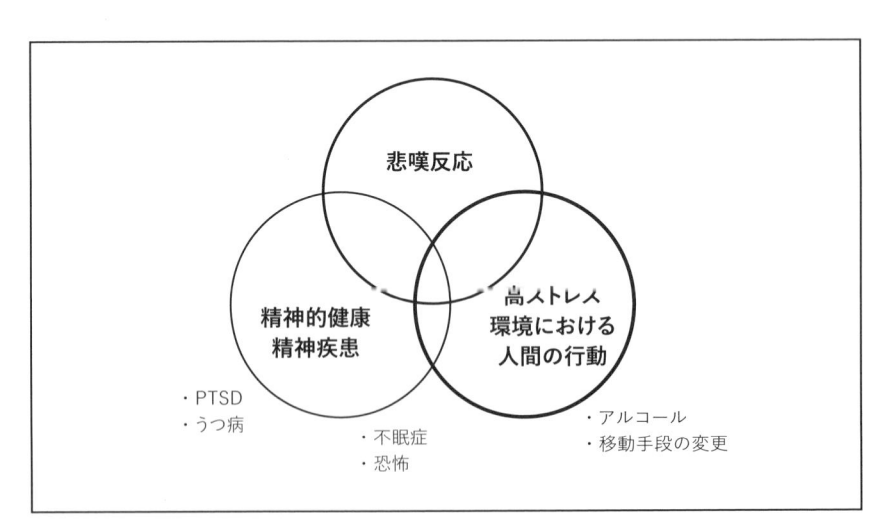

図6.1 災害の心理的影響は行動の変化，強い悲嘆，そして精神疾患にまで及ぶ

［▶監訳注4］米国でpsychologistと称する際には，Ph.Dの学位を有する臨床心理士を意味する。本書では，匹敵する日本の慣用語はないので，そのままサイコロジストとした。

れるため，プライマリケア臨床家としては，このような三つの領域を「懸念される心理的影響」と呼ぶことがより正確であろう。

懸念される心理的影響の悲嘆反応は，人の感じ方，考え方がどのように変化するかを包含し，それら反応群はさらに，情緒的，身体的，精神的反応に区別される。情緒的反応とは，先のシナリオの式典の後に泣き崩れていた女性がよい例であり，悲しみ，精神不穏，不安，怒りを含んだ広範囲にわたる不快反応である。身体的反応には，医学的に説明不能な身体症状，または心悸亢進や息切れなどのパニック様の症状も含まれる。不眠症も身体反応である。認知的反応としては，人の考え方の変化や混乱もしくは健忘も含まれる。精神的反応には，安全の感覚，統合性，生きる意味や意志に影響を与える身体的，情緒的，認知的体験を含む。

懸念される行動の変容としては，どのように行動するか，どのように生活を送るか（たとえば，9.11の同時多発テロ以降，飛行機での移動を避ける）などがある。心配されることとしては，アルコールや薬物の濫用，以前より社会的に引きこもりになるなどの行動である。

災害生存者への医学的精査事項において精神科的問題を考慮するための枠組みを **Box 6.1** に示した。

災害反応の重症度アセスメント

災害後の患者治療における悲嘆および行動反応について重要な点がいくつかある。第一に，災害直後にみられる多くの症状や行動は「正常」もしくは適応的である。災害が起きた後，数日か数週間，場合によって2カ月くらいはその状態が続くことがある [8]。患者の反応が「正常」か「異常」かを判断する上で，時期を考慮することが重要である。たとえば，心悸亢進や不安は，燃えさかるビルから逃げるという欲求を感じ，力を出させるという点で闘争－逃避反応の機能的，そして適応的な側面だといえる。たとえそれらの経験，とくに不安が破滅的なできごとから数日間維持されたとしても，胸の痛みのような身体的愁訴と共に訴えがない限り，臨床的な懸念材料としての水準は上がらない。それが急性期後位相と呼ぶ，数週間から数カ月後まで続くなら，メンタルヘルスの問題として臨床的重要性を認めることとなる [9]。2005年の市内地下鉄でのテロ攻撃後2，3日から1週間くらいの間，とりわけまだ行政府が安全確認の活動を行っているときに，ロンドンに地下鉄を使って入ることを拒絶するのは理解できるが，数週間後や数カ月後に至っても，出勤できずに職を失いそうなことになるなら，これは明らかにメンタルヘルスの問題である。

また，災害による悲嘆および行動反応の臨床的意味を見定める別の側面として，

> **Box 6.1** 効果的な診断−災害時の医学的精査事項に精神医学的な考慮をするためのガイドライン [3-7]
>
> ストレスとトラウマは，患者の身体的愁訴に関与することがあるため，医学的精査の際に行動的・精神医学的側面も考慮した方が対処効果を高める。
> 精神科疾患と伝播性行動は，伝染性，化学性，放射性，爆発性の負傷のような医学的現れと重複することがある。
> 身体外傷後のアセスメントの順序としては，
> 1. プライマリ検診（高度な外傷ライフサポート：ATLS [▶監訳注5]：ABCs（もっとも生命を脅かす脅威の対処順序）
> 2. 二次検診（ATLS）：身体の各部位についての検査
> 3. 三次検診−精神医学的診断：臨床診断面接によるもっとも一般的な精神医学的外傷後反応の特定。診断要素は，容姿と行動の観察，意識レベル，心的内容，話し方，志向性，記憶，気分，判断力。
>   a. 簡易精神様態検査（MMSE：Mini-Mental State Examination）を用いることができる。限界はあるが，簡単な認知機能障害や認知症の診断に役立つ。せん妄の可能性がある，意識変容を伴う突発発症の認知障害の診断にも役立つ。
>   b. 自分もしくは他者に対する危険性や，介入が必要なその他の精神症状を確認するには，臨床診断精査面接が必要になる。

反応強度がある。仮にある人が災害後，たった数日間不安を抱えているとしても，もしその不安がその人の機能に障害をもたらしているなら，それは臨床対象となる。たとえば，不安が高い生存者の悲嘆反応が強く，当局から指示された睡眠場所，食料の引き渡し場所，医療サービスの受け方などの緊急勧告に従うことができない場合がこれにあたる。脱水状態になるほどに，あるいは充分に睡眠がとれないほどに食欲が失われたりすると，何より自分自身の回復に全精力を注がなければならないときに，ほとんどまったく機能できないといったことが起きる。

もっとも極度の機能的衝撃の結果を，自殺する人々に見ることができる。生存

[▶監訳注5] ATLS（Advanced Trauma Life Support）は，American College of Surgeons によって開発された医療従事者のための急性外傷診療マネージメントの訓練プログラムである。60カ国以上の国々で応用されている。一次検診のABCs とは，Airway maintenance with cervical spine protection Breathing and Ventilation Circulation with hemorrhage control Disability/Neurologic assessment Exposure and environmental control の対処のことである。本邦では，診療実態に合わせた標準化プログラム JATEC（Japan Advanced Trauma Evaluation and Care）があり，外傷初期診療ガイドラインに基づいて標準初期診療手順が実践できるようになることを目標としている。

被災者が生きる意味について新たに強烈な精神的疑念を現すことは，自然である。また災害によって命を奪われた愛する人のところに行きたくなったり，いつまでも一緒にいようと願ったりすることも，まれではないし普通のことである。詳細については後の章で論ずるが，もし死の世界で一緒になろうとする願いが絶え間ないか，もしくは行動計画に展開する場合，即時に臨床的介入を開始しなければならない。たとえば，本章最初の世界貿易センタービル跡地での追悼式で涙を流す女性に自殺願望のアセスメントがなされたなら，さらなる精査アセスメントと介入をする必要がある。

最後に，災害に関わる悲嘆と行動反応の強さは，当該の人にどれほどの不快感を引き起こしているかという点からも測ることができる。これは臨床的に客観的基準となるわけではない。しかしこれは，災害後に気が滅入ることは自然であるが，誰一人としてこれ以上に気が滅入る必要はないことを，どのように患者に伝えられるかの方法を明白にしてくれる。患者が感じていることが自然であると伝えることは，共感することであり，それだけで患者の気分を回復する助けになる。これはアセスメントの手立てでもあるが，治療者と患者の心理的コミュニケーションに必要なチャンネルを広げることでもある。

災害に関わる悲嘆と行動反応を症状として論じることは，咳や頭痛へのアプローチのように，それらを消し去ることができる問題として位置づけることになる。しかしそれらを症状として焦点化しすぎることは，相補的見方，つまり症状を生存者の心の底にある個人的な意味の層に至る経路としてもとらえる見方を見落とすことになる[10]。たとえば，トラウマ関連の不眠症を診て治療することは重要だが，その不眠は患者の心を理解する手がかりとなる。詳しく問診する際に「夜，寝ころんでいても目が覚めているときに何を考えていますか？」と質問することは，アセスメントのプロセスでもあるが，同時に心理療法的側面と診断的側面を持つのである。

心理学研究はこれまで，症状ではなく，災害の体験への反応として人が抱く思考の型を分類することを試みてきた[4]。思考には，狼狽，危険，行き詰まり，自暴自棄，無気力，無力感，焦燥感，不快感などの共通テーマがある。行き詰まった人は身動きがとれず，麻痺したようになるのに対して，狼狽した人は途方に暮れ，圧倒される。このような症状に非常によく似た思考の臨床的重要性は，その強度，広汎性，持続期間から推し量ることができる。少なくとも臨床家はこのプロセスを，患者がどのような経験をしているかを知る機会とすることができる。

人間反応のもっとも深刻な結果は，本章の最初に述べた三つのタイプの心理学的結果の中の3番めにあたる精神的障害である。もっとも一般的な災害後の精神的障害は，PTSD，大うつ病性障害，アルコール依存もしくはそれらの併存障害

である [5]。しかしいくつかの様態では，PTSD 様の不安症状と抑うつ症状の要素が混在している。これらの障害は，概して症候群（シンドローム），あるいは強い症状を持って長く続きすぎた症状の混合と概念づけられている（たとえば，苦痛あるいは行動反応）。災害の急性期から急性期後位相にかけて，持続する複数の症状が合体して障害となっていく [6]。たとえば PTSD は，生物学的にも経験論的にも，何よりも生き抜くために必要な逃避－闘争反応として考えることができる。PTSD に陥ると，怖れるものはもうないのに，何かから逃げたり，何かを怖れたりする行動を示し続けるようになる。症状への処方がなされ，心理学的反応が精査される一方で，明瞭に障害が生じたなら臨床家が，可能であればメンタルヘルスの同僚もしくはその両者で協働し，治療しなければならない（情報端末を活用した遠隔精神医療も含む）。

まとめ

　章の初めに例示した 9.11 の同時多発テロ追悼式の女性の涙は，正常な悲嘆の表現である。いくつものアセスメント要素を押さえておくなら，プライマリケア専門家は彼女の悲嘆の重症度のアセスメントを進めることができる。もしも彼女が過度に，もしくは限局的に彼女が感じるままに泣き続けていると報告するなら，臨床的留意を強くしておく必要がある。たとえ彼女がその他に関連する心理的兆候を現していなくても，彼女が感じている悲しみによって引き起こされている負荷が，臨床的に懸念されるレベルにまで強まることもあり，多面的な支援が必要となることもある。また彼女が生きるための動機がなくなるとか，不眠症などさらなる症状を有していることが明らかな場合には，非常に特定的な介入を要する精神障害に至っている可能性の検討が必要となる。そのような状況で，もし彼女が一人で暮らしているのであれば，何よりも彼女に進んで関わり，何かできることがないかを尋ねるのが，彼女に必要な思いやりであろう。

文献

[1] Wolfenstein M. *Disaster : A Psychological Essay*. Chicago : The Free Press ; 1957.
[2] Ursano RJ. *Terrorism and Mental Health : Public Health and Primary Care*. Presentation at the Eighteenth Annual Rosalyn Carter Symposium on Mental Health Policy. Status Report : *Meeting the Mental Health Needs of the Country in the Wake of September 11, 2001*. The Carter Center, Atlanta ; November 2002.
[3] Rundell JR. A consultation liaison psychiatry approach to disaster/terrorism victim assessment and management. In : Ursano RJ, Fullerton CS, Norwood AE, Eds. *Terrorism and Disaster : Individual and Community Mental Health Interventions*. New York : Cambridge University Press ;

2003 : 107-120.
[4] Rundell JR, Christopher GW. Differentiating manifestations of infection from psychiatric disorders and fears of having been exposed to bioterrorism. In : Ursano RJ, Norwood AE, Fullerton CS, Eds. *Bioterrorism : Psychological and Public Health Interventions*. Cambridge : Cambridge University Press ; 2004 : 88-108.
[5] Pastel RH, Ritchie EC. Mitigation of psychological effects of weapons of mass destruction. In : Ritchie EC, Watson PJ, Friedman MJ, Eds. *Interventions Following Mass Violence and Disasters : Strategies for Mental Health Practice*. New York : The Guilford Press ; 2006 : 300-318.
[6] American College of Surgeons. Advance trauma life support. Initial assessment and management. In : *Advanced Trauma Life Support for Doctors : Student Course Manual*. Chicago : American College of Surgeons ; 1997.
[7] Folstein MF, Folstein SE, McHugh PR. Mini-Mental State : a practical method for grading the cognitive state of patients for the clinician. *J Psychiatr Res*. 1975 ; 12 : 189-198.
[8] Katz CL, Pellegrino L, Pandya A, Ng A, DeLisi L. Research on psychiatric outcomes subsequent to disasters : a review of the literature. *Psychiat Res*. 2002 , 110 (3) : 201-217.
[9] Disaster Psychiatry Outreach. (2008). *The Essentials of Disaster Psychiatry : A Training Course for Mental Health Professionals*. New Caanan, CT : Unpublished manuscript.
[10] Katz CL, Nathaniel R. Disasters, psychiatry, and psychodynamics. *J Am Acad Psychoanal*, 2002 ; 30 (4) : 519-530.

第7章

災害後の自殺に関するアセスメントと対処

エリック K. ハン, MD

ハリケーンの後,ピーターが,救急シェルター内のベッドで泣いている24歳の女性に近づく。その女性は,ハリケーンで母が死亡したことを知らされたばかりである。取り乱した彼女は「母と一緒に逝ってしまいたい」という言葉を口にする。

数週間後,災害で家と家族を失った54歳の男性が,ピーターのところで診察を受ける予約をする。訪れた男性はピーターに,このところ眠ることも食べることもできず,死ぬことばかりを考えています,と言う。家に銃があるかどうかをピーターが尋ねると,男性は「はい,でもあまりこのことを言いたくはないのですが,時々銃を手に持って,すべてを終わりにしてしまいたいと思うんです」と答える。

はじめに

災害直後は,急性ストレス,死別,資産の喪失,社会的ネットワークの崩壊等により,うつ病,絶望,怒り,攻撃などのメンタルヘルスの問題が生じる可能性がある。喪失してしまったものに怒りを感じたり,失望したり,生きている価値などないのだ,と一時的に感じたりすることは,被災者に共通する一般的な反応である。しかしある人々にとっては,このような思考

- 死について消極的あるいは積極的に考えることは,自殺念慮と同様に,災害後に共通に見られる反応であり,しっかりと監視し,検討する必要がある。
- 自殺に対する重要な危険因子と同様に予防因子も知っておく。
- 自殺に対する個人のリスクを評価するための枠組を用意する。
- 自分の持つ資源と共に,中程度から高程度の自殺リスクを持つ人の管理の仕方を知っておく。

や感情が，自らを傷つけたり，暴力的行動を誘起したりすることにつながる可能性がある。幸いにも自殺は，通常の環境下では急な増加は起こらないようであり，9.11のテロリスト攻撃やハリケーン・カトリーナなどによる災害に関連した自殺の増加に関する実証データの結果は，確かなものではない[2-7]。事実，災害後に自殺行為が増加することを明確に示した研究は一つあるだけであり，それによると，ハリケーン・カトリーナの後の自殺念慮の罹患率は2.8%から6.4%に増大し，自殺企図は1%から2.5%に増加している[8]。

災害現場のそこかしこで生じる破壊や死に伴って，生存者の心の中に，生きることの意味や価値に関わる問いが生じてくることは予想されることである。このような問いが，場合によっては自殺という形態をとることになる。このような理由から，ピータのような臨床医は，通常の臨床活動の際よりも，より注意深く自殺行動の問題に対応できるよう準備する必要がある。自殺問題は，個人の安全の査定を必須のものとすると同時に，患者の悲嘆の苦しみに関わる窓口となる。

自殺リスクのアセスメント：リスク因子と保護因子

災害における自殺リスクのアセスメントを困難にしているのは，臨床家が，災害後によく見られる患者の反応を正常なものとして再保証を与えなければならないのと同時に，積極的な自殺思案やその思いもまた警戒し見守り続けなければならない，ということにある。消極的な自殺思案（たとえば，被災者の心を一時的によぎるような，死にたいとか，自殺してしまいたいという，漠然とした思いや感情）については，より詳しい診断が必要であるが，実際には再保証と丁寧な見守りでよいことが多い。積極的な自殺思案（たとえば，すぐにも自分の人生を終わりにしたいといった特別な思い）については，より徹底的な精査が必要であり，場合によってはメンタルヘルスの専門家と連携し，安全を守り自殺を防ぐために，不本意であれ危機対応のために人を待機させる必要もある。消極的自殺念慮と積極的自殺念慮を区別するアセスメントの識別ポイントは，単純なものではない。大体において臨床家は，自殺を予想することがあまり得意ではない[9]。危険因子と予防因子を理解することで，自殺リスクの比較的高い個人を臨床家が特定できるとしても，それは自殺の正確な予測を意味するものではない。

リスク因子として重要なものは，過去の自殺企図歴，特定の意図や計画を伴う自殺念慮，武器へのアクセス，急性中毒や継続的薬物使用，急性不安，精神病的思考などである。保護因子となるのは，積極的ソーシャルサポート，積極的コーピングスキル，家族への責任感などである。

自殺リスクのアセスメント：枠組の準備

　自殺リスクと自殺保護の因子は無数にあり，臨床の場でこれを用いるのは困難なことが多い。アセスメントは，患者の自殺念慮と計画に関する情報を，患者のリスク因子と保護因子の分析とかみあわせる必要がある。アセスメントのための情報を整理する方法はすでに種々開発されている。役立つ二つの整理促進ニーモニックを Box 7.1 に示す。

　情報を整理する際の好みの問題はさておき，災害後の自殺リスクをアセスメントする臨床家として忘れてはならないことは，自殺リスクを最終的に判断するのは臨床家自身であるということである。何よりも勧めたいのは，低程度逼迫自殺リスク，中程度逼迫自殺リスク，高程度逼迫自殺リスクという基本的な枠組で，被災者の自殺リスクを判断することである。自殺へのあなたの対応を組み立てる枠組として**表 7.1** を示す。

　リスクを判断するための正確な計算方法は存在しない。一般的には，リスク因子が多ければ多いほど，リスクは高くなる。なお，積極的自殺思案，自殺企図の過去の履歴，薬物使用などは，他のリスク因子よりも一段と重視されるべきものである。

　災害生存者がこれらの三つのカテゴリー（低，中，高の逼迫度リスク）のどこに位置するかをあなたが判定したなら，あなたの対応は，それが災害現場，オ

Box 7.1　自殺リスク因子の整理に役立つニーモニック	
悲しんでいる人	希望をなくした人
性別 **年**齢 **抑**うつ状態 **自**殺企図歴 **ア**ルコール依存 **論**理的思考の喪失 **ソ**ーシャルサポートの欠落 **組**織化された計画 **配**偶者不在 **病**気	**生**きる意味の手がかりの不在 **臨**床的状況の大きな変化 **敵**対的人間関係の環境 **病**院から出て間もないこと **思**い込みの強い性格因子 **他**者のために死ぬという言い訳

表 7.1	自殺に向かう時間軸の枠組				
最初の三つの欄は，自殺リスクのアセスメント（四つめの欄）のための因子，その結果としての介入（五つめの欄）を表している。					
歴史的因子 （過去）	臨床的因子 （現在）	状況的因子 （未来）	逼迫自殺リスク 最終査定 □ 高程度リスク □ 中程度リスク □ 低程度リスク	介入	

フィス，クリニック，病院のどこであろうと，逼迫度レベルに基づいて行われることになる（56頁「自殺行為の制御」参照）。

自殺リスクのアセスメント：有効な面接技術と臨床的評定尺度

多くの臨床家は，自殺について話すことを避ける。自殺について話すことが，自殺の観念を人の心に植えつけてしまうかもしれないという誤った社会的通念があるためである。自殺について話すことは正しいだけでなく，ぜひともそうすべきことである。自殺について話し合うことは，命を救う可能性があるだけでなく，少なくとも自殺のことを思ってしまう心の苦しみを取り除いてくれるからである。表 7.2 は，自殺のリスクが高まっていると思われる人に尋ねるべき基本的な質問をリストアップしたものである。

死や自殺について話をすることは，きわめて難しいことである。自殺のことを思ったり，意図したり，計画したりすることで，人は誰でもしばしば，両価的な，気乗りしない，防衛的な，用心深い，烙印を押されたような，圧倒されたような思いで，激しく心が乱れてしまうものである。その結果，このような思考や感情を正確に引き出すことは，大変むずかしいことになる。正確な情報を引き出すためには，具体的な質問を異なった方法で聞き直してみることも必要である。文化的タブーや宗教的タブー，あるいは通訳を使う必要性などもまた，正確な情報を得ることを困難にさせるものである。

最善の面接技術をもって応対しても，患者と向き合う最後の段階で，なおかつ確信が持てなかったり，判断に迷ったりすることもあり得る。

間接的な情報を手に入れることが，このような場合にはきわめて有効であり，メンタルヘルスの専門家によってなされる仕事として了解されていることである。患者を知っている他の人々の情報も，自殺リスクを評価する上で貴重な助け

表7.2 自殺のおそれのある患者への自殺関連の質問事項

質問項目
- ✓ 意図があるか？
- ✓ 計画があるか？ ある場合，言葉で記述してもらう。
- ✓ ターゲットがあるか？ 自分か，ほかの人か？
- ✓ 手段はあるか？ 武器へのアクセスは？
- ✓ 自殺企図の前歴があるか？ ある場合，深刻度と，そのときの状況は？
- ✓ 災害後にどのような喪失と被害を被っているか？
- ✓ 薬物中毒はないか？
- ✓ 急性の精神病的症状はないか（声が聞こえる，独り言を言う，この世の終わりとか，誰かの陰謀とか，偏執病的なことを呟く，等々）？
- ✓ ぼけーっとしたり，解離状態にあったり，ぶらぶらしたり，混乱していたり，目的もなく行動したり，食事や避難所を避けたりしていないか？
- ✓ 制御できないパニックはないか？ 医学的根拠なしに心悸高進や息切れを訴えていないか？
- ✓ 栄養摂取と水分補給を維持しているか？
- ✓ 災害に関してどのレベルのサポートを受けているか，本人の受け取りと実際は？
- ✓ 促進し強化できる適切なコーピングスキルやサポートを有しているか？
- ✓ どのような安全計画が策定でき，それを本人が受け入れられるか？

になることがある。リスク評価をするという状況は，緊急事態であるということを意味しているため，通常の守秘義務やインフォームド・コンセントとは異なる例外的状況であることに留意する必要がある。自分のアセスメントに確信が持てない場合は，できればメンタルヘルスの専門家に相談することが望ましい。もっとも重要なことは，自分の本能的直感を信じることである。

面接を直接行う方法に加えて，臨床的評定尺度を自殺リスクアセスメントに取り入れる方法も一般化しつつある。これらの評定尺度は，臨床アセスメントや直接面接の代替となることを意味してはいないが，大人数の患者のスクリーニングには，ある程度有効であり，トリアージ（災害時救急医療優先順位）のアセスメントの際には，どの人との面接をさらに優先するかについて決めることもできる[12-14]。

自殺行為の制御

ある患者の逼迫度自殺リスクの最終的評価が低程度である場合，この件に関してこれ以上の介入の必要はない。しかし，逼迫度自殺リスクの最終的評価が中程

度ないし高程度の場合，災害現場のメンタルヘルスの専門家（精神科医，サイコロジスト，有資格ソーシャルワーカー）に相談し，助言を求めることが肝要である。メンタルヘルスの専門家が，現場でも，あるいは遠隔精神医療システムでも見つからない場合には，次のことを考慮したい。

中程度自殺リスク
- 向精神薬を投与すれば効果が大いに期待できるような目立った行動徴候（不安，精神病，うつ病）があるか？　薬効時間の点で，この間の患者の身の安全を確保する必要があることに留意したい。
- 患者の心理社会的サポートの現在のレベルをどうすれば上げることができるか？
- 医学的に管理されていない状況の中で，被災者の安全水準を監視できる人が他にいるか？
- 患者が中毒になっていないか？　中毒の場合は自殺リスクが増すため，介入が必要である。
- 死ぬ危険性のある手段を取り除くことができるか？　家の中の銃を取り除けるか？　命に関わる薬物は除去できるか？　現在の環境から患者を移すことは可能か？

高程度自殺リスク
- 患者自身の安全を守るため，その患者を拘束するために警察を呼ぶ必要があるか（任意あるいは強制収容など）？
- 担当する地域の強制的拘禁の基準に患者は合致するか（州によって異なる）？
- 基準に合致する場合でも，誰の認可のもとで患者を法的に拘禁することができるのか？

　災害救助の仕事においてメンタルヘルスの専門家が，中程度から高程度の自殺リスクを抱える患者を現場で直接診断面接をすることができない場合には，中央指令室のメンタルヘルスの専門家と電話で相談することが可能である。最初のアセスメントをする前には，高程度自殺リスクを抱える患者に対して自分がどのような資源を持っているかについて知っておかなければならない。このことにより，臨床家としての管理が容易になり，かつ迅速化を図ることができる。自殺念慮や意図の評価は，人命救助のための介入なのである。

文献

[1] Solomon SD. Mental health effects of natural and human-made disasters. *PTSD Res Q*. 1992 ; 3 (1) : 1-7.
[2] Somasundaram DJ, Rajadurai S. War and suicide in Northern Sri Lanka. *Acta Psychiatr Scand*. 1995 ; 91 : 1-4.
[3] Lester D. The effect of war on suicide rates : a study of France from 1826 to 1913. *Eur Arch Psychiatry Clin Neurosci*. 1993 ; 242 : 248-249.
[4] Krug EG, et al. Suicide after natural disasters. *N Engl J Med*. 1998 ; 338 (6) : 373-378.
[5] Kucerova H. Reaction of patients in the psychiatric out-patient department to floods in 1997. *Ceska a Slovenka Psychiatre*. 1999 ; 95 (7) : 476-482.
[6] Shiori T, et al. The Kobe earthquake and reduced suicide rate in Japanese males. *Archives of General Psychiatry*. 1999 ; 56 (3) : 282-283.
[7] Voracek M, Sonneck G. Suicide after natural disasters and statistical disasters : a comment. *Archives of Suicide Research*. 2002 ; 6 (4) : 399-401.
[8] Kessler RC, et al. Trends in mental illness and suicidality after Hurricane Katrina. *Molecular Psychiatry*. 2008 ; 13 : 374-384.
[9] Shea SC. *The Practical Art of Suicide Assessment : A Guide to Mental Health Professionals and Substance Abuse Counselors*. New York : John Wiley & Sons, Inc. ; 1999.
[10] American Psychiatric Association. Practice guideline for the assessment and treatment of patients with suicidal behaviors. *Am J Psychiatry*. 2003 ; 160 (11).
[11] Borak J, Veilleux S. Informed consent in emergency settings. *Ann Emerg Med*. 1984 ; 13 (9) : 731-735.
[12] Cochrane-Brink KA, et al. Clinical rating scales in suicide risk assessment. *General Hospital Psychiairy*. 2000 ; 22 : 445-451.
[13] Range LM, Knott EC. Twenty suicide assessment instruments : evaluation and recommendations. *Death Stud*. 1997 ; 21 : 25-58.
[14] Hockberger RS, Rothstein RJ. Assessment of suicide potential by nonpsychiatrists using the SAD PERSONS score. *J Emerg Med*. 1988 ; 6 : 99-107.

第 8 章

災害後
メンタルヘルス・スクリーニング

クリスティナ ジョーンズ, MD

9.11 の後，建設現場の現場作業員であった 40 代のベンは，グラウンドゼロで 6 カ月間働いた。目の炎症を医師に訴えたときには，彼はもう痩せ衰えていた。そして，現場で仕事を終えてから 1 カ月以上眠れていない，と偶然口にした。彼は不眠症であるとして，睡眠薬を処方された。そのとき，医師はベンに対し次のように伝えた。彼が見たり行ったりしたことに，動揺したり身体的に疲れ果てたりすることは普通である，と。しかし不幸なことに，ベンはアルコールや薬物の使用について聞かれなかった。実のところ，ベンは 8 年間アルコールとヘロインを絶ってきた患者であったが，9.11 のテロリスト攻撃により亡くなった友人の葬儀の後から，アルコール依存が再発していた。そしてすでに，飲酒は解毒を必要とするまでのヘロイン摂取をもたらし，数カ月が経過していた。ベンが禁酒できなくなったのは，作業現場でトラウマティックな事象に晒されたことや災害後の死別による必然的な結果である。

はじめに

アルコール依存や薬物濫用の簡易スクリーニングは，ベンの依存症再発をやわらげたかもしれない。災害後，プライマリケア臨床家には多くの責任が存在す

- 災害発生期にプライマリケア臨床家が行うスクリーニングには，精神医学的症状が含められなくてはならない。また，重篤な障害の出現に警戒するよう配慮しなければならない。
- 正規の精神医学的アセスメントは，災害の急性期と後急性期で行うことができる。
- 子どもと大人，両方のスクリーニング用具は，それぞれに臨床的に重要な意味を持つ悲嘆や，心的外傷後ストレス障害(PTSD)や大うつ病，アルコール濫用／依存といった一般的な災害後診断に役立つ。

表 8.1　災害過程位相	
発生期	できごとから0〜48時間後
急性期	できごとから1〜8週間後
後急性期	できごとから約2カ月後以降

るが，メンタルヘルスの問題，すなわち一般的な精神医学的問題，自殺傾向，医学的に説明不能な症状，近親者との死別などを効果的にアセスメントする方法はいくつも挙げられる。災害に関する心理的反応のアセスメントには，情緒的，認知的，行動的，そして身体的な次元が含まれる。災害過程の各位相には特定の方略が適用される。この時系列の展開は「第6章　アセスメント：正常から精神病理にわたるスペクトラム」で概観したものであり，**表 8.1** にまとめられている。

発生期：できごとから0〜48時間後

　発生期に特徴的な情緒的または行動的な反応はかなり劇的になるものだが，この初期の段階は簡潔で，一時的で，流動的であることが予想される。最初の48時間は，精神医学的アセスメントは非実用的であるだけでなく，多くの過剰診断を生む可能性がある。それよりも，**表 8.2** にあるキーポイントに焦点を当て，介入のいかんにかかわらず，最初のトリアージの後，患者に再度診察を促すとよい。

表 8.2　発生期の査定

キーポイント
- ✓ 患者の自殺への傾きは？
- ✓ 患者に，中毒反応はないか？
- ✓ 患者に，殺意または，攻撃恐怖に対する防衛としての不適切な武装がないか？
- ✓ 患者に，急性精神病反応（声が聞こえる，独り言を言う，地球最後の日や陰謀などの偏執的なテーマに対して長々とまとまりなく話す，など）はないか？
- ✓ 患者は，うたた寝，解離，徘徊，混乱，無目的活動への耽溺，または食べ物や住まいを拒む状態にないか？
- ✓ 患者は，制御不能なパニックを起こすか？　医学的原因がない状態で動悸や息切れを訴えるか？
- ✓ 患者は，水分補給や栄養摂取を維持しているか？

> **表 8.3　災害特定メンタルヘルス・アセスメント**
>
> - **識別データ**：年齢，性別，職業的地位，社会的支援，住居状態
> - **主訴／現症状に関わる病歴**
> - **症状レビュー（以下を含むがこれに限らない）**：不安，パニック，不眠症，食欲不振，解離，抑うつ，悲嘆，躁病，自殺傾向，殺人傾向と武器への接触や武器の携帯，精神病，被害妄想，日常生活での機能
> - **精神医学的病歴**：災害前の投薬および過去のトラウマ
> - **薬物濫用**
> - **災害前の社会生活史**：患者と核家族，または親戚，社会的ネットワークとのつながり，そして財政状態
> - **災害に関連する追加項目**：仮住居，食べ物，緊急扶助金，児童保護，家族や友人とのコミュニケーション，信仰コミュニティ，司牧カウンセリング等の必要性や利用機会

急性期と後急性期：数週間から数カ月，数年後

　被災事態発生から数週間，数カ月，さらにそれを越える時間が経過すると，本来の精神医学面接方式による標準メンタルヘルス・アセスメントの施行を開始できる。表 8.3 に示された，災害特定メンタルヘルス・アセスメント面接（The Disaster-Specific Mental Health Assessment Interview）では，災害特定項目も含み，その他の精神医学的アセスメントもなされる。

災害後に共通する診断

　災害特定メンタルヘルス・アセスメント面接（表 8.3）は，もっとも一般的な災害後診断をとらえることができる。大うつ病，アルコールの濫用／依存症，加えて心的外傷後ストレス障害（PTSD），パニック障害，全般性不安障害などの不安障害である。多数の患者群を対象として，これらの状態を比較的効果的にふるいにかけることができる。スクリーニングは，災害後の精神的後遺症に関する危険因子を有する患者にとってとくに重要である。危険因子には，できごとへの過度の曝露，過去の精神病歴，過去のトラウマ，災害前の心理社会的問題，災害後の影響としての社会的支援の喪失などが挙げられる。患者健康状態質問票（The Patient Health Questionnaire；PHQ）[▶監訳注 6] はスクリーニングを行う際に

有効な手段である [1]。患者は自分で記入用紙に回答する必要がある（英語とスペイン語との両方で使用可能）ため，文章を読み理解することができなければならない。

PHQ では，災害に関連する多くの障害を簡便かつ包括的にスクリーニングできる。とくに大うつ病やアルコール依存障害，パニック障害，全般性不安障害には効果的だが，PTSD はその限りではない。災害後，施設が機能していれば，これらの障害は非災害状況と同じ方法で診断され，治療される。重要なことは，災害時の正常な反応としてそれらの症状を最小化せず迅速に扱うことである。急性期から後急性期に展開する際に，大多数の人は，顕著な回復に加え通常の社会的・家族的・職業的責務を取り戻すからである。前述の障害が現れることに加えて，被災者の約 7% から 12% は PTSD を発現する。これには通常，別種のスクリーニング用具が用いられる [2, 3]。

心的外傷後ストレス障害（PTSD）

心的外傷に特化された災害後診断であり，それゆえに馴染みが薄いと思われるので，心的外傷後ストレス障害（PTSD）は，さらに説明を必要とする。PTSD はトラウマティックなできごとに晒されることによって生じる不安障害の一種である。それは，人が実際の死の現場や死の脅かし，深刻な傷害，自分自身や他人の個としての安全性を脅かされる身体的苦痛を体験したり，目撃したり，直面したりする場合に起こるものであり，強烈な恐怖や無力感，戦慄といった個々の反応を伴う [4]。このような体験や反応に続いて，患者は独立した三つの領域の症状——"再体験"，"回避"，"過覚醒"——を現す。

診断される患者は，少なくとも一つは再体験症状を経験していなければならない。症状としては，たとえば，苦痛を伴うできごとの侵入的な回想（子どもの場合，反復遊びにトラウマのテーマや状況が表出される），悪夢の頻発，フラッシュバック，記憶想起刺激（リマインダー）による反射的身体反応や強烈な心理的苦痛などが挙げられる。

さらに，患者は三つ以上の回避症状を有していなければならない。症状として，トラウマに関する感情や考え，会話を避けようとすること，トラウマの回想を喚起させるような人や場所，物を避けること，トラウマの詳細の想起困難，活動興味の減少，対人孤立感，情動制限，寿命の短縮化などが挙げられる。

[▶監訳注 6] PHQ の一部分（PHQ-9）を抜き出した尺度が日本語版「こころとからだの質問票」として翻訳されている（http://research-2012.jpsad.jp/files/jpsad_phq9.pdf）。ここでの PHQ は，PHQ-9 と異なるので，訳し方を変えてある。

最後に患者は，少なくとも二つの過覚醒症状を有していなければならない。症状としては，不眠症，過剰短気，易怒性，過度の用心深さ，大げさな驚愕反応などが挙げられる。

　医療専門家にとって重要なことは，多くの患者がこれらの症状をいくらかは抱えていることを認識することである。PTSDのすべての基準を満たしていなくとも，臨床的には重篤なPTSDを一部抱えていることを見落としてはならない。

　患者の多くは，戦争神経症（Shell Shock）やトラウマといった用語に通じている。アメリカではこの用語が精神的なショックや苦痛に関わる同義語として使用されるという文化の馴染みがあるため，一部の患者は"ひどいトラウマがある"とみずから口にしたり，PTSDを有していると明言したりする。診ている患者がPTSDであるかもしれないと信じるに値する理由が存在するときには，正規のアセスメントを実行すべきである。災害状況における有用な検査用具として，PTSDナショナルセンター（National Center for PTSD）で開発されたPTSDプライマリケア評定（Primary Care PTSD Screen［▶監訳注7］）がある（**表8.4**）[3]。

　PTSDプライマリケア評定は，スペイン語では利用できないことから，代わりの質問紙として17項目で構成されるPTSD症状チェックリスト（PTSD Symptom Checklist）[5]が調査場面や臨床場面で幅広く使用されている。PTSDチェックリストは，わずか6項目からなる短縮版も利用できる[6]。どちらの形式も比較的簡単に回答できる。

子ども

　災害後，ヘルスケア従事者からもっとも共通に尋ねられるメンタルヘルスに関する質問の一つが，子どもの"正常な"反応様式である。不安を抱く親には，子ども専門のソーシャルワーカーやメンタルヘルスの専門家を紹介し，ガイダンスを受けられるよう手配すべきである。初期段階では，子どもが頻繁にとる反応が説明された配布資料を手渡し，両親が資料を活用できるようにする。配布資料は，米国児童青年精神医学学術会議ホームページ **www.aacap.org** からも利用可能である。児童に対するさらに詳しいPTSD症状のスクリーニングについては，第9章を参照されたい。両親や教師を経由して臨床対象となる子どもは，69頁掲載の小児症状チェックリスト（PSC）[7]を用いてスクリーニングすることができる。これは広範囲にわたる行動チェックリストであり，医師に対して，小児症状

［▶監訳注7］下記参照のこと
　http://www.ptsd.va.gov/PTSD/ptsd_search.asp?SECT=2&QT=Primary+Care+PTSD+Screen&RPP=20

表 8.4　PTSD プライマリケア評定

これまでの人生において，非常に怖ろしかったり，酷い戦慄を覚えたり，気が動転したりする体験はありましたか？
これまでにあなたは，以下のような体験を……

1. その体験の悪夢を見たり，考えたくないときにその体験のことを考えたりしましたか？

　　　　　　　　はい　　　　　いいえ

2. そのことを考えないように一生懸命努力したり，そのできごとを思い出させようとする状況を避けるために努力したりしましたか？

　　　　　　　　はい　　　　　いいえ

3. いつも警戒して気を張っていたり，もしくは簡単にびくつくようなことがありましたか？

　　　　　　　　はい　　　　　いいえ

4. 感覚が麻痺した感じがしたり，他者や，活動，環境から孤立したりしているように感じることがありましたか？

　　　　　　　　はい　　　　　いいえ

近年の研究から，患者が"3項目"に"はい"と回答した場合，PTSDプライマリケア評定の結果は"陽性"とみなした方がよいといわれている。

スクリーニングの結果が陽性であることは，必ずしも患者がPTSDであることを示すわけではない。しかしながら陽性反応は，患者がPTSDもしくはトラウマに関連する問題を有しているかもしれないことを示唆し，メンタルヘルスの専門家によるトラウマ症状に関するさらなる精査の必要性を示すものである。

としての一般的な不安や抑うつ，トラウマの現れに注意を払うために作成されている。PSCは，両親が実行でき，さまざまな言語で使用可能であり，妥当性があり，非常に明確であるという理由から，とりわけ使い勝手がよい。PSCスクリーニングにおいて行動障害が陰性だった子どもの95％が，子どものメンタルヘルスに関する資格を持つ専門家による充分な検査を受けた際にも健常であると証明されるであろう。PSCスクリーニングの有効性は，小児メンタルヘルスの専門家が効果的な治療を子どもに提供することを可能にする。

まとめ

災害発生期のアセスメントは，精神医学的な症状に焦点を当てなければならない。一方で，パニック障害や精神病といった深刻な精神医学症状の出現にも気を配る必要がある。十全な精神医学的アセスメントは，災害の急性期か後急性期まで保留してもよい。PTSDや大うつ病，アルコールや薬物濫用といった特有な災害後診断をとらえるスクリーニング用具は，子どもにも大人にも利用可能である。

文献

[1] Patient Health Questionnaire Screener. 2008. Available at : **http://www.phqscreeners.com/overview.aspx#**. Accessed May 18, 2008.
[2] Perrin M, DiGrande L, Wheeler K, Thorpe L, Farfel M, Brackbill R. Differences in PTSD prevalence and associated risk factors among World Trade Center disaster rescue and recovery workers. *Am J Psychiatry*. 2007 ; 164 (9) : 1385-1394.
[3] National Center for Post-Traumatic Stress Disorder. Primary Care PTSD Screen. 2007. Available at : **http://www.ncptsd.va.gov/ncmain/ncdocs/fact_shts/fs_screen_disaster.html**. Accessed February 21,2009.
[4] American Psychiatric Association. *Diagnostic and Statistical Manual of Mental Disorders*. 4th ed.Washington, DC : American Psychiatric Association ; 2000.
[5] National Center for Post-Traumatic Stress Disorder. Post-Traumatic Stress Disorder Symptom Checklist (Spanish and English). 2008. Available at : **http://www.ncptsd.va.gov/ncmain/ncdocs/assmnts/ptsd_checklist-pcl.html**. Accessed February 21, 2009.
[6] National Center for Post-Traumatic Stress Disorder. Post-Traumatic Stress Disorder Symptom Checklist, Short Form. 2007. Available at : **http://www.ncptsd.va.gov/ncmain/ncdocs/assmnts/short_form_of_the_ptsd_checklistcivilian_version.html**. Accessed February 21, 2009.
[7] Department of Child Psychiatry, Massachusetts General Hospital. Pediatric Symptom Checklist. 2008. Available at : **http://www2.massgeneral.org/allpsych/pediatricsymptomchecklist/psc_home.htm**. Accessed February 21, 2009.

第9章

子どもと家族

フレデリック J. スタッダード Jr., MD
トッド F. ホルツマン, MD

本書の序章にスリランカの神父の挿話があった。神父は自分の住む地域の子どもたちに及ぶ空襲の衝撃を心配している。救援チームに志願した小児科医のアンは、13歳の女の子、ラクシュミを診ている。彼女の同級生はもう普通に通学しているが、ラクシュミは避難していた家から出て学校に通うことに対して、2カ月余りの間、ひどく怯えている。ラクシュミの父親は空襲で負傷し、復職できずにいる。彼女の妊娠中の母親（そして家族全員）は、母親自身の父親の死を悲嘆しながらも、11カ月、2歳、それから3歳半を含む8人の子どもたちがいる家族を養おうとしている。アンは、自分がどのように援助できるのか思案している。

アンは、いくつかの問題を検討する。彼らは安全だろうか。食糧と避難所を確保しているだろうか。ラクシュミのような状況をアセスメントする上で第一に目を向けるべきは、安全である。大災害や政治的な対立があるような状況では、多くの子どもたちと家族は、多年にわたって避難民となり大きな危険に晒されることになる [1, 2]。子どもが負傷している場合、その子の情緒的、心理的リスクは、苦痛、ストレス、そして抑うつによってさらに高められる [3]。家族は、さらなる爆撃、家の損傷、養育者の負傷、あるいは空腹や病気といったことで、危険な状態にありはしないか。幼い子どもたちは適切に養育

- 子どもたちに関して問うべき基本的な質問：子どもたちは安全であるか。食糧と避難場所を確保しているか。過去に心的外傷に苦しんだことがあるか。

- 幼い子どもたちは、分離、育児放棄、そして親の障害、病気、死から受ける影響にとりわけ傷つきやすい。

- 乳児、幼児、児童、思春期の青年は、ストレスに対して、彼らの発達段階に応じた反応を示す。

- 家族のレジリエンスを強める要因をアセスメントする際には、拡大家族、学校や職業上の援助、経済的資源、宗教との関係、民族や地域のつながりを考慮することが重要である。

されケアを受けているだろうか。兄弟, 姉妹, 両親, 親戚が殺されたり, 傷ついたり, 行方不明となったりしていないか。親戚や友だちの生存が未確認となっていないか。国際赤十字のような救援組織は, 災害後, 被害を被った家族に対して最初の救援物資と避難所を提供するが, その地域が人里離れたところにある場合, 地域の被害が広範囲に及ぶ場合, あるいは政治的要因によって救援活動が妨げられる場合は, それらがもっとも大きく影響を受けた人々全員に行き渡るまでに時間がかかるだろう。

臨床アセスメント

　安全が確保されたなら, アンはラクシュミに対して本来の臨床アセスメントを実施できる。家族の誰かが彼女をアンのもとに連れて来るだろうから, アセスメントは, 家族と一緒に行うものと, 子どもだけで行うそれぞれのセッティングを組むのが理想的である；だが, 必ずしも理想的にはいかないこともあろう。とりわけ家族自身が衝撃を受けている場合, 子どもの反応を小さく評価することがある。アンは, 通訳者にもなる家族に依存するかもしれないし, この状況下では必要でもあるのだが, 頼られた兄弟や親戚が激しく個人的な情緒的反応を示すこともあり, 災害反応に対応する訓練はといえばまったく期待できないことを考えると, 最善は期待できない。家族は, 実際に患者が発言した質問に対する応えに異なった解釈をして応えてしまう傾向もある。ラクシュミが示している, 学校に戻ることに対する恐怖反応のアセスメントの場合, スクリーニング項目が役立つ (第8章 災害後のメンタルヘルス・スクリーニングを参照)。

　アンは, まず問題の程度や広がりをアセスメントする。ラクシュミの恐怖の度合いが現実的であるといえるような爆撃が学校周辺で発生したことがあるのだろうか。それとも, 恐怖はむしろ, 怖いことが起きるときに家を離れていることへの怖れだろうか。ラクシュミは学校を避けているのだろうか。彼女は以前に学校で何らかの問題を抱えていたことがあったのだろうか。それとも, 彼女自身は学校に戻りたいと願っているのだろうか。彼女は普段の遊びや活動をあきらめているのだろうか。彼女はよく眠れているのだろうか。ラクシュミは, 爆撃以来, 他の心的外傷後症状, すなわち再体験, 悪夢, 過覚醒あるいは驚愕反応を示しているだろうか。母親から見ると, 何が彼女の助けになり, あるいは何が事態を悪化させているのだろうか。

　アンはまた, ラクシュミの状態に影響を与えている要因を検討しなくてはならない。彼女の妊娠中の母親は, 幼い子どもたちの世話について彼女にどの程度依存しているのだろうか。ラクシュミは心的外傷を被る以前に, けがなどの外傷を

経験したり，あるいは身体的虐待や性的虐待を受けたりということはなかっただろうか。彼女が妊娠している可能性はどうだろう。彼女の負傷している父親や妊娠中の母親の健康上の助けの必要性は，検討されケアされているだろうか。ラクシュミの近親者やそばにいる友人で，彼女の家族を支援できるような人はいるのだろうか。神父の教区は，ラクシュミと悲嘆の母親，それから家族に支援を提供することができるのだろうか。これらのことは，ラクシュミが学校に復帰することへの恐怖をアセスメントし，彼女と彼女の家族をどのように支援するのが最適なのか[4,5]を検討するための重要な問いのごく一部である。子どもたちの災害反応をエビデンスベイスで理解することは，始まったばかりであるが，徐々に広まりつつある。

発達レベルによる災害反応：乳幼児，児童，青年

乳幼児，児童そして思春期から青年に至る子どもたちは，それぞれに獲得している発達的スキルをもって災害に反応する。発達的にもっとも新しい獲得スキルの喪失があるなら，それが彼らの災害への対処の難しさを示すもっとも顕著な兆候であり，とくに幼い子どもたちにおいてそれは顕著である。被災後，子どもたちは行動面，社会的側面，心理的側面で発達的に既得のスキルを外しているかもしれない。

乳幼児は，養育者に完全に依存している。そしてプライマリケア臨床家は，この年齢層の問題のアセスメントと介入に関して，とくに栄養と病気に関連した問題については非常にたくさんの経験を積んでいることが多い。母親-乳児間のストレス，不安，恐怖症，ひきこもりや抑うつ，睡眠や食事の問題，遊びの拒否のようなメンタルヘルスの問題は非常に微妙であり，特定の査定介入によって初めて見出されるものである。時折，知的障害や認知機能障害のある子どもが，身体上あるいは情緒障害があると誤解されることがある。そのような問題を発見する助けとなるものに，小児症状チェックリスト（PSC：Pediatric Symptom Checklist，**表9.1**），あるいは児童ストレス障害チェックリスト（CSDC：Child Stress Disorder Checklist，**表9.2**）のようなスクリーニング検査がある。PSCでは，28点以上の得点で子どもがリスクを持っていると判定される。たとえば，ラクシュミの3歳半の妹ターニャの場合，ラクシュミにくっついてアンとの相談に一緒に訪れた。ターニャは，母親にまとわりつき，内気で，栄養状態が不充分に見えた。アンが，ターニャが心配ではないかと母親に尋ねたところ，父親がけがをして戻ってきた後からターニャが変わったという。見知らぬ人に怯えるようになり，母親のもとから離れようとしなくなった。さらに尋ねてみると，ターニャは食事を拒み

発達レベルによる災害反応：乳幼児, 児童, 青年

表 9.1　子どもの精神障害スクリーニング小児症状チェックリスト（PSC）

日付：＿＿＿＿＿＿＿＿＿＿＿＿＿＿＿＿＿　　氏名：＿＿＿＿＿＿＿＿＿＿＿＿＿＿＿＿
記入者：＿＿＿＿＿＿＿＿＿＿＿＿＿＿＿＿　　記録＃：＿＿＿＿＿＿＿＿＿＿＿＿＿＿＿
　　　　　　　　　　　　　　　　　　　　　　生年月日：＿＿＿＿＿＿＿＿＿＿＿＿＿

小児症状チェックリスト（PSC）

　子どもの場合，情緒的，身体的健康は並行関係にあるものです。お子さんの行動，情緒，学習の問題に最初に気づくのはご両親であることが多いので，下記の質問に回答することで，お子さんが最良のケアを受けられるよう助けることができます。あなたのお子さんにとって，もっともふさわしい記述がどれかを記して下さい。

あなたのお子さんをもっともよく記述する項目の下に印をつけて下さい。

まったくない（0）　ときどきある（1）　よくある（2）

1. 痛みや苦痛を訴える
2. 一人で過ごすことが多い
3. すぐに疲れ，生気がない
4. 落ち着きがなく，じっと座っていられない
5. 教師とトラブルがある
6. 以前に比べて学校に興味がない
7. エンジンがかかりすぎの振る舞いがある
8. よく白昼夢を見る
9. すぐに気が散る
10. 新しい状況を怖がる
11. 悲しく，不幸だと感じている
12. 短気で怒りっぽい
13. 絶望している
14. 集中するのが難しい
15. 以前に比べて友だちへの関心がない
16. 他の子どもたちとけんかをする
17. 学校を欠席する
18. 学校で成績が落ちている
19. 自分自身を責める
20. 医者にかかるが，悪いところが見当たらない
21. 寝つきが悪い
22. たくさん心配ごとがある
23. 以前よりもあなたと一緒にいたがる
24. 自分が悪いと感じている
25. いたずらに危ないことをする
26. よくけがをする
27. 以前に比べて楽しみが少ないように見える
28. 実際の年齢よりも幼い行動をする
29. ルールをまもろうとしない
30. 感情を表に出さない
31. 他人の感情がわからない
32. 他人をからかう
33. 自分に起きたトラブルを他人のせいにする
34. 自分のものではないものを取る
35. ものを共同で使うことを嫌がる

合計得点＿＿＿＿＿＿

お子さん自身が助けを必要とするような情緒的，行動的な問題がありますか？　　ない・ある
これらの問題に関して，お子さんに受けさせたいと思うサービスはありますか？　　ない・ある
「ある」に該当した場合，それはどのようなサービスですか？　＿＿＿＿＿＿＿＿＿＿＿＿＿＿＿

出典：©Jellinek MS, Murphy JM. Massachusetts General Hospital.
English PSC Gouverneur. Available at: **http://psc.partners.org**. Accessed March 17, 2009.

表9.2 子どものPTSDスクリーニング：児童ストレス障害チェックリスト

児童ストレス障害チェックリスト

(v.3.03/07)

子どもの名前（ID#）：_____ 年齢：_____ 性別：男・女
質問紙の回答者：_____ 日付：_____
子どもとの関係：_____

　お子さんは，自分自身や誰か他の人が深刻な危害に遭うか，もしくはその原因となるおそれのあるできごとを経験したり，目撃したりしていますか。あてはまるできごとすべてに印をつけ，できごとが発生した当時の子どもの年齢を記入して下さい。

1. 自動車事故	_____ 年齢 _____		5. 身体の病気	_____ 年齢 _____
2. その他の事故	_____ 年齢 _____		6. 身体的暴力	_____ 年齢 _____
3. 火事	_____ 年齢 _____		7. 性的暴力	_____ 年齢 _____
4. 暴風	_____ 年齢 _____		8. その他のできごと	_____ 年齢 _____

説明：下記は，怖ろしいできごとの後に子どもたちが経験しやすい反応を記した行動リストです。**現在**あるいは**過去**のあなたのお子さんの様子について，**非常によくあてはまる**，あるいは**よくあてはまる**場合は2を○で囲んで下さい。**ややあてはまる**，あるいは**時々あてはまる**場合は1を○で囲んで下さい。項目が**あてはまらない**場合は0を○で囲んで下さい。なかにはあてはまらない項目があっても，できる限りすべての項目に回答して下さい。ここでいう"できごと"とは，あなたが上の表に記したもののうち，もっともストレスの高い経験のことを指します。

0	1	2	子どもがそのできごとを思い出すと，頭痛，腹痛，吐き気，呼吸困難のような身体の不調を訴える。
0	1	2	子どもがそのできごとについて話したくないと訴える。
0	1	2	子どもがすぐにピクッとする。たとえば，突然音がしたり，大きな騒音がしたりすると，飛び上がる。
0	1	2	子どもがそのできごとを思い出すと，非常に取り乱す。

出典：Glenn N. Saxe, MD, and Michelle Bosquet, PhD, Center for Behavioral Science, Children's Hospital, Boston.

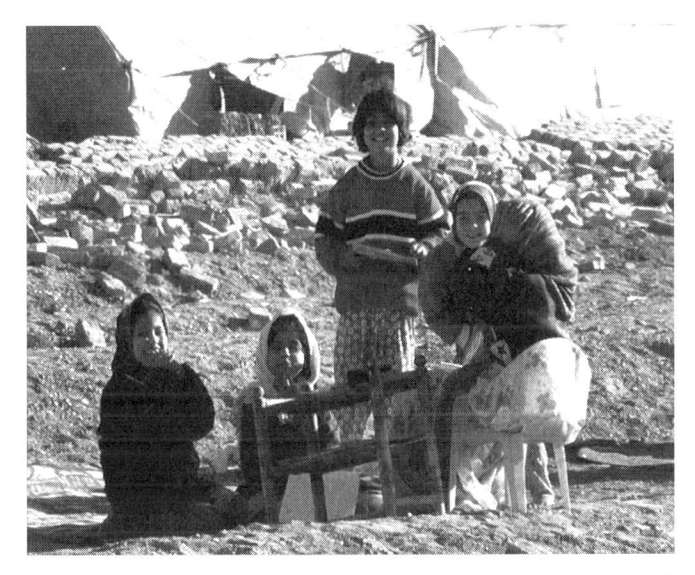

図 9.1 イランのバムにおける地震を生きのびた子どもたち（2003）
提供：Courtesy of Jay Schnitzer, MD.

続け，夜は断続的にしか眠れていないことがわかった。

　学齢期の子どもたちにとってトラウマ的なできごとは，その後に複数の有害な結果をもたらす危険性がある。1996 年のオクラホマ市爆破事件後の子どもたちに，それが顕著であった。多くの子どもたちは殺された人の誰かを知っており，2 年後のフォローアップ時で 20％の子どもたちに症状が残っていた [6]。大人たちは子どもたちの反応を最小限にとらえ，一過性のものと考えるかもしれないが，事件とその直後のできごとにもろに晒された子どもたちにとって，それはあたらない。ムスリムなどマイノリティグループの子どもたちは，9.11 テロ事件後のように，友だちから激しく非難されるかもしれない。負傷を負う厳しいストレス状況下では，子どもたちは発話，排尿排便の随意調節，学業成績，人間関係のような習熟したスキルを一時的に喪失するような退行を普通に示し，それは思春期の年齢にまで及ぶ。思春期を迎えようとしている時期の子どもは，とくに両親が身近についていない場合，災害とその後の影響に耐えていると，身体成熟におけるストレス対処に支障をきたすことが多い。

　青年は，思春期から大人になるまでを瞬く間に通過し，認知，情動的，身体的な成熟，そして仲間関係の大きな変化を体験する。彼らのストレスに耐える能力は，家族，学校，地域の援助次第で大きく異なる。傷つきやすい青年とは，過去

に心的外傷を受けたことがあり，誰かを喪失し，学業習得が及ばず，身体的，精神的病気に苦しむ者のことである。中でもとくに過去に心的外傷を持っている傷つきやすい青年は，心的外傷後症状と抑うつの危険度が高く，しかも仲間たちとセックス，薬物，攻撃がもつれる危険な行動に走る可能性がある。もし青年が，起きた負傷や死に自分が関与したかもしれないと考えたり，感じたりする場合，あるいは悲嘆している場合，若者の罪悪感は強く，しかも持続するかもしれない。他方で，多くの青年は，自発的あるいは大人からの励ましによって，利他的に，他者に保護的に振る舞い，果敢に行動することで適応的に対処する。青年や年齢の高い子どもは，災害援助の中で自分が助けになれることを通じて，自尊感情を増し，たびたび自信と満足を高める。

アンの働きの鍵は，子どもたちを支える教師やストレス下にあるコミュニティの人々がいつでも頼りにできる存在に，彼女がなれるかどうかにある。子どもたちの支えの源となる学校，児童養護施設の職員，その他の地域の人々にアドバイスすることは，彼女やすべてのボランティアの役割の，きわめて重要な部分である。彼女は，地域の担い手たちと，ここで述べた基本原理を話し合い理解を得ることができるとよい。

家族と地域

災害は，それさえ起きなければ子どもたちを養育し保護する家族と地域の構造を，大きく破壊する。結果として子どもたちの苦しみは，そもそもの心的外傷となったできごとの後，心理学的，神経生物学的発達に長年にわたって影響を及ぼしながら持続する可能性がある [2, 7-9]。災害に直面している家族のレジリエンスを強める要因をアセスメントする際には，拡大家族，職業的そして教育的援助，経済的資源，宗教との関係，民族や地域とのつながりを考えることが重要である。

世界の大部分で，父親は家族の中心的な役割であるが，仕事のため，あるいは負傷したり，殺されたり，投獄されたり，難民であったり，それ以外の理由で不在のこともある。父親は，しばしば個人的な大きな苦痛と共に，災害が彼の仕事や家族を養う基本能力を侵していることに直面することに対処しなければならない。もし彼が家族と共にあり機能している場合，家族のアセスメントに父親を含めること，そして介入の計画に父親の協力を得るように努めることが重要である。

災害と心的外傷が子どもと家族のメンタルヘルスに及ぼす影響についての心理教育は，父親を含むすべての家族成員への支援活動の重要な要素である。しかしこれは，その地域社会における男性が家族の健康管理を女性の義務であると考え，災害救助をする人々を信用しないならば難しいかもしれない。

公的認証のある子ども・家族支援センター，地域機関，そして小児科，学校，地域機関，宗教組織による子どもと家族のサービスのすべてが，子どもたちの普通の生活を取り戻すために必要とされる地域機能を提供する。それゆえに，災害後，これら地域の諸機能を確保しあるいは修復し，それによって現実状況下で可能な限り，影響を受けた子どもたちと若者の普段の生活を維持することが重要である。9.11テロ攻撃とハリケーン・カトリーナの後に見られたように，これらの機関はまた，災害被害のアセスメントに貢献し，子どもと家族のメンタルヘルス・プログラムを計画するために，次に何をなすべきかを決定する。

結論

本章は，心的外傷を受けた子どもに対する発達段階に応じた臨床アセスメントの組み立て方，子どもと家族が頼るべき地域資源の範囲を理解することの重要性を手短に示した。もっとも大事なこととして，災害被害を受けた子どもたちをアセスメントし，介入するための本質的な原理は，子どもと青年に対するサイコロジカル・ファースト・エイド（PFA）の三つの要素に明瞭に述べられているところにある[11]。災害後，ヘルスケア従事者として仕事をする際に，以下の原理を心に留めておけば，その実践活動は，あなたが出会う子どもと家族に基本的にメンタルヘルスケアを提供することになるだろう：

聴く――子どもたちが話すことに耳を傾け，彼らの振る舞いに注意を払う。
守る　　過度な曝露ではなく，状況を正直に伝え，子どもたちに降り掛かる日々の生活状況において子どもたちと周囲を見守る。
つながる――地域の中で，友だち，隣人，教員，他の人々とつながりを持つ。

文献

[1] Saltzman WR, Layne CM, Steinberg AM, Arslanagic B, Pynoos RS. Developing a culturally and ecologically sound intervention program for youth exposed to war and terrorism. *Child Adolesc Psychiat Clin N Am*. 2003 ; 12 : 2 : 319-342.
[2] Weine S, Feetham S, Kulauzovic Y, et al. A family belief's framework for socially and culturally specific preventive interventions with refugee youths and families. *Am J Orthopsychiat*. 2006 ; 76 (1) : 1-9.
[3] Stoddard F, Saxe G. Ten-year research review of physical injuries. *J Am Acad Child Adolesc Psychiatry*. 2001 ; 40 (10) : 1128-1145.
[4] LaGreca AM, Silverman WK, Vernberg, EM, Roberts MC. *Helping Children Cope with Disasters and Terrorism*. Washington, DC : American Psychological Association ; 2002.

[5] Stoddard FJ, Menninger EW. Guidance for parents and other caretakers after disasters or terrorist attacks. In : Hall RCW, Ng AT, Norwood AE, Eds. *Disaster Psychiatry Handbook*. Available at : **http://www.psych.org/Resources/DisasterPsychiatry/APADisasterPsychiatryResources/DisasterPsychiatry Handbook.aspx**. Accessed March 18, 2009.

[6] Gurwitch RH, Sitterle KA, Young BH, Pfefferbaum B. The aftermath of terrorism. In : LaGreca AM, et al., Eds. *Helping Children Cope with Disasters and Terrorism*. Washington, DC : American Psychological Association ; 2002.

[7] Cohen JA, Mannarino AP, Gibson LE, Cozza SJ, Brymer SJ, Murray L. Interventions for children and adolescents following disasters. In : Ritchie EC, Watson PJ, Friedman MJ, Eds. *Interventions Following Mass Violence and Disasters : Strategies for Mental Health Practice*. New York : The Guilford Press ; 2006 : 227-256.

[8] Farah MJ, Shera DM, Savage JH, Betancourt L, Giannetta JM, Brodsky NL, Malmud EK, Hurt H. Childhood poverty : specific associations with neurocognitive development. *Brain Res*. 2006 ; 110 : 166-174.

[9] Evans GW, Shamberg MA. Childhood poverty, chronic stress and adult working memory. Proceedings of the National Academy of Sciences. PNAS Early Edition. Available at : **http://www.pnas.org/content/106/16/6545**. Accessed April 10, 2009.

[10] Saxe GN, Ellis BH, Kaplow J. *Collaborative Treatment of Traumatized Children and Teens : The Trauma Systems Therapy Approach*. New York : The Guilford Press ; 2006.

[11] Schreiber M, Gurwitch R. Listen, Protect, and Connect : Psychological First Aid for Children and Parents, 2006. Available at : **http://www.ready.gov/kids/_downloads/PFA_SchoolCrisis.pdf**. Accessed March 15, 2008.

第10章

医学的に説明不能な身体症状

フレデリック J. スタッダード Jr., MD
クレイグ L. カッツ, MD

　肺炭疽症の最初のケースが見られ，テロ事件によるものであると確認された1週間後，あなたは都市部救急外来に勤務中の医師である。アンナは，炭疽菌汚染によってシプロ（炭疽治療薬）を求めてトリアージを訪れる。彼女は37歳のフリーランスのライターであり，既往歴はない。トリアージ・ナースは，アンナが体温等のバイタルサインが正常であり，軽度の不安を示していることを認めた。顕著な急性症状がみられないことから，彼女は医師の診察まで待合室で待つように指示される。

　待合室で1時間ほど経過したところで，アンナはトリアージ・ナースに駆け寄り，息切れと胸の痛みを訴える。とても不安そうで，汗をかき，取り乱し，中程度の息切れを現している。息切れ以外，彼女のバイタルサインはおおよそ安定しているが，いまや呼吸率は12回／分から20回／分になっている。アンナは大声で「私を助けてくれないなら今すぐここを出て行くわよ。町中にこの病気を広げても知らないわよ」と叫んでいる。ナースがすぐに先生が見えるから，と再保証によって彼女を落ち着かせようとすると，叫び声はいっそう大きくなり，アンナは救急外来のサブ急性期治療エリアに誘導され，あなたが彼女の担当医となる。

　アンナを問診すると，2日前に3週間の休暇からこの町に戻って来て以来，発汗，息切れ，胸痛が断続的に起

- 医学的に説明不能な身体症状（Medically Unexplained Physical Symptoms：MUPS）は，災害後に多くの患者が現す臨床様態である。しかしこれらの患者が症状に関連する有毒物質に晒された，あるいは身体的誘因を有しているという証拠はない。
- 4段階アプローチ（A four-tiered approach）は，おそらくMUPSであるがゆえに次第に際立って正体の知れない重篤な様態になる患者を識別することを可能にする。
- MUPS患者への臨床的アプローチは，彼らの訴えを真摯に受けとめることと同時に，過剰なテストや精密検査を避けることも含まれる。

きているということである。彼女は，それが炭疽病であることを「知っている」と述べた。さらなる問診によりアンナは，炭疽菌の最初の曝露場所であった電気通信ビルには一度も行ったことはなく，また不審な郵便物も受けとっていないということであった。彼女はまた，明らかに曝露があった期間には，町の外にいた。あなたは，彼女は炭疽菌に晒されていないし，その後の身体の検診に異常が見出されなかったことがその証左であるという結論を出す。したがって彼女には抗生物質の予防投与は必要なしとする。

概要

医学的に説明不能な身体症状（MUPS）は，災害やテロ攻撃の後，多くの患者が示す臨床的な症状で，アンナが示したように，有毒物質への曝露の証拠や身体医学的説明がないものである。MUPSは，あらゆる年齢層の人々に現れる。結果として，汚染または負傷したことを怖れる人々がプライマリケア臨床家を困惑させることになるが，彼らの実際の症状は心身症によるものである。このような事態への対応は救急サービスにおいてとくに重要である。なぜなら，それが身体医学的障害であろうと，MUPSのように心理学的なものであろうと，救急医療従事者は被害者を惨事の最前線で受け入れなければならないからである。

1995年の東京地下鉄サリン事件が起こった直後のように，100人，あるいは1,000人規模の人々が救急サービスを一度に求めるならば，そのサービスの容量はすぐさま越えてしまい，もっとも深刻な重症被害者がサービスを受けられないことも生じる。東京の事件では，重篤な症状がない被害者と死亡者との比率は500：1であった[1]。1987年のブラジルの放射線事故の後，健康への不安を持っていた人と犠牲者との比率は1700：1であった。結果として"サージ容量（surge capacity）"という言葉は，救急サービスにおいて突然押し寄せる多数の負傷者に対応できる能力を表す用語として制度展開の中で定着している。言うまでもなく，負傷者には心身症を現す人々も含まれる。押し寄せる被災被害者は，医学的に説明不能な症状（MUPS），突発性身体症状（Idiopathic Physical Symptoms：IPS），集団突発性身体症状，集団心因性疾患のようなさまざまな反応様態があるが，ここでは原因が特定されない様態のMUPSを問題にする[2,3]。災害後，多くの人々は相互扶助や愛する人との再会を望むなど，思いやりを持った行動をするが，非常に苦しんで医療サービスを求める深刻なマイノリティが生ずることを忘れてはならない。

問題の潜在的大きさ

　有毒物質の曝露があったと思われる事態の後，人々に見られる突発性身体症状は，めまい，失神，息切れ，吐き気，動悸，腹痛，その他である [4]。有毒物質曝露の情報が出るやいなや，これらの症状は，集団的に急速に広がる可能性がある。集団突発性疾患は，有毒廃棄物，ガス，水や食品汚染，不審な臭気，感染性物質または放射線等の実際の曝露だけでなくその噂の事態でも生じると言われてきた。2001年の炭疽菌騒ぎは，菌への曝露がなかった人々に症状が広がるうねりを引き起こした [5]。このような症状はかつて軽蔑を含む意味で"集団ヒステリー"と呼ばれており，学校などで原因不明の悪臭などにより起こっていた。重症急性呼吸器症候群（SARS）流行時にも，病院においてその感染の怖れが説明不能な医学的症状を誘発し，以前の流行時と同じように，治療従事者への感染危険性によるSARS治療の倫理的ジレンマの難局を生じさせた [6]。重複する症状のために，感染症の症状（たとえば，伝染病やバイオテロ汚染）からMUPSを区別することは困難である。感染症，精神障害，伝播性行動などが生ずる中での訓練は，これらの問題のトリアージとマネジメントを適切に行えるようになるために役立つ [7]。

　問題は，症状が医学的に説明不能であるという域を超えているかもしれない。あらゆるタイプの苦悩，急性不安，薬物等の濫用を含む新規あるいは再発の精神疾患や障害が含まれてくるからである。中央集権型の医療制度を持つ国では，必要なメンタルヘルスのスキルを持つ訓練された人材を提供するように，配備の方向転換を行うことができる。しかしアメリカでは"トラウマや悲嘆治療の経験を持つ臨床家の不足を解消する"効率的な方法がない [8]。

問題への体系的アプローチ

　ハリケーン・カトリーナの後に起きた医療インフラの損傷の問題や，アジアで2004年の津波の後に起きたような「医療施設が存在しない」農村の人々に対処する際には，入念な計画が必要となる。ワイスラーら（Weisler et al.）は，ハリケーン・カトリーナの後の医療施設および精神医療施設の破壊，患者記録の喪失，診療が受けられる医療施設への移動の問題，医師労働力の枯渇について述べている [9]。しかし，被害もなく通常どおり機能している医療施設であっても，MUPSを訴える人々に圧倒され，機能を失う怖れもある。

　有事に医療インフラがMUPSによって圧倒されるリスクに備えるため，MUPS

表10.1　MUPSへの4段階介入モデル

レベルⅠ	遠隔トリアージ
レベルⅡ	障害指標についての簡便医療アセスメント
レベルⅢ	MUPS症状の同定のための，標準化された健康不安評価を組み合わせた身体症状詳細評価を含む標準化されたシステムレビュー
レベルⅣ	事件の性質によるが，多くの患者は家に帰り，医学的なフォローアップを待つ。フォローアップは，看護師または非医師ケアマネージャーによる継続と，定期訪問，セルフケア指導，そして健康情報の提供によって行われる経過観察が強調される。

に関する大会議が合衆国保健福祉省の国立疾病対策センターをはじめとする部署や，ジョージタウン大学およびその他の団体の主催のもとで行われた。この会議を経て，エンゲルら（Engel et al.）は，"集団突発性疾患や深刻な健康不安が発生した場合に急増するトリアージおよびマネジメントに関する要求"に対応する医療システムまたは臨時スクリーニング施設のための4段階介入モデル（**表10.1**）を提案した [4]。

レベルⅠ

レベルⅠは，"電話，インターネット，または他の方法による障害の可能性のある被害者との最初の遠隔コンタクト"による"遠隔トリアージ"である。あなたは"自宅を避難所"にすることができるように指示，教育，再保証を提供することができる [10]。

レベルⅡ

レベルⅡは，あなたの患者が"歩行不能，身体的外傷，病気あるいは「中毒」反応，急性の呼吸器痛，または一つ以上の不安定なバイタルサイン"のような障害指標に関する簡易医療アセスメントを受けるレベルである [10]。重篤な患者には内科的または外科的に加療し，それ以外の人々を次のレベルのアセスメントのための医療保護エリアへ移動させる。

レベルⅢ

レベルⅢでは，身体症状の詳細評価を含む，患者の状態を総合的に把握するための標準化された体系的検査を行う。身体症状の評価と併せ，自己評価または評価プロトコルを用いて，アシスタントによる標準化された健康不安アセスメン

トを行う。MUPS の症状を同定するために，身体症状の評価および健康不安評価が組み合わせて用いられる。突発性身体症状と健康不安を有する患者は，次のレベルへ移行する。

レベル IV

レベル IV ケアを提供する場所は，事件の性質によって異なる。しかし多くの患者は，医学的なフォローアップをあなたから受けるにせよコミュニティの他の臨床家から得るにせよ，家に帰ってフォローアップを受ける。フォローアップは"看護師または非医師ケアマネージャーによる継続と，定期訪問，セルフケア指導，そして健康情報の提供によって行われる経過観察が強調される[10]。"インターネット上で実施可能な簡易半構造化精神医学的自己評価検診ツールは，治療可能な心的外傷後障害を識別するために使用することができる。

問題に対する臨床的アプローチ

MUPS と診断した患者に対する医学的所見についての説明方法：[10]

1. 患者の抱く苦しみと悩みについての共感を表現する。
2. 深刻な病気や障害がないという朗報を知らせる。
3. 何も問題がないと言ってはならない。
4. 上記を伝えた際の患者の反応を確認し，症状について患者自身の説明を引き出す。
5. 患者の身体とその機能についての誤解を修正する。
6. 不安がどのように身体感覚に影響する可能性があるかを，精神医学用語を避けて簡明な用語で説明する。
7. 患者との議論は避ける。
8. 何よりも優先的に，彼または彼女の症状を外傷体験に対する現実の正直な反応として，あなたが認めているということを患者に伝える。

その後の，いくつかの MUPS 管理方法は以下の通り：

1. 臨床家 1 名を患者に割り当てる。
2. 患者の症状よりはむしろ機能に焦点を当てる。
3. 心理社会的な問題を調べる。
4. レジャー活動のような健康によい活動を行うように医療指示を出す。

5. 綿密なフォローアップを提供する。

一方，行ってはならない MUPS 管理方法は以下の通り：

1. "この症状はあなたの想像にすぎず，根拠はない" と患者に言うこと。
2. 過剰の侵襲的検査や行為の実施。
3. 専門家に紹介する。
4. 症状に焦点を当てる。

文献

[1] Kawana N. Psycho-physiological effects of the terrorist sarin attack on the Tokyo subway system. *Military Medicine*. 2001 ; 166 (2) : 23-26.
[2] Boss LP. Epidemic hysteria : a review of the published literature. *Epidemiol Rev*. 1997 ; 19 (2) : 233-243.
[3] Mawson AR. Understanding mass panic and other collective responses to threat and disaster. *Psychiatry*. 2005 ; 68 (2) : 95-110.
[4] Engel CC, Locke S, Reissman DB, et al. Terrorism, trauma, and mass casualty triage : how might we solve the latest mind-body problem. *Biosecurity Bioterrorism : Biodefense Strategy Practice Science*. 2007 ; 5 (2) : 1-9.
[5] Bartholomew RE, Wessely S. Protean nature of mass sociogenic illness : from possessed nuns to chemical and biological terrorism fears. *Br J Psychiatry*. 2002 ; 180 : 300-306.
[6] Nickell LA, Crighton EJ, Tracy CS, et al. Psychosocial effects of SARS on hospital staff : survey of a large tertiary care institution. *CMAJ*. 2004 ; 170 : 793-798.
[7] Rundell JR, Christopher GW. Differentiating manifestations of infection from psychiatric disorders and fears of having been exposed to bioterrorism. In : Ursano RJ, Norwood AE, Fullerton CS, Eds. *Bioterrorism : Psychological and Public Health Interventions*. Cambridge : Cambridge University Press ; 2004 ; 88-108.
[8] Marshall RD. Learning from 9/11 : implications for disaster research and public health. In : Neria Y, Gross R, Marshall R, Eds. *9/11 : Mental Health in the Wake of Terrorist Attacks*. Cambridge : Cambridge University Press ; 2006 ; 422.
[9] Weisler RH, Barbee JG, Townsend MH. Mental health and recovery in the Gulf Coast after Hurricanes Katrina and Rita. *JAMA*. 2006 ; 296 : 585-588.
[10] New York City Department of Health and Mental Hygiene in consultation with Disaster Psychiatry Outreach. *Mental Health Consequences of Bioterrorism : A Disaster Preparedness Course for Hospital Emergency Department Staff*. New York : NYC Department of Health and Mental Hygiene ; 2004.

| 第11章

困難患者[▶監訳注8]

アンソニー T. ウン, MD

　Dさんは，独身の35歳のビジネスマンで，インシュリン非依存性糖尿病（NIDDM）を患っている。洪水により彼の住む地域が壊滅して以来，Dさんは，赤十字の避難所に滞在していた。かつては糖尿病の管理に細心の注意を払っていた彼が，自身の食事制限や血糖を無視するようになっていた。彼は，さまざまな痛みや血糖インデックス（GI）に関することがらを，避難所の看護師に以前は訴えていた。指先穿刺（ゆびさきせんし）によって高血糖が発見された後，その看護師は，プライマリケア臨床家であるあなたに彼を紹介してきた。あなたは，避難所で適切な食事や薬が利用可能なのにもかかわらず，糖尿の食事療法に従うことに失敗し続けるDさんに苛立つようになる。あなたがDさんへの失望感を言葉にした後，彼はこう答えた。「わかっています。わかっています。私は先生の大変な負担になっているでしょうね」。あなたは，彼の変化につながっているとは思えないDさんの数多くの電話や，あなたに会いに頻繁に訪れることにますます苛立ち

- 災害の混乱とストレスは，そのような事態でなければ「正常でいる」患者にも，極端な行動や情動を引き起こす。
- 災害時，臨床家は通常，相当数の人々が困難患者となることを経験する。
- 災害において生じる困難患者には，少なくとも四つのタイプがあり，これらは，以前にはこうした困難性の傾向を示していない人々においてさえも生じる。
- 臨床家にとって最初の重要なステップは，対応が困難な患者の状況をやわらげ，解決することに向けてよりよい援助をするために，自分自身の反応を認識し，正しく評価することである。

[▶監訳注8] 原題はDifficult Encountersであった。直訳すれば，臨床家が患者対応を安定させることの難しい場面やできごとを意味する。通常事態では対応困難な態度をとらない人でも，災害等の急激，過剰なストレスに晒されると，自分をも救助者をも困難に至らせる反応を示すことが決してまれではない。一時的であれ治療対応を困難にする，いわゆる「困難患者」になる人々への対応の意味をもって，「困難患者」の章タイトルとした。

を強くする。あなたは，Dさんがあなたの多くの時間を奪っているように感じ始める。あなた自身の家の洪水被害に対処するのと時を同じくして，非常に多くの新しい患者を受け持つことに，あなたはまたストレスを感じている。

概観

医療の専門性の種々にまたがる対応を要する日常臨床では，対応が非常に困難となる患者に出会うことは避けられない。こうした状況には，Dさんの例でわれわれが見たように，一方では医学的助言や出された薬を拒否しながら，臨床家の関心を繰り返し求める患者が含まれる。また，臨床家の忠告を無視したり，専門家の面子を潰したり，過度に無礼で攻撃的に振る舞ったり，場合によっては訴訟を起こすと脅迫したり，身体的危害を脅かすことさえも行い，自分のイライラを臨床家にぶちまける人々もいる。こうした事態を招く困難患者は，絶えずあなたに個人的な負担を強いながら，あなたの優れた臨床的ケアを提供する能力を脅かすであろう。

地域社会全体の災害あるいは集団トラウマが生じた後では，臨床家が経験する困難患者の問題はいっそう大変なものになる。災害後，環境はしばしば混沌としていて不安定である。個人と地域社会のニーズは多く，そして流動的である。ヘルスケアおよびその他の地域社会の援助は乏しくなり，混乱し，破壊されることさえ生じ得る。総じて，あなたは患者からの尋常ではない欲求と要求を押しつけられる事態に放りこまれることにもなろう。このような状況が生じることをよくよく認識しておくことで，ただでさえ重く負担のかかる災害後に，あなたの患者とあなた自身の双方に降りかかる，こうした困難患者関係の衝撃をやわらげる手だてを講じることができよう。

困難場面のタイプ

グローヴズ（Groves）が，臨床場面に共通して生じる困難患者の四つのタイプについて書いた有名なものがある：依存的しがみつきをする者，要求の権利を振りかざす者，操作的援助拒否をする者，そして自己破壊的な否認をする者である（**Box 11.1**）[1]。依存的しがみつきをする患者は，表面的には明るく人当たりのよい感じだが，頻繁でとどまるところを知らない要求をしてきて，場合によっては臨床家が彼らを避けようとするところにまで至る。要求の権利を振りかざす患者は，いつもあなたを脅し，価値下げをしつつ，飽くことのない要求を突きつけてくる。操作的な援助拒否者は，あなたのあらゆる努力に反抗する底なしの欲求

> **Box 11.1　四つの困難患者場面**
>
> 依存的しがみつきをする者（Dependent Clinger）
> 要求の権利を振りかざす者（Entitled Demander）
> 操作的援助拒否をする者（Manipulative Help Rejecter）
> 自己破壊的な否認をする者（Self-destructive Denier）
>
> 出典：Groves JE. Taking care of the hateful patient. *NEJM*. 1978 ; 298:883-887.

を持ち，あなたが相手の欲求を満たそうとすればするほど状況は悪化する。最後に，自己破壊的な否認をする者には，たとえば，コントロール不能な高血糖にもかかわらず甘いものをたくさん食べ続けるなど，自己破壊的行動にふける患者が含まれる。

　通常は困難性を呈さない患者においてですら，困難患者と同じような，あるいはより強烈な状態が，災害後環境の圧力から生じてくる可能性がある。実はこれらの四つのタイプは，ヘルスケア状況で生じるやりとりの特徴を取り出したものであるが，一方で，災害の不安定な影響の渦中で生じる幅広い行動に充分に一般化できるだろう。依存的しがみつきをする者の例では，重大な喪失を経験した患者が，あなたの注目を要求し続ける。こうした動きは，増大する身体的な懸念や，あなたとの頻繁なコンタクトの中で顕在化するだろう。それは多くの場合，外傷や悲嘆からくる悲痛な孤立感に陥ってなお，気づいてくれる，関係してくれることを感じたいという，あまり意識されていない欲求から発生する。

　要求の権利を振りかざす者の場合，自分が災害において損失を被り，よりよく扱われるに値するたくさんの悪いできごとが起きた，という態度をとる。彼らは，医者が，自分を援助するためにでき得るすべてのことをしなければならないという態度をとる。たとえば，その援助は医療的援助を超えたものにまで及ぶ。患者は，基本的，または社会サービスへの求めに関して，プライマリケア臨床家に助けを求めるかもしれない。これらの求めは望ましいのであるが，あなたが遭遇している，より直接的な健康に関することがらの範囲に取り組む能力に，負担をかけるかもしれない。あらゆる可能性において，あなたは生存者や救助者を含む多くの人々を治療し，彼らが頑張りぬくためにあなたができるすべてのことを行っている。たとえそれら非医療的ことがらが患者の福利に適切であると判断し，そういう援助をする時間があったとしても，あなたは依然として要求の権利を振りかざす患者の要求がましい語調のために，援助することが困難であると感じるだろう。思いやりと献身の永続的な象徴として，医師は，殺到する押しつけ

がましい要求に晒される。人は災害直後に「退行」しやすく，我慢のきかない要求がましい子どものようになる。人は，そうしなければかって知ったる世界が失われると感じたそのときには，まるで献身の相手，すなわちあなたの世界の中心になろうとし続けるものである。

インフルエンザの大流行が起きたような場合，操作的な援助拒否者の役割をとる人は，あなたの最善の努力にもかかわらず，しつこく健康上の心配を訴える。あなたが何をしても，感染についての何の臨床的証拠もないというあなたの確信を充分に伝えることはできず，彼らの心配を鎮めることがまったくできないかのようである。彼らは，自分たちが感染していると確信し，彼らの症状が変種であり，死の前兆であると訴える。それは，あたかも自分たちが大事にされ，配慮されるために，病気である必要性を感じているかのようである。医学的に説明不能な症候についてのより詳しい情報は，第10章に述べられている。

災害状況において自己破壊的な否認をする人は，あなたが危険であると感じる行動に従事し続ける可能性がある。災害以前は重症の喘息持ちでステロイドに敏感に反応していた人が，アスベストやアレルゲンに晒されることでよく知られている復興環境で長時間働き続けるのが，その例である。彼らは，米国労働安全衛生局（OSHA）が推奨する呼吸マスクを着用するのを拒否している事実を，堂々とひけらかすことさえする。あらゆる死や破壊の真っただ中で，並外れて傷つきやすい自分を感じながらも自己破壊的な否認をする者は，あたかも傷つくことのない自分であるかのように振る舞うことで，これらの気持ちを無効にするのである。

重要なのは，ふつうの状況下では追随的で人受けのよい人々に，災害期において，ほかでもないこれら四つのタイプのいずれかが突然に吹き上げる可能性があるということである。加えて，うつ病やPTSDなどの，まだ治療サービスに至っていない精神医学的状態にある患者が，要求がましくなり，しがみつき，そして，敵意をむき出しにすることもある。対処に事欠き彼らが飲酒に走っているなら，症候は悪化するであろう。DSM-IV，II軸の人格障害（PD）や，機能不全の人格特性の既往がある場合は，こうした行動に走りやすい。人格障害による認知的プロセシング，情動安定性，衝動コントロールの混乱既往歴のある人は，混沌とした環境になると，より情動的になり無秩序に振る舞うであろう。彼らは要求がましく，理性を欠き，災害後のニーズに対処する優先順位が移ろいやすい（**Box 11.2**を参照）。

> **Box 11.2　人格障害の人々に影響を与える災害後の問題**
>
> 直接的なけが
> 家族，友人やそれ以外の近しい人々の死やけが
> 馴染んでいるソーシャル・サポートの喪失や崩壊
> 強制退去や避難
> 仕事の喪失
> 財産の喪失
> 支援物資や住宅などの手配や手当てといった災害救助の混乱
> 災害に関する一貫しない情報
> 医学的，または精神医学的既往歴
> 薬物濫用
> 災害原因についてのパラノイア（たとえば，誰に責任があるか，なぜそれが起こったか）

「困難」患者対応のマネージメント

　こうした困難患者対応の戦略を立てることは可能である。しかしながら，何を行うかを決定する前にあなたは，あなたの関わっている患者（群）が，あなたにどのような気持ちを引き起こすのかについて，一歩下がって考えてみるべきである [2, 3]。

　災害時の仕事にかかる広範囲のストレスによってこじれる困難な患者対応状況は，あなたに，怒り，欲求不満，無力感などの否定的感情を引き起こす可能性がある。もし，これらの感情に気づかない，また認識されない場合には，あなたはこうした人々を避けるようになり，彼らの欲求を最小限に評価し，非専門家的で，敵対的に対応することになりかねない。また，こうした気持ちに気づかないと，彼らに益するようにあなたが判断を下していくことの明晰さが曇る可能性がある。

　救助者側にとっての鍵は，できる限り支持的でいることである。これは，困難患者の行動に対する限界設定や，あなたに対する態度について話し合うことも含む。あるいは緊急必要性の優先順位をつけることについて，あなたの助けが効果を発揮することもあろう。彼らの衝動性を減じ，マネージするために，彼らの行動や決断の結末の肯定的，否定的側面のそれぞれに焦点化してみることもできよう。また，頻繁で定期的な，そして短いフォローアップによって，あなたの関心

と災害環境の混沌の真っただ中に幾分の構造が提供されることで助けになる人々もいるだろう。

より特定的にいえば，依存的しがみつきをする人への対応では，あなたの介入は限界設定に焦点を当てるべきである。このような患者には，該当の行動が出現したならその場であなたは，知識や技術だけではなく，時間とエネルギーにも限界があることをすぐに知らせるべきである。現実的に期待してよい臨床家の役割を明瞭にすべきであり，それを患者に，防衛的ではない態度で何度も繰り返し伝えるべきである。

要求を振りかざしてくる人に対する場合は，あなたは，彼らが最善のものを受ける資格があることに同意することはできる。その目標に向かって努力するために，患者はあなたを攻撃することはもちろん，脅すようなこともしないように励まされるべきである。自分には当然の資格があるのだという患者の感覚は，統合された治療を受ける方向に向けられるべきである。たとえば「あなただけでなく，誰しも受ける資格がある最善のケアをあなたが求めることには賛成しています。ですが，一つお願いがあるのです。このケアを受けるためには，あなたの助けが必要なのです。この怒りとエネルギーを，あなたがこのケアを受けられるように手助けしている，まさにその人たちに向けるのをやめてみませんか」と言ってみる。

操作的援助拒否をする人に対しては，患者の治癒に対する悲観主義を受け入れた上で，臨床家は，彼女がそうであっても見捨てられないことの認識を強化し，簡略な定期的フォローアップが患者の治癒を「モニター」することを可能にすることの理解を高めるべきである。自己破壊的な否認をする人にとっては，臨床家が実際に行えることは限られる。何よりもまず，患者を現実にどれだけ援助できるか，臨床家自身の限界を認識することが重要である。患者を患者自身の迷妄から救い出そうとする，臨床の禁忌ともいえる救済行動には注意を払う必要がある。これは，個人のニーズが，同様に心的外傷を抱えている地域社会のより大きなニーズとの間でバランスを保たれなければならない被災後環境では，とくにそうである。臨床家は，自身の限界と，提供でき得るケアの観点から現実性の評価をすべきである。最後に，より重篤な自己破壊の型を示す患者には，入院も含めた本格的な精神医学的コンサルテーションが必要となるだろう［▶監訳注9］。

Ⅰ軸の主要な臨床的障害やⅡ軸の人格障害に適切な対処があれば，患者と臨床

［▶監訳注9］救済行動"rescue behavior"について，専門的現実性を越えた救済を戒める禁忌は，精神分析の分野では，救世主コンプレックス（messiah complex）といわれ，分析家自身の中に救われない人の（援助拒否者）コンプレックスが深く潜んでいる可能性があり，それは分析されなければならないものとされる。操作的援助拒否者は，そのような救済行動に走る者のプロジェクターになることが多い。

家双方にとってこれらの困難な臨床対応の衝撃をやわらげ，最小化することは可能になるだろう。状況的に可能であるなら，精神薬理処方は役立つだろう。うつ病にはSSRIなどの抗不安薬が用いられる。極度の不安にもSSRI治療が同様に効果的であろうし，重篤な不安にはベンゾジアゼピン系薬が幾分補助的に用いられる。もし後者が使用されるならば，短い期間にだけ使われるべきであるが，それはベンゾジアゼピン系薬にある中毒を引き起こす性質に注意を払う必要があるからである。情緒不安定な人には，気分安定薬や第二世代の抗精神病薬（SGA）が役立つだろう。

　もしあなたがメンタルヘルスの専門家にアクセスできるならば，軽度や中程度のうつ病症候を示す患者や，人格障害 [6-8] を持つ人々，恒常的な機能不全行動がある人も含めた認知の歪みのある患者には，心理療法が活用できるだろう。これらは，あなたが通常向精神薬剤処方にアクセスできる状態にない場合，とくに重要なものとなる。効用性のある心理療法アプローチは，支持的（危機管理に焦点化する）；探求的（状況の反応に無意識の色づけを行う長年の考え方や感じ方，心のあり方に焦点化する）；認知－行動的（世界，自分自身，他者を解釈する機能不全パターンに取り組む）手法である。

文献

[1] Groves JE. Taking care of the hateful patient. *NEJM*. 1978 ; 298 : 883-887.
[2] Rossberg JI, Karterud S, Pedersen G, et al. An empirical study of counter-transference reactions toward patients with personality disorders. *Compr Psychiatry*. 2007 ; 48 : 225-230.
[3] Betan E, Heim AK, Zittel Conklin C, et al. Countertransference phenomena and personality pathology in clinical practice : an empirical investigation. *Am J Psychiatry*. 2005 ; 162 : 890-898.
[4] Gitlin MJ. Pharmacotherapy of personality disorders : conceptual framework and clinical strategies. *J Clin Psychpharmacol*. 1993 ; 13 : 343-353.
[5] Hori A. Pharmacotherapy for personality disorders. *Psychiatry Clin Neurosci*. 1998 ; 52 : 13-19.
[6] Stone MH. Clinical guidelines for psychotherapy for patients with borderline personality disorder. *Psych Clin N Am*. 2000 ; 23 : 193-210.
[7] Verheul R, Herbrink M. The efficacy of various modalities of psychotherapy for personality disorders : a systemic review of the evidence and clinical recommendations. *Int Rev Psychiatr*. 2007 ; 19 : 25-38.
[8] Winston A, Laikin M, Pollack J, et al. Short-term psychotherapy of personality disorders. *Am J Psychiatry*. 1994 ; 151 : 190-194.

第12章

災害反応における特定対象群：性別・文化・年齢・重篤な慢性的精神疾患者への影響

クリスティナ ジョーンズ, MD

ある中規模都市を巨大な竜巻が破壊した後，双極性障害の病歴のある29歳の女性アンジェラは，雇用主に依頼され，災害現場にある救助隊員の活動エリアの近くにある食料サービステントで働くことになった。彼女は労働者向けの仮眠施設として使われていたホテルに滞在するよう勧められた。夜になると，身元不明の労働者か一般人が彼女の部屋に侵入し，彼女をレイプしようとした。アンジェラは彼を撃退して，その夜の残りを，クレーンが瓦礫を取り除くのを眺めてやりすごした。彼女は自分の身に起こったことを誰にも言わなかった。そして途方もない不安と恐怖の中で働き続けた。もしこの仕事を代わりたいと言ったら，雇用主に弱虫と思われたり，ただ単に扱いが難しいだけと思われたりするのが心配だった。アンジェラは5日間現場に居続けたが眠ることができず，その後の数日間の何晩かは，近くの教会にあるシェルターを探し求めた。睡眠が奪われ薬がない間に，彼女は非常に勇気とヒロイズムにあふれる態度と解釈される振る舞いを友人たちに見せ，怒りっぽさ，誇大的態度，多弁を伴う躁的状態になったと自己報告した。アンジェラが，ピーターと一緒に働いているナースプラクティショナー（NP）のジーナの紹介によって精神科治療の対象となったのは3カ月後のことで，自身の過敏な怒りを統制できないことを理由に，雇用主が彼女を解雇

- コミュニティ内の特定グループが固有の心理的緊張に苦しむことがあるが，ヘルスケア担当者は，彼らを擁護することができる。
- 多くの要因により，女性は災害による精神医学的な後遺症の高リスク群となる。
- 災害に対する文化固有の解釈や反応に注意を払う必要がある。
- 高齢者の中には，社会的，身体的，情緒的な要素が組み合わさったニーズを訴える者がいる。
- 慢性精神疾患患者は，災害の後に，治療や必須サポート・システムを失う可能性がある。

したときのことである。失業後で健康保険がないため，彼女は投薬援助を求めて連邦政府のプログラムを頼り，ソーシャルワーカーによって，無料の投薬とカウンセリングが受けられるメンタルヘルス・プログラムに紹介された。

はじめに

　災害はコミュニティ全体に影響を与え，破滅的なできごとが時として共通点のない集団を一体化させることもあるが，しかし同じ災害犠牲者においても，その体験はまったく異なるものにもなる。災害は誰にも平等に影響するとみなされるが，実際の結果はすべての人にとって同様ではない [1, 2]。災害は，人口統計学的に相対的類似性の高い特定対象群に特異な影響を与える。例としては，抑うつや過去の心的外傷体験をより高い確率で有している女性，災害の発生理由やその後の自分たちのケアの方法について独自の哲学を有している文化的集団，年代として脆弱な両極端に位置する子どもや高齢者，脆弱な支援ネットワークしか持たず社会経済的地位が低いことが多い重篤な慢性的精神疾患を有する者，そして難民や移民など，その他の貧しく傷つきやすい人々が挙げられる。あなたが災害救助に携わるなら，こうした特定対象群の人々ときっと出会うことになり，この群の患者たちから，臨床家は難問をつきつけられる。この章は，女性，文化的集団，高齢者，重篤な慢性的精神疾患を持つ者（SMPI）に特化した精神衛生の課題に光を当てる。

性別

　女性は災害に関連する障害を有する危険性が高い。先行研究は，女性という性別自体が危険因子であることを示している [3]。女性は災害が起こる以前から，不安，抑うつ，性的外傷体験を含む心的外傷体験を有している比率が高く，このような前病歴は，災害中や災害後の危険因子となる。チェルノブイリ原子力発電所の災害の後，女性は男性と比較して不安が4〜5倍も増加し，精神疾患になるリスクが3倍になった [4]。幼い子どもがいることがまた，女性のリスクを高める。夫が災害でけがをしたり命を落としたりした場合には，女性にとって，子どもや高齢者の世話をすることだけでなく，さらに単独のあるいは主要な経済的養育者となることが非常な重荷となる。とくに戦争に関わる災害では，女性は往々にしてレイプや身体的暴力，あるいはその両方の標的とされる。女性は平時のように男性と一緒に住んでいる状態ではなくなったとき，または男性が他所へ移されたときに，より脆弱となる。貧困は，それが慢性的なものであれ新規のもので

あれ，多くの災害状況において女性のさらなる重荷となる。

特定文化集団

マイノリティ集団では，非マイノリティ集団とは異なった意味を災害に見ることがある。たとえば，災害に遭ったラテン系のコミュニティは，災害を生み出す原因を孕んだ環境の中に自分たちのコミュニティが組み込まれているという，運命論による確信を持ったりもする [5]。たとえば，「ススト（susto）」あるいは驚愕の病（fright sickness）[▶監訳注10] は，ラテン系の患者に見られる医学的症状である。患者の幅広い身体症状は恐怖体験のためとみなされ，一連の症状をスストまたは驚愕と名づけられる。対照的にほとんどの非ヒスパニック系西洋文化では，プラグマティックな道具主義の信念を有している。これは，ほとんどのできごとは個人に責任があり，個人の責任を超えた場合には，災害の後で完全な独立を取り戻すための自己決定行動が必要と考える信念である。

もしもあなたが，災害の基本的な解釈が運命論的なものである文化の人と協働するなら，あなた自身の合理的な道具主義的スタイルの補正が必要となる。そして自分の文化と患者の文化の間に，歴史的な憎しみや現在も続く葛藤が存在するかもしれないことに留意しておくべきであろう。邪悪な力についての信念が流布し，悲嘆や苦悩を声高に情動的に表出することが一般的な文化では，精神病や煽動的興奮の過剰診断に走らないよう注意しなければならない。

医療提供者という役割において，あなたの助言は大きな権威を持つ傾向があるが，あなたはその影響力を患者の西洋文化的対処スタイルに向けて行使するのではなく，彼らの文化に内在する資源を用いるよう患者を導くべきである。患者のコミュニティは，集団サポートを提供できるよう支援されなければならない。強い所属感の促進は，人々の現実の認知上の孤立から守る効果的な手段であり，とりわけ公民権を剥奪されている文化集団の成員にとって有益である。たとえば9.11の直後に，カトリック教会はグラウンドゼロにおける体験に影響を受けたポーランド人労働者へのサポートグループを手配することに尽力した。多くのポーランド人労働者は，宗教的な文脈でできごとを処理する必要があり，また彼らが信頼を寄せる指導者からの再保証と安全感を求めていたので，教会グループ

[▶監訳注10]"susto"は，外傷的体験の後に生ずる，魂が身体から離れて行ってしまう驚愕の病（fright sickness）と信じられ，そのもっとも酷い状態は"espanto"と呼ばれるラテンアメリカの民族的症候群である。くわしくは，Razzouk D, Nogueira B, Mari Jde J（May 2011）."The contribution of Latin American and Caribbean countries on culture bound syndromes studies for the ICD-10 revision : key findings from a working in progress". Rev Bras Psiquiatr. 33 Suppl 1 : S5?20. PMID 21845335.

はインフォーマルなネットワークを構成し，無料の食事を配布し，司牧カウンセリングを提供した。心理学的なヘルスケアを提供する立場からは，必要に応じてコミュニティの成員を専門の医療機関に紹介できるように，災害後に種々の形態をとる苦痛の様態を，こうしたグループの指導者たちに教えることが助けになる。

特定文化集団──発生期

　あなたが出会う，文化的に配慮すべきことがらは，災害の時期によって異なるであろう。発生期（最初の数時間から数日の間）には，あらゆる文化で異なる援助要請行動がみられることに注意したい。これにはたとえば，スティグマのために医学的，精神的ケアを回避することも含まれる。不安や苦痛による身体症状が広がるかもしれない。強制送還やビザなし状態の発覚への怖れが共通して起こるであろうし，言葉の壁は顕著である。過去にトラウマ経験を有しているなら，急性の不安や麻痺に陥ることが生じることもあれば，放心状態や隔離のために自分たちの資源を使うことができない者が出ることを意味する。臨床家としてのあなたは，問診の際，直接的な質問が恥を生んだり，強すぎる直面化と受け取られたりすることにも出会うであろう。共感的にいて，そして症状の有無に関わる文化的な基本的とらえかたについて，そしてまた患者の過去のトラウマへの反応について，患者自身や家族に教えを請わなければならない。

特定文化集団──急性期

　災害の数日後から数週間にわたる急性期では，通訳を入れて問診を行う際，自分自身の文化的なバイアスを持つ通訳者が，患者の苦痛や症状を最小に見積もることによって，メンタルヘルスに対するスティグマを作り上げてしまうかもしれないという問題があることを認識しなくてはならない。文化によっては，被災者は援助要請をするよりも苦痛に耐えるべきである，あるいは個人で，家族成員の間で苦痛を抱えるべきであるという見方をし，援助を要請することを弱さの象徴ととる場合もある。また，医療専門職に対して，医学的・精神的ケアに加えて，あるいはその代わりに，バス料金や食料などの物資の支援を提供することへの期待があるかもしれない。

　特定文化集団は，直接的な助言や教示を期待し，選択肢を提供したり自助を要求したりする協働アプローチを理解できないかもしれない。フォローアップは，経済的な不安からいつも問題となる。患者に予約診療が必要な期間は，フォローアップと時間枠の教示書を渡すべきである。こうすることが，患者にいつ再診が必要であるか，あるいは治療効果を自分で判断することを託すよりも，彼らのためになる。

高齢者

　コミュニティにおける高齢者の集団については，災害がメンタルヘルスを損なうリスクを増加させるのか，それともまさに齢の知恵が安全保護に働くのか，研究者によって立場が分かれる [6]。一方では，リスク要因は集合的に高まり，アフリカ系アメリカ人やラテン系，東欧系の移民コミュニティにおける高齢者成員は，リスクがより高くなるとみなされている。他方で安全保護要因を見る側は，高齢者はトラウマに対してよりよい準備があり，もしくは免疫があり，彼らの人生経験は知恵の源泉としての豊かな保護機能を果たすかもしれないという。いくつかの事例では，短期記憶の障害は精神疾患を防ぐかもしれないといわれているが，同時に在宅介護のような社会的サービスへのアクセスの問題を引き起こす可能性もある。身体的な弱さや手元資金の欠如によって，高齢者は援助の列に並べず，また援助センターへの交通手段を見つけることが難しいかもしれない。脆弱な高齢者はまた，脱水症や栄養不良のリスクが増加する。加えて，高齢者にとって，被災に関わる助けの求めはケアホームへ入所させられることの怖れが出るかもしれないし，また犯罪やチャリティ詐欺の犠牲者にもしばしばなりやすい。こうした状況には，支援を提供する活発な機関が必要である。米国ではアメリコー（Americorps）や復員軍人病院，赤十字などの団体が，コミュニティにおける高齢者のニーズに注意深く敏感に反応することができよう。

高齢者──発生期

　災害発生期には，高齢の患者における認知性代償不全，また食事や水の摂取ができなかったり，些細なけがであれ傷を負ったりしている患者たちに見られるせん妄の症状に，注意を払わなければならない。医学的精密検査は，高齢者のメンタルヘルスに関わるアセスメントの鍵となる。また，しばしば薬局への交通の便が失われるために，高齢者においてよく見られるのは，長期間にわたる心臓病や血圧の日常的な薬物治療への注意が欠落する問題である。また，ある高齢者にはアルコール摂取の増加が潜在することに心を留めておきたい。視覚や聴覚の障害がある人は，被災の自覚が低くなることがある。あるいはまた，それらの障害のある高齢者には身体的な危険から自らを守る能力が欠如していることから，恐怖感が高まることもある。

高齢者──急性期

　災害の急性期には，高齢の患者がたとえ自らの自立的生活力を回復することは難しくないと思っていたり，こうした援助を受け入れることがケアホームへの入所につながると怖れていたりしても，彼らをまだ機能しているコミュニティサービスに紹介することを考えたい。こうした紹介の必要性は，配偶者，子ども，孫，友人の誰でもよいが，患者が安定した支援システムを持っている場合，減少する。認知症の高齢者は，移住や突然の死別に直面した際，急性の行動調整不良症候を呈することがある。

既往歴のある重度精神障害

　精神障害の既往歴がある患者は，コミュニティでもっとも頻繁に権利を剥奪されがちな成員である。こうした人々の一部はホームレスであり，大部分は簡易宿泊所住まいである。そうでなければ，知人宅への不安定な仮住まいであったり，賃貸借契約に守られない違法住居に住んでいたりもする。彼らもまたトラウマの歴史を持ち，災害時にはそれが精神医学的症候を昂じさせる付加的なリスクとなる。国立併存疾患調査 [▶監訳注11] によると，重度精神病患者の最大 30 － 40 ％までに PTSD が併存すると報告している [7]。慢性精神病患者は，災害後にはより権利剥奪に遭遇しやすくなる。たとえばハリケーン・カトリーナの後では，精神疾患患者に対するシェルター入所不許可が広く報告されている [8]。臨床家のあなたは彼らの権利擁護活動を行わなくてはならない。**表 12.1** は課題と，こうした努力に関連する介入のまとめである。

既往歴のある重度精神障害──発生期

　専門家の中には精神病の患者は災害の規模に気づかないかもしれないと感じている者もいるが，統合失調症の人々においては再発が急激に起こり得るという事実に注意を払う必要がある。妄想患者は，自分たちの怒りや嫌悪が災害を引き起こしたと信じこむかもしれないし，軍や彼らのように信じないパラノイア性の低い人々が立ち上がって襲ってくると信じこむかもしれない。多くの重度精神障害（SPMI）患者は，薬物治療システムとのアクセスが切れてしまうか，あるいは急性の混乱状態に陥ることによって服薬が途絶する。重度精神障害患者は，他の被災者と同様に不眠を経験するが，彼らはしばしば深刻な疲労感に苛まれ，極端に苛立ち易怒的になる。

[▶監訳注11] the National Comorbidity Study；米国で 1990-92 にわたり DSM に基づいて行われた精神保健分野の大規模精神保健疫学調査。

表 12.1 重篤な慢性的精神疾患：災害のストレッサーと介入：

| 被災に脆弱な特定対象群 | ・ホームレス
・簡易宿泊所に住む精神疾患者
・知人や友人宅への仮住まいもしくは路上生活の統合失調症者
・コカイン，アルコール，薬物濫用，併存の統合失調症者
・精神科治療から外れた重度双極性障害患者 | |

時期	災害のストレッサー	介入
急性期	・薬物治療の中断 ・急性の混乱，過敏，被害妄想の増悪 ・妄想，易刺激性，怒り，敵対的態度の増加 ・薬物濫用の再発	・精神病院への自発的／強制的入院 ・救急治療室による向精神病薬の投与 ・患者が薬局やデイケアにつながれない場合，試供医薬品を使用 ・解毒 ・孤立を減少させ，構造化された状態を提供するためにコミュニティセンターや教会のプログラムを動員すること
急性期後	・精神病の悪化，易怒性を伴う躁症状の増進，潜在的な攻撃性 ・コカイン，アルコール，その他の物質濫用の再発 ・薬物治療中断の継続 ・治療的デイサービスの中断 ・住居の不安定化	・精神病院への自発的／強制的入院 ・救急（ER）あるいは災害医療サービス機関で薬物治療の実施 ・医学的解毒もしくは 28 日間－物質濫用リハビリセンターへの紹介 ・ソーシャルサポート，住居サービス，危機介入チームに紹介 ・可能な場合，精神科のデイケアセンターに再度紹介 ・医療，精神科サービスにつなぐ教育的ケア，ケースマネージメント ・ケースマネージメントのためのソーシャルサービスへの紹介

既往歴のある重度精神障害――急性期

　災害の急性期には，既往の病状が悪化する可能性がある。たとえば，双極性障害患者の中には，ひどいストレス状況下において躁症状（睡眠の欠如，易怒性，誇大的態度，多弁）が出現しやすくなる者がいる。治療の中断に注意を払うべきである。デイケア・プログラムやメンタルヘルス診療予約は，重度の双極性障害や統合失調症の人々が切れ切れになりやすい日々の生活をつないで乱れを整える「接着剤」となる。災害後の状況では，こうしたサービスや治療機関が利用不能になりやすい。したがってもしあなたがこうした患者を治療しているなら，ドロップインセンターや危機管理センター，あるいは教会が運営する機関を紹介しよう。そうした場所での個人的な人とのつながり，活動，気晴らし，食べ物，社会的そして精神的支援が，患者の孤立を防ぎ，無力感や傷つきやすさをやわらげることができる。

　精神医学的既往歴のある患者には，彼らが投薬量や投薬のタイミングを変えたかどうかをいつも問うことである。患者の中には，月例の精神弛緩剤の注射を逃し，あるいは投薬を制限し始める者もいる。常にコカインやマリファナ，アルコールの濫用の開始や再開が生じていないかを診ていかなければならない。

結論

　ここで言う特定対象群とは，危機や災害のないときにも，彼らの健康と幸福のために医療およびメンタルヘルスの提供者に頼っている人々のことである。災害状況では，異なる文化的背景によっては，患者が心身症的な愁訴や彼らのメンタルヘルスの改善に影響するものはないという信念から，アセスメントに対して抵抗することがある。女性は災害時の精神医学的な続発症のリスクがより高く，これはとくに社会経済的地位が低い女性や，うつや不安の既往がある女性においていえる。高齢患者は救急治療室で混乱を呈するかもしれず，その際にはメンタルヘルスの必要性に容易に焦点化できるであろう。重篤な慢性的精神疾患者には継続的なニーズがあり，既往症のない人々も同様に，災害の付加的な重荷には耐えられない。特定対象群のニーズに注意を払い続けることは，患者の再発や私たちのコミュニティのもっとも脆弱な成員を守るために効果的な方法である。

文献

[1] Herman D, Felton C, Susser E. Mental health needs in New York State following the September 11th attacks. *J Urban Health : Bull NY Acad Med.* 2002 ; 79 (3) : 322-331.

[2] Norris FH, Perilla JL, Ibañez GE, Murphy AD. Sex differences in symptoms of post-traumatic stress : does culture play a role? *J Traumatic Stress*. 2001 ; 14 (1) : 7-28.
[3] Norris F, Friedman M, Watson, P. 60,000 disaster victims speak : part II. summary and implications of the disaster mental health research. *Psychiatry*. 2002 ; 65 (3) : 240-260.
[4] Bromet E, Parkinson D, Schulberg H, Dunn L, Gondek P. Mental health of residents near the Three Mile Island reactor : a comparative study of selected groups. *J Preventive Psychiatry*. 1982 ; 1 (3) : 225-276.
[5] Disaster Psychiatry Outreach. *The Essentials of Disaster Psychiatry : A Training Course for Psychiatrists*. New Canaan, CT : Disaster Psychiatry Outreach ; April, 2008. Available at : **http://www.disasterpsych.org**. Accessed February 7, 2009.
[6] Norris F, Friedman M, Watson P, Byrne C, Diaz E, Kaniasty K. 60,000 disaster victims speak : part I. an empirical review of the empirical literature 1981-2001. *Psychiatry*. 2002 ; 65 (3) : 207-239.
[7] Bromet E, Sonnega A, Kessler RC. Risk factors for *DSM-III-R* post-traumatic stress disorder : findings from the National Comorbidity Survey. *Am J Epidemiol*. 1998 ; 147 (4) : 353-361.
[8] National Council on Disability. *The Needs of People with Psychiatric Disabilities During and After Hurricanes Katrina and Rita*. Position Paper and Recommendations. Washington, DC : National Council on Disability ; 2006.

第13章

死別と災害

ナイト アルドリッヒ, MD

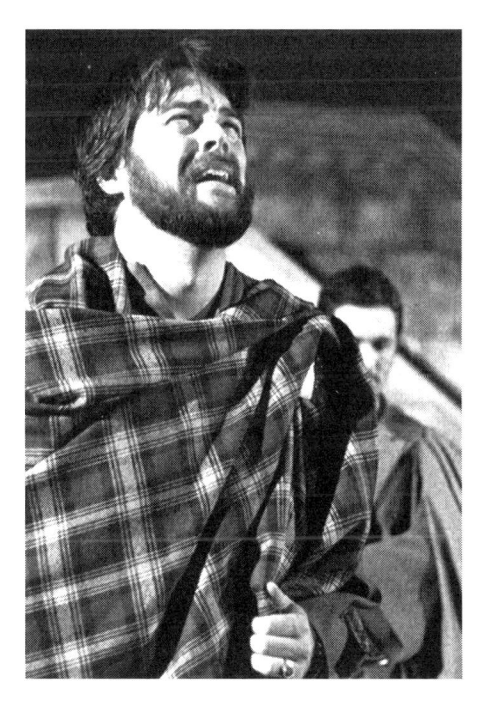

出典：Courtesy of Saint John Shakespeare Festival, www.saintjohnshakespeare.ca.

- 災害における死亡率の高さのゆえに，災害臨床家は死別に関するあらゆる側面に精通している必要がある。
- 緊急支援のただ中にあっては，あるいはトリアージにおいては，死別の問題への注目をそらしてはならない。
- 急性の悲嘆反応と遷延された悲嘆反応は，災害で愛する者を亡くした生存者をケアするヘルスケア専門家の中心的関心事である。

　ロスは，マクベスの子分がマクダフの妻と子どもたち全員を殺したという知らせを持って，マクダフのもとに

やってきた。最初マクダフは何も言わなかった。するとマルコムは，彼の感じていることを彼の友人に伝えるよう促して言った。「悲しみは声に出せ。はけ口もないままに黙って悲しんでいると，胸が張り裂けてしまう」。マクダフは，はじめ，彼に降りかかってきたこの悲劇を信じることができなかった。「子どもたちもか？」と彼は尋ねた。それから，「妻も殺されたのか？」と続けた。そして，少し後に尋ねて言った。「あの可愛いチビたちをみんなか？……みんな，と言ったな？」[1]。

シェイクスピア『マクベス』第4幕第3場からの要約

概観

死別は，大切にしている人や物の喪失であり，悲嘆は死別に付随する情緒である。喪は，ときに「喪の作業（grief work）」と言われ，死別に対処する社会文化的なプロセスに積極的に参与することを含むものである。災害で愛する人を失った後の急性の悲嘆は，マクダフが経験したようにとても耐えがたいものであり，その人は，思いやりをもった他者の存在によってのみ自分自身をつなぎとめることができる。悲嘆の症状と徴候は生理学的および心理学的なものであり，しばしば抑うつや不安の症状と徴候に類似している。しかしその症状は，容易に悲嘆と認識できるものから，身体化された痛みや疲労まで，現れはさまざまである。ある症状を他の症状と区別することは，悲嘆の中にある人に対して，どのように対応し，どのような治療を提供するかを決定する助けとなるであろう。

悲嘆の過程

悲嘆の中にある人のほとんどは，専門家の助けなしに徐々に自分の喪失に取り組むようになる。通常の悲嘆のプロセスは，まず短期間の茫然自失の状態，もしくは圧倒される状態に始まり，しばしば否認を用いて，亡くなった人が戻ってくることを切望する数カ月間を過ごし，多くの場合抑うつ状態を伴う最終的な喪失の受容に至り，そして，生存者としての人生の再構築の時期が始まる[2]。

しかしながら，愛する者を亡くした人の30％は，この適応がすみやかには展開せず，悲嘆がさまざまに複雑化した状態が続く。この複雑化には通常，悲嘆と喪のプロセスの遷延，喪のプロセスの開始の遅延，身体的な病気，もしくは大うつ病などの精神的な病気がからみあう。災害状況においては，ヘルスケア専門家としてあなたは，これまでに出会ったことがないほどの規模の死や，死の目前にある人々と出会うことになる。そこであなたが対応する患者もあなたも，死別に関わるさまざまなニーズを知っておくことが助けになる。

災害で愛する者を亡くした人への援助

　災害が起きたとき，あなたは，愛する者を亡くした人々との間で，以下に示す仕事の少なくとも一つ以上に関与するだろう。

　　救急診療部もしくは類似した現場におけるトリアージ
　　急性の悲嘆反応を現している人々の同定，診断，ケア，配置
　　複雑化した悲嘆障害を現している人々の同定，診断，ケア，配置

　災害直後には，通常救急施設において，救急処置が生死を分ける被災者の治療を最優先するようにトリアージ・スクリーニングが行われる。悲嘆反応を現している人々は，通常，別の場所に移される。隔離は必要なことであるが，逆効果もある。隔離に際して生じ得る三つの過誤を以下に挙げておく。これらの問題は，予測できていればたいていは回避できるものである。

1. **救急治療を受けているときに亡くなった患者の肉親に対するケアの失敗**
　　亡くなった患者の肉親の多くは，その現場でカウンセリングを受ける必要がある。それは人道的な理由からだけでなく，彼らのケアをすることが，救急治療の現場の士気を下げる過剰な悲嘆の表出を減少させることができるからである。
2. **死別による悲嘆反応の症状を呈している人々に対するケアの失敗**
　　救急治療の現場に必然的に充満する，外科治療の切迫感に満ちた独特の雰囲気の中にあって，隔離された悲嘆の中にある人々のグループは忘れられ，彼らのニーズは見過ごされる可能性がある。医師の数が非常に足りない場合であっても，ヘルスケアチームの一人もしくはそれ以上のメンバーが，たとえメンタルヘルス担当者でなくても，悲嘆の中にある人々が集まっている，もしくは集められている場所に割り当てられるべきである。
3. **救急医療を受けている患者に対するグリーフカウンセリングの失敗**
　　身体的な外傷を負った患者は，彼ら自身，災害で亡くなった親戚や友人のために悲しんでいるかもしれない。1942年に起きたココナッツ・グローヴの火事直後の急性の悲嘆に関する臨床的に先駆的なリンダーマンの仕事は，このナイトクラブの火事による深刻なやけどのために入院した患者，悲嘆の中にある彼らの親戚，そしてその他の悲嘆の中にある患

者とその親戚に対して行われた [3]。

急性の悲嘆

　グリーフワークを展開させ，悲嘆の複雑化を防ぐためにもっとも助けとなることは，共感的な聴き手になることである。それは，悲嘆の中にある人々の情緒の流れに早まった再保証をするか，もしくは止めようとする試みを回避することも意味する。あなたはまた，愛する者を亡くした人々が感じている罪悪感や恥といった感情に展望を与える助けをすることもできる。

　ここで書かれていることのほとんどは，あなたと愛する者を亡くした人々が，死別についての基本となる文化的な見解を共有していることを想定している。したがってこのことは，必ずしも常に当てはまるわけではない。文化によっては，自分の悲しみを見知らぬ人に話すことさえ不適切な行動となる場合がある。そのような場合，患者が自分たちの文化における精神的指導者と話ができるような手配を援助することが助けになる。これらの問題は，外国だけでなく，9.11のテロリスト攻撃の後のニューヨークやハリケーン・カトリーナ後のニューオリンズのような状況においても生じる。

　しかし災害直後に信頼できる人が近くにいない状況で愛する者を亡くした人にとっては，救助者が，グリーフワークを始める助けをすることのできる唯一の人であろう。本章の冒頭で紹介したシェイクスピアの一節は，急性悲嘆の劇的な例であり，それは400年前と同様に現在においても通用するものである。この短い抜粋において，マクダフは，われわれが圧倒されるような喪失に直面したとき，最初その事実に対処できなくなることをはっきりと示しているが，これは災害被害者の近親者においてしばしば見られることである。愛する者を亡くした人々のほとんどは，亡くなった人が戻ってくることを切望し，喪失の終局性を無意識に否認しようとする。この段階では，ジョアン・ディディオンが邦題「悲しみにある者」(The Year of Magical Thinking) の中で述べているように，「彼が帰ってきたときにそれらを必要とする」[4] ので，彼女の死んだ夫の古い靴を捨てないといった明らかな否認が見られる。ここで否認は防御的な機能を果たしている。それは悲しみの中にある人々が圧倒されないようにするものであり，後に示す遷延された悲嘆の例のように，それが問題を生じさせない限りは，反駁する必要はない。

　愛する者を亡くした人々はまた，罪悪感や恥の感情を表現する。それは，ときに相応の意味ある表現の場合もあるが，たびたび誇張された非現実的なものとなる。マクダフは，彼の家族を無防備のまま残したことに対して彼が感じている罪悪感を，痛々しくはあるが，現実的に語り続けた。「罪深いマクダフ！」[1] と彼

は言った。「お前のせいで皆殺しだ。……俺のせいで，罪もないあいつらが惨殺された」[1]。否認の場合と同様に，誇張された罪悪感，もしくは不当な罪悪感であっても，軽い当惑の表現以上に問題にする必要があることはめったにない。悲嘆の中にある人が何に罪悪感もしくは恥を感じているのか確かにはわからなくとも，表出，表現がある方がよい。

　悲嘆は病気ではなく，人生上のできごとに対する自然な反応である。しかしながらそれは，悲嘆の中にある人々にとって「複雑化した悲嘆」といわれる一連の病に対する脆弱性を著しく高めるようなできごとであり，とくにその初期においては，通常カウンセリングが役に立つものである。いかなる災害においても，メンタルヘルスサービスや宗教家によるケアを含め，グリーフカウンセリングを行う役割を任せることのできる充分な数の専門家はいないものである。したがって，医療の過程で悲嘆に寄り添うことが，あなたが事実上「グリーフカウンセラー」として悲嘆の過程に有効に参与することになる。

　悲嘆の中にあっても，マクダフのように地域のリーダーがその責任を外してしまわないことが重要である。彼らがリーダーシップの機能を遂行し，士気を維持することができるように，彼らのためのカウンセリングも必要であろう。リーダーシップをとる自信に基づく士気の高さは，いかなる危機に対しても成功裡に対処できるための重要な決定因である。したがって，あなたがコミュニティリーダー自身の悲嘆への対処を助けるなら，あなたはコミュニティ全体の士気を高めることになる。もしあなたが彼らにカウンセリングできないなら，必ずそれができる，充分に熟練した人を見つけるべきである。

　最後に，文化によって，死者に対して敬意を払う作法は異なっている。しかしながらほとんどの場合，追悼式は生き残った人々のグリーフワークを進めるものでもある。したがって，葬儀や記念式典は，災害の復興のために必要となる貴重な時間を使うものではあるが，コミュニティの士気を高め，死別に対する早期の取り扱いを促すということを忘れてはならない。

遷延された悲嘆 [5, 6]

　継続した否認の使用を伴う遷延された悲嘆の事例の一つに，イングランドのヴィクトリア女王がいる。1837年に18歳で女王になったヴィクトリアは，3年後にアルバート王子と結婚し，彼に対して非常に依存するようになった。彼女の行政上の責務において，彼はいつも時宜にかなった適確なアドバイスを与えていた。彼の死後，彼女の悲嘆が止まることはなかった。その後の20年間，彼女は毎晩彼のために風呂の湯を入れ，パジャマを広げて置いていただけでなく，アド

バイスを求めて彼に頼り続けた。彼女が得られたのは，彼が死ぬ前に彼女に与えたアドバイスのみであり，それは時が経つにつれ，次第に時代遅れとなっていった。その結果，彼女はますます蚊帳の外に置かれるようになった。幸いなことに，この時期には深刻な災害やその他の危機が起きることはなかった [5]。

このような遷延された悲嘆の取り扱いは非常に複雑なものとなる可能性があるので，もしあなたがヴィクトリア女王，もしくは彼女のような人の主治医であったなら，メンタルヘルスの専門家に委託することを強く考えるべきである。しかしながら，彼女をその気にさせるには非常な繊細さを要するであろう。

遷延された悲嘆－大うつ病の可能性

マクベスに父親を殺された，スコットランドの王位の明らかな継承者であるマルコムの事例のように，複雑化した悲嘆は診断することが困難である。このエピソードは，『マクベス』の第4幕第3場にも見ることができる。マクダフは，マルコムが彼のマクベスへの反逆に喜んで加わることを期待していたが，それに反してマルコムはためらい，マクダフが彼を裏切ってマクベスに引き渡すのではないかと疑念を抱いていた。それは「罪のない弱く哀れな小羊を生け贄にして神の怒りを鎮める」[1] つもりだろうというものであった。マルコムの疑念は，自分は考えられるありとあらゆる点でひどい悪人なので，人々が本当の自分を知ったなら「黒いマクベスも雪のように真っ白に見えるだろう」[1] という，自分自身についての詳細な説明を伴うものであった。

マクダフは，マルコムの反応に驚き，立腹し，そして深く失望した。彼はマルコムの語ったことを文字どおり受けとり，若い王子の性格は王になるのにふさわしくないと結論づけた。これは重要な決断であった。マルコムが突然に，そして奇跡的にマクダフの誠実さによって翻意し，彼の疑念と悪意を捨て，反逆に加わる決意をしたとき，マクダフはまさに反逆そのものを断念しようとしていたところであった。それはおそらく，精神病の人々が非常なストレスのもとで現す現実対処のしるしである。理解できることだが，マクダフはわれわれのように混乱した。彼はためらい，マルコムがその理由を尋ねると，答えて言った。「嬉しいことと恨めしいことが一度にきたので，気持ちの折り合いがつかないのです」。[1]

シェイクスピアは，彼の作品の登場人物を本当にしばしば「折り合いがつかない」複雑な状況から，奇跡的に解放する傾向がある。しかしながらマルコムの行動は，悲嘆が複雑化したときにしばしば生じる病である大うつ病を示唆するものである。マルコムは，彼の父親が殺された直後に，同じ運命に陥ることから逃れるため，彼のサポートシステムのすべてを捨て去ることによって，この病にかか

りやすくなっていたのである。この時点において，マルコムには周到なメンタルヘルス査定が必要である。あなたが臨床の場において彼に出会うとき，災害時であろうとなかろうと，あなたはいくつかの質問をするであろう。

1. マルコムの疑念は被害妄想だろうか。また彼の自己中傷は妄想だろうか？
2. マルコムは精神を患っているのであろうか？　それとも孤独な青年で，自分に友だちがいるのか確信が持てず，引き受けることを求められている責任を怖れているのだろうか？
3. もし前者なら，彼には自殺の危険があるだろうか？　また，もし後者であるなら，彼は助けを得ることによって，王位を継承するという挑戦を受けることができるだろうか？　換言すると，マルコムの予後はどのようなものだろうか？

もし今日のマルコムが精神病的な思考を伴う大うつ病を患っているなら，彼にはおそらく入院と投薬が必要であるが，災害の直後にはそのいずれも得られないかもしれない。それが得られないなら，彼はリーダーシップの役割を担うのに適任ではないだろう。適切な治療のためには，可能であればこのような患者を被災地域の外の精神科病院に移送することが必要だとあなたが判断することもあるだろう。災害の直後には，医療施設だけでなく，薬剤，処方箋，処方箋を書く医師，薬を調合する薬剤師，そしてそれらを結びつけるコミュニケーションの流れも，すべて失われているかもしれない。このような場合には，患者の安全を確保するために，現地で手に入るどんな支援をも頼る必要がある。災害によって愛する人を失った悲しみの中にいる人々に出会うとき，彼らを助けるためにもっともふさわしい応答は，シェイクスピアによるマルコムからマクダフへの言葉である：「悲しみは声に出せ。はけ口もないままに黙って悲しんでいると，胸が張り裂けてしまう」[1]。

文献

[1] Shakespeare W. *The Riverside Shakespeare*. Boston : Houghton Mifflin Company ; 1974 : 1332-1334.
[2] Parkes CM, Ed. *Coping With Loss*. London : BMJ Books ; 1998.
[3] Lindemann E. The symptomatology and management of acute grief. *Am J Psychiatry*. 1944 ; 101 : 141-147.
[4] Didion J. *The Year of Magical Thinking*. New York : Random House ; 2005.
[5] Prigerson HG, Maciejewski PK. Grief and acceptance as opposite sides of the same coin : setting

a research agenda to study peaceful acceptance of loss. *Br J Psychiatry*. 2008 ; 193 : 435-437.
[6] Prigerson HG, Vanderwerker LC, Maciejewski PK. Prolonged grief disorder : a case for inclusion in DSM-V. In : Stroebe M, Hansson R, Schut H, Stroebe W, Eds. *Handbook of Bereavement Research and Practice : 21st Century Perspectives*. Washington, DC : American Psychological Association Press ; 2008.

第III部
介入

フレデリック J. スタッダード Jr. [編]

第14章

サイコロジカル・ファースト・エイド

アンソニー T. ウン, MD
エドワード M. カンター, MD

　Jさんが，プライマリケア内科医としてのジョーンズ医師に診察を受けに来たのは，自分のアパートの崩壊を目撃して間もなくのことであった。その事故で彼女は家族の何人かを亡くしていた。ジョーンズ医師は，精神科既往歴のないJさんが不安状態にあることに気づいた。ジョーンズ医師はJさんの傍らに座り，彼女の心配ごとに耳を傾けた。Jさんは，増え続ける支出による経済的な問題と同時に，残された家族にどのように対応したらよいか悩んでいた。ジョーンズ医師はJさんと，仮住宅についてと，経済的支援が得られる場所があることについて話をした。医師は，クリニックのソーシャルワーカーの一人に，Jさんと会うよう依頼した。医師はまた，大家族，友人，教会などを含む大事にすべき社会的支援がJさんにはあることを思い出させ，それらの支援を利用するよう勧めた。

概要

　災害や集団トラウマに遭遇した人々の精神的および心理社会的な健康を支援するための適切な介入は，常に変化する過程と共にある。すべての人が災害後に精神疾患を発症するわけではない。事実，ほとんどの人はそのようにはならない。前出の章で記されたよう

- サイコロジカル・ファースト・エイド（PFA）は，災害早期の実用的介入を提示するものである。
- PFAは，人が災害によって精神科的疾患になると決めつけることをしない。
- PFAは，非侵入的で共感的な態度で人間的つながりを打ち立てることを促進するものである。
- PFAは，災害後に個々人の機能的な能力を維持するよう促すものである。
- PFAは，安全，社会的支援，効力感（たとえば，建設的な活動や優先すべきニーズ）に焦点を当てるものである。

に，情緒的反応の範囲や激しさ，およびそれに続く行動的支援に対する要求は非常に広範にわたっている。数えきれないほどの災害が起きているにもかかわらず，何が有効で何が有効でないか，あるいは何が危害を与えかねないかについての研究は，一向に進んでいない。認知行動療法や脱感作法などいくつかの方法は，トラウマを負った生存者には有益であることがわかってきたが，災害や多数の死傷者が出た事故の際の適用の仕方には一貫性がないままである。マス・トラウマを生むできごとは混沌として変化の多い様相を呈するため，介入の有効性を評価する研究は実証が困難である。しかしながら，リスクと回復要因，ストレスと外傷性ストレス理論に対する評価と理解，そして専門家の一致した推奨により，サイコロジカル・ファースト・エイド（PFA）の前提にしたがったエビデンスによるアプローチは，いくつかの信頼できる集団および調査結果によって確認され，是認されてきている [1-4]。

背景

歴史的には，PFAは，被災直後の早期に素人のカウンセラーや準専門職の人々が利用するための手引きであり，たとえば，止血，骨折に添え木をする，さらにより本格的治療を必要とする人々を救急医療室に，あるいは主治医のもとに送るといった，身体的外傷を負った場合における救急処置と同じようなものとして考えられてきた。PFAは，準専門職向けと限定するよりはむしろ，あなたが看護師，救急医療技師，プライマリケア医，精神科医であるかに関係なく，その状況や文脈によってその適応性を定義づける方が意味をなすといえよう。PFAは，その目標に応じて精神薬投与を並行処方することもあるが，それ以上の効力を持つものである。災害直後の精神薬理に関する情報は，後の第18章で述べる。

PFAは，災害発生直後の時期（初めの数日か数週間）における救急心理処置法モジュールであり，災害による急性ストレス反応 [▶監訳注12]（たとえば，身体的，心理的，認知的，精神的）を経験している個人に対する実用的介入法である。悲嘆の兆候は，見当識の混乱，困惑，狼狽であり，これらに極端なひきこもり，アパシー，「隔離」，そしてまた極端な苛立ち，怒り，過度の心配性が伴う。PFAは，とりたてて生存者の誰もが診断可能な精神病理を発症すると仮定しているものではないが，極度の悲嘆の危機に晒されている人々にも適用できるものであ

[▶監訳注12] 急性ストレス反応（Acute Stress Reaction：ASR）は，災害，戦争あるいは特異な危機状況における一過性のストレス性心理損傷であり，ICD-10；F43.0に記述されている。たびたびASD（Acute Stress Disorder）と同義的に用いられることが多く，ASDはPTSD発症の高リスク様態として警戒も要すると見られている。

る。PFAは，容易に適用できる対人的，心理社会的な顕現症候や事態に対して対処するものである。災害後に，個々人の機能する能力を維持することを促進支援するのがPFAである。それは，適応的な対処能力を引き出し，問題解決力を高めることを，短期的さらには長期的に発揮できるよう意図している。具体的には，避難所，食料，水といった災害後の問題に関わる基本ニーズに対応する個人の能力を助けるものである。PFAは，人々がさまざまな人的支援機関に災害後支援を求める際にも役立つ。PFAは，被災者個人の実用的な援助をしながら，社会的支援につなぐ手助け，悲嘆反応と対処法についての情報提供，さらには被災者を協働支援機関につなぐ援助をする中で，被災者のニーズや心配ごとのアセスメントをすることまで含んでいる。

　PFAの原理と技術は，幼児から高齢者まで生涯のすべての発達段階に適していることが示されているし，文化的にも広められ適用できるとされている。PFAは，プライマリケア臨床家を含む救助員にとって，災害後の救急期に有効な手法とされている [5]。PFA理念を採用した多くの機関や学習コースがあることを認識した上で，本書の目的のために，アメリカ国立子どもトラウマティック・ストレス・ネットワーク（NCTSN）およびアメリカ国立PTSDセンター（NCPTSD）によって医療予備部隊（MRC）のために作られた**PFA実施手引き**を，アメリカ赤十字，災害制御予防センター，アメリカ精神分析学会の間で一致を見た説明と合わせて強調しておく [6,7]。ただし本書のPFAについての説明および**表14.1**と**表14.2**の記述は紹介レベルのものであって，実技演習や講師による指導が組み込まれているPFA研修コースに代わるものではない。読者には，それぞれの地方のMRC，アメリカ赤十字，あるいはその他のしかるべき信頼できる訓練機関を通して充分なPFA訓練を受けることを強く勧める。インターネットによる無料のPFAの紹介もある。それは本書に提示された理念に沿った確かなものであり，思想，概念，技法をよく概説して提供している（http://pfa.naccho.org/pfa/pfa_start.html）[8]。繰り返しになるが，これも実技演習やスーパーバイズ経験に代わるものではない。

　フェッター（Fetter, J. C.）は，安全，社会的支援，有効性に焦点を当ててPFAを概説している [7]。安全の観点からすると，生存者の基本的ニーズや身体の心配に言及されるべきであり，それにはさらなる身体的危害が及ぶことのないような安全，水分，食料，睡眠，衛生，教育などが含まれる。負ったトラウマ以外のストレスに満ちた刺激は，できるだけ少なくすべきである。とくに，メディア報道による過剰なトラウマを再び受けるようなことは避けるべきである。社会的支援としては，生存者を学校，宗教施設，友人や家族などのような本来の社会集団に再びつなぐように支援することである。とくに両親と子どもは，もし離れ離れ

> **Box 14.1** サイコロジカル・ファースト・エイド（PFA）の基本的ことがら
>
> - 非侵入的で思いやりのある仕方で，人間関係を作る。
> - 即時的に持続的な安全性を高め，身体的，情緒的な安心を与える。
> - 情緒的に取り乱し，動転している生存者を，静かに落ち着かせる。
> - 生存者が緊急のニーズや心配ごとを明示できるように助け，関連する適切な情報収集をする。
> - 生存者が緊急のニーズや心配ごとを言えるように，具体的な手助けをし，情報を提供する。
> - 生存者をできるだけすみやかに家族，友人，近所の人，地域社会の支援資源などの社会支援ネットワークにつなぐ。
> - 有効な積極的な対処法を支援し，対処する努力や力を認め，生存者を勇気づける。回復に有効な役割を担う大人，子ども，家族を励ます。
> - 生存者が災害の心理的衝撃に有効に対処するのに役立つと思われる情報を提供する。
> - サイコロジカル・ファースト・エイドの提供者をどのくらいの間利用できるかを明示し，災害対応の努力を続けるよう支援する。適切な時期に，生存者を災害救助チームの別のメンバーか，その地の現地復興センター，メンタルヘルスサービス，公共地区管理センター，その他の支援組織につなぐ。
>
> 出典：Fetter JC. Psychosocial response to mass casualty terrorism : guidelines for physicians. *Prim Care Companion to J Clin Psychiatry*. 2005 ; 7(2) : 49-52 ; ならびに Forbes D, Creamer MC, Phelps AJ, et al. Treating adults with acute stress disorder and post-traumatic stress disorder in general practice : a clinical update. *Med J Aust*. 2007 ; 187 : 120-123.

になっているなら，できるだけすみやかに一緒になれるようにすべきである。生存者には，彼らの情緒が極度のストレスに対する正常な反応であることを理解できるように，心理教育を提供すべきである。そして，生存者とその家族ができる建設的活動，たとえばボランティア活動をする時間，献血，心肺蘇生術を学ぶコースに通う等々を見つけるよう励ますべきである。日常生活を取り戻すことも促すべきである。極度のストレス時にはしばしば，ニーズの優先順位づけをする力が損なわれることがある。そのような場合，被災者が問題の優先順位づけをし，それらを合理的で達成できる課題へと分割し，一つずつ取り組めるように支援すべきである。生存者は，リラックス法などのストレスへの自己治癒術についても教示される必要がある。

Box 14.2 サイコロジカル・ファースト・エイド（PFA）の概要

サイコロジカル・ファースト・エイドの実行準備
1. 設営に入る
2. 援助を提供する
3. 静かで落ち着いた存在感を維持する
4. 文化と多様性に慎重に対処する態勢をとる
5. 危機状況にある各特定集団に留意する

声をかけ活動を開始する
1. 自己紹介をする
2. 緊急に必要とするものを尋ねる

安全と安心
1. 当面の身の安全を確保する
2. 判断力，自制心，安心，および安全の感覚を高める
3. 災害救助活動や事業に関する基本的な情報を提供する
4. 身体を労ることができるように配慮する
5. 社会参加を促す
6. 両親からはぐれた子どもたちに配慮する
7. トラウマ経験を重ねることを防ぎ，トラウマを想起させるものごとからの安全を確保する
8. 急激な死別体験を負っている遺族には特別な配慮をする
9. 肉親を失った子どもや思春期の若者の特殊なニーズに配慮する

安定化
1. 情緒的に当惑している生存者が落ち着けるようにする
2. 情緒的に当惑している生存者に話しかける際の注意点に留意する
   大人または養育者
   子どもや思春期の若者

情報の収集：今必要なことや困っていること
1. 災害で経験したことの特徴と過酷さ
2. 家族や近しい友人の死
3. 災害直後の状況や継続する脅威への心配
4. 愛する人との離別状況あるいはその人の安全に関する心配
5. 身体疾患と必要な薬
6. 災害の結果失われたもの（家，学校，近所の人，仕事，個人の財産，ペット）
7. 強い罪悪感あるいは恥の感情
8. 自分または他者を傷つけようとする考え

> **Box 14.2 サイコロジカル・ファースト・エイド（PFA）の概要［つづき］**
>
> 9. 適切な支援の社会的ネットワークの欠如
> 10. 以前のアルコール依存または薬物使用
> 11. 以前のトラウマや喪失体験
> 12. 以前の心理的問題
> 13. 発達上の問題に心配がある特定の若者，大人，家族
>
> **実践的援助**
> 1. もっとも急を要するニーズを特定する
> 2. ニーズを明確にする
> 3. 実行計画を検討する
> 4. そのニーズに向けて行動する
>
> **社会的支援につなぐ**
> 1. 一次的支援者（家族や大事な人）につなぐようにする
> 2. 直接役立つ支援者を利用するように勧める
> 3. 支援を求めたり与えたりすることについて検討する
> 4. 必要に応じて，専門的な救助などの外部の支援を特定することを助ける
>
> **対処の仕方についての情報**
> 1. ストレス反応に関する基本的情報を提供する
> 2. トラウマ経験と喪失に対する共通の心理反応を再確認する
>   **侵入反応**
>   **回避とひきこもり反応**
>   **身体の覚醒反応**
>   **トラウマリマインダー（想起させる）**
>   **喪失リマインダー（同上）**
>   **変化リマインダー（同上）**
>   **辛苦の感覚**
>   **悲嘆反応**
>   **トラウマ悲嘆**
>   **うつ**
>   **身体反応**
> 3. 対処方法について基本的情報を提供する
> 4. 簡単なリラックス法を示す
> 5. 両親あるいは養育者に対して，子どもにとくに配慮すべきことを概説する
>   **発達上の問題について援助する**
> 6. 怒りの対処の仕方について援助する

> **Box 14.2** サイコロジカル・ファースト・エイド（PFA）の概要［つづき］
>
> 7. 非常に否定的な感情に対処する
> 8. 睡眠に関わる問題を助ける
> 9. 薬物などの濫用に対処する
>
> **協働的支援との連携**
> 1. 付加的に必要になる支援に直接つなぐようにする
> 2. 支援関係を継続できるようにする

結論

　もし災害や多数の死傷者が出るような大事件の救助に出る場合には，非常に大勢の，急性で多様な心理反応を示す患者のケアの求めに出会うであろう．そのような際には，ヘルスケア支援者はすべて，そのような大規模な外傷的なできごとによる，メンタルヘルスに関わる弊害をできるだけ軽減し最小化する方策をとるべきである．PFAは，安全と効力感の促進，急性ストレス反応の教育と正常化，生存者を地域社会や支援につなぐなどのことを含む支持的な早期介入を提供するパラダイムとして位置づけられ，認められてきている．災害およびその地域社会の影響が流動的で多様な性質を持つことをよりよく理解するためには，さらなる研究が必要ではあるが，PFAは個人と地域の両方のレジリエンスを促進させるための，もっともエビデンスに基づいたアプローチといえよう．

文献

[1] Watson PJ, Shalev AY. Assessment and treatment of adult acute responses to traumatic stress following mass traumatic events. *CNS Spectr*. 2005 ; 10 : 123-131.
[2] Hobfoll SE, Watson P, Bell CC, et al. Five essential elements of immediate and mid-term mass trauma intervention : empirical evidence. *Psychiatry*. 2007 ; 70 : 283-315.
[3] Everly GS Jr., Flynn BW. Principles and practical procedures for acute psychological first aid training for personnel without mental health experience. *Int J Emerg Ment Health*. 2006 ; 8 : 93-100.
[4] Watson P. Psychological first aid. In : Blumenfield M, Ursano RJ, Eds. *Interventions and Resilience After Mass Trauma*. Cambridge : Cambridge University Press ; 2008.
[5] Forbes D, Creamer MC, Phelps AJ, et al. Treating adults with acute stress disorder and post-traumatic stress disorder in general practice : a clinical update. *Med J Aust*. 2007 ; 187 : 120-123.
[6] NCTSN, NCPTSD, & MRC National Mental Health Work Group (2008). *Psychological First*

Aid for Medical Reserve Corps : Field Operations Guide. Available at : **http://www.nctsn.org,www.ncptsd.org, and www.medicalreservecorps.gov.** Accessed February 28, 2009.
[7] Fetter JC. Psychosocial response to mass casualty terrorism : guidelines for physicians. *Prim Care Companion to J Clin Psychiatry.* 2005 ; 7 (2) : 49-52.
[8] Hermann J, Cole V. *Psychological First Aid : Helping People Cope during Disasters and Public Health Emergencies. A Self-Study Program on Psychological First Aid and Workforce Resilience.* Rochester, NY : University of Rochester ; 2006.

第15章

救助者の理解と援助

クレイグ L. カッツ, MD

　W氏は45歳の, 既婚の, 数人子どもがいる父親で, グラウンドゼロで遺体修復作業に参加したアメリカ軍人の一人である。彼は世界貿易センターの救助者のための特別プログラムの一環として, 2003年にメンタルヘルスに関する診断を受け, 臨床的には抑うつ状態とみられたが, 治療の提案は拒否した。6カ月後, 彼はアセスメントを行ったソーシャルワーカーに電話をしてきて, 自分の情動の激しさに強い羞恥心を持っていたものの, 多岐にわたる抑うつおよび不安の症状の治療に入ることに同意した。W氏は, グラウンドゼロでの仕事に関連した, 現在進行中の生活上のストレスに加え, 子ども時代のトラウマに関係した記憶が予期せず溢れ出てきてしまうことにも取り組むプログラムの中で, 薬物療法と心理療法を組み合わせて受け続けている [1]。

被災地域における救助者の立場

　W氏のような災害救助者は, 「被災コミュニティ」の一員であることで, 起きた災害によって心理的に影響を受ける。被災コミュニティは, 災害によって影響を受けた人々と団体によって構成される [2]。この概念のもともとの記述は, 1985年にアメリカ軍のエリートメンバーたちを乗せたチャーター機が国際的平

- 救助者は, 被災地域の中心に近い, 被害を受けやすい位置にいる。
- 災害に関わる仕事の外的ストレスには, プレッシャーのかかる期待や, 死や破壊を目撃することが含まれる。
- 災害に関わる仕事の内的ストレスには, 役割混乱や生存者罪悪感, 強烈な情緒を伴う自分自身の内なる格闘が含まれる。
- 災害救助者が災害に対する心理的反応に取り組むことは, メンタルヘルスにはスティグマがつきまとうゆえにきわめて重大なことである。
- 基本的なメンタルヘルス・スクリーニングは, 救助者の身体的健康検査のすべてに組み込まれるべきである。

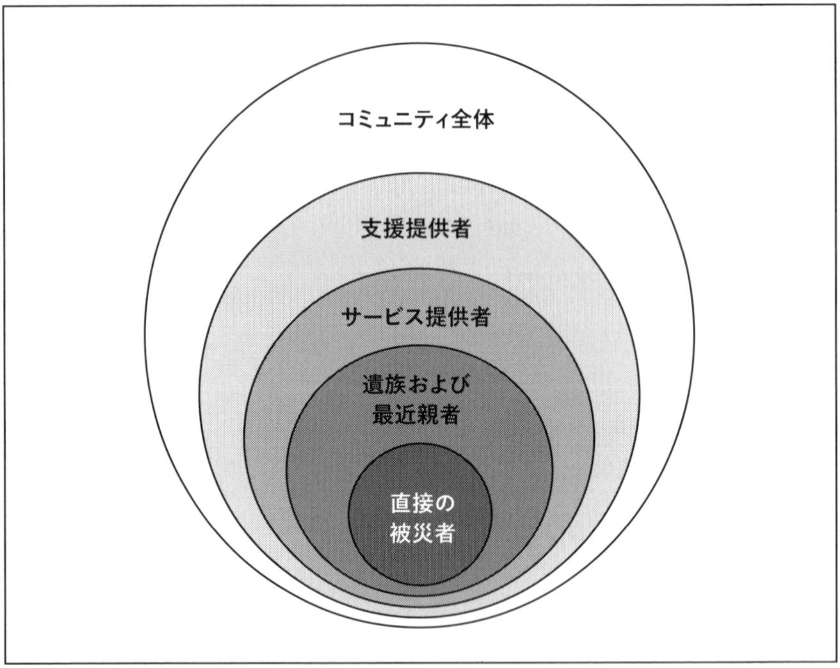

図 15.1 被災コミュニティ模式図：ニューファウンドランドのガンダーからケンタッキーのフォートキャンベルに向かう途上で墜落し，乗っていた 248 名のアメリカ兵全員が死亡した飛行機事故に基づいて構成された，被災コミュニティを表す。遺体確認はフォートキャンベルおよびドーバー空軍基地において行われた。

出典：Wright KM, Ursano RJ, Bartone PT, Ingraham LH. The shared experience of catastrophe : an expanded classification of the disaster community. *Am J Orthopsychiatry*. 1990 ; 60（1）: 35-42.

和維持活動からケンタッキーのフォートキャンベルに帰る途中で起こした墜落事故を受けて得られた所見から導かれている（図 15.1）。

　関与の強さの減少を示す漸進的な円は，直接の犠牲者という中心点から放射線状に，最近親者，第一次救助者を含むサービス提供者，地域コミュニティやあなた自身のようにサービス提供者を支援する人々を含む支援提供者，災害救助を行っているところの社会基盤へと広がる。このような関与を示す円はまた，複数の地域に，この場合はフライトの出発点（ニューファウンドランド），フライトの目的地（フォートキャンベル），そして遺体の身元確認がなされた場所（フォートキャンベルおよびドーバー空軍基地）にも及ぶ。

　被災コミュニティの図は，最近親者に近い円の位置にいることで，救助者がい

かに激しく災害に晒されたかを生々しく示すものである。彼らが災害に心理的に晒されるということには，身体的要因と情緒的要因の両方が含まれる。あなたのヘルスケア実践の中でよく知っている身体的外傷とは異なり，心理的外傷は，外傷的なできごとに物理的に近くなくても体験されるものである。情緒的な近さが，要因としては同じくらいに重要である。たとえば，戦艦アイオワ爆発事件の後，遺体を扱っていたボランティアの災害支援者たちは，遺体が友人のものであると確認できた場合，PTSDやその他の悲嘆の症状を表す傾向が高かったということがわかっている[3]。救助者は，災害に対して身体的に晒されることに加えて，潜伏性の情緒的衝撃にも晒されるという二重の被災に直面させられるのである。

災害救助業務のストレス

　救助者の災害事象との身体的および情緒的近さは，彼らが晒されるストレスの範囲に反映される[4]。外的ストレッサーは，暴力的な死や陰惨な遺体に晒されることを含む。救助や復興努力に携わることは，嫌な感覚的経験（たとえば視覚や嗅覚など）や，遺体に突然出会ってしまうことの意外性や，子どもの遺体に晒されてしまうということによって，とくにストレスの強いものになりやすい。死体安置所で働く人々のメンタルヘルスは，とくに配慮されるべきである[5]。他の外的ストレス源は，最近親者の悲嘆に対処しなければならないことや，救助や復興努力に特徴的な，プレッシャーのかかった仕事環境に関係している。このようなプレッシャーは，救助者が救助や復興努力に多くの時間を費やすことを招くが，このことは結果的に，彼らが自分自身で対処できる以上に長い時間，復興努力に関与することになってしまいかねない。W氏のようにニューヨーク市で起きた9.11襲撃への対応をした2万8,000人以上の救助者，復興支援者に関わるある研究では，グラウンドゼロで過ごした時間の長さが，PTSDを発症する主な予測因子となっていた[6]。外的ストレスの中には，労使関係問題のような，災害以前から存在し，現在進行中の組織的なストレスに関係しているものさえある。

　災害の内的体験は，救助者にとって他の重大なストレス要因を構成し得る。被災者と一体感を持つという仕事に加え，救助者は，不慣れな体験に関わる情緒や，自分が助けたり貢献したりする能力があるのかという疑いや，自分自身の役割についてといった混乱の渦に対処しなければならない[4]。それは，他のみんなは災害現場で目的をもって精力的に走り回っているように見える中で，自分は動けていないという戸惑いや無力感に苛まれるという，長く続く情緒的苦痛を引き起こし得る。そしてW氏のように，救助者の中には，救助活動がその痛みから，思いがけなくも子どもの頃の体験や戦争体験を含む，以前のトラウマの記憶

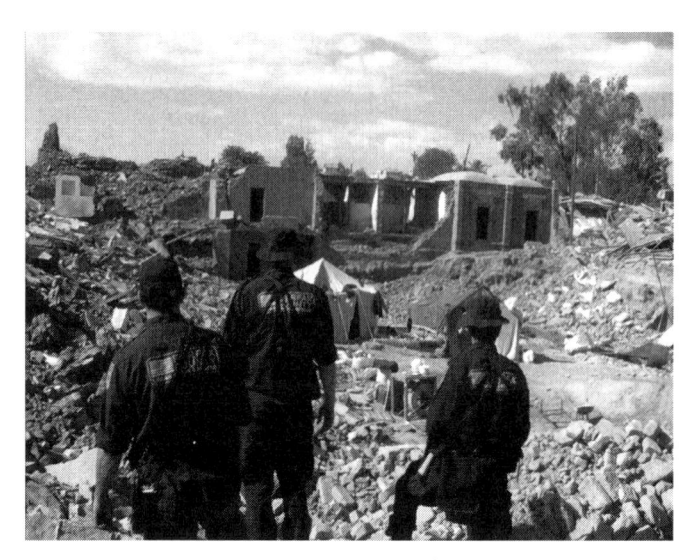

図 15.2 イランのバムにおける震災後に調査を行っていく中で，救助隊員たちはそれぞれに，さまざまな考えや感情に直面したことだろう。

提供：Courtesy of Jay Schnitzer, MD.

を呼び起こすという目に遭う人もいる。とくに救助者が同僚や友人を災害で亡くしている場合，生存者罪悪感が起きる可能性がある。被災者への同一視，あるいは過剰な同一視は，救助者にストレスを引き起こす。たとえば負傷した子どもを見ることで，その子と自分の子どもを重ね合わせ，その子どもが生き延びなかった際に，罪悪感が引き起こされることもある。

　東南アジアにおける2004年の津波で被害を受けた海辺のリゾートホテルの従業員たちのように，多くの人々はたまたま災害救助に従事することになる。バーテンダーとして仕事をしに来て，気がついたら溺れているホテル客たちを救助しているということの間にある大きな溝は，人の対処能力に莫大なストレスを引き起こす。救助者の中には，本来の職務ではないにもかかわらず，雇用主から災害救助業務に従事するよう請われた人たちもいる。ニューヨーク市の9.11テロ後の状況では，自分の仕事において不慣れな作業を頼まれることが，救助者のPTSDリスクを高めた [6]。クレーン運転者たちは，建設現場で働くということがどういうものなのかはよくわかっているが，グラウンドゼロの死と破壊の真っただ中でクレーンを運転するということがどういうものなのかは知らないのである。

　ヒーローになることすら，重荷になることがある [7]。被災コミュニティは，

復興が進むにつれ，状況はよくなり，安全であるという感じを強めるべく，誰かを英雄にしたがる面があるが，救助者は，仮にヒーロー扱いされるとしても長くそうされることは好まないことがほとんどである。この，救助者自身についてのイメージは，彼らの，充分に人を助けられなかったとか，ただ自分の仕事をしていただけだとか，災害支援活動のように輝かしく目立つものではまったくない個人的な生活を送っているという彼らの実感覚と，たいていは衝突するだろう。

メンタルヘルスの職員と協力して，救助者の多様性やタイプに合わせて彼らの心理的要求に対応することは，多くのプライマリケア臨床家が選んで，あるいは頼まれて果たしていく一つの仕事である。すべての臨床家にとってこのような仕事が特異なわけではないし，限られた訓練しか受けていないだろうが，信頼される臨床家が医療サービスと同時に救助者の心理的要求に共感することは特別な意味を持ち，サポートとなる。

救助者の心理的要求への対応

救助者が自らの体験に伴う情緒に対処できるように援助することは，彼らの直面している心理的な課題に気づくのを助けることから始まる。彼らは自分の情緒を認め，受け容れ，助けを求められるようになるために，あなたの援助を必要とするだろう。災害支援コミュニティは概して男性が多く，そのために，メンタルヘルスケアを探し求めることをもともとあまり歓迎しない。とりわけ，第一救助者コミュニティは，ほとんど宗教的信念に染まったもののようになることが多い。たとえば，コミュニティの心理的ディブリーフィングのセッションに出ていさえすればいい，と信じるなどである。W氏のような，自分が感じていることを恥じている患者にとって，治療に来る時間をとるということは普通のことではない。9.11の支援者の一つのサンプルによると，9.11メンタルヘルス・スクリーニングに参加する前にメンタルヘルスの専門家に会っていたのは，3%にすぎなかった [8]。しかし，救助者が，災害以前にやっていたのと同じように日々の感情的側面を過小評価していると，災害に晒されたことで爆発した情緒の激しさと不快感は，なおさら厄介なものになる。

そのため，メンタルヘルスケアにつながっているということは，災害救助者にとってはきわめて重要になる。彼らが被災支援の仕事をすることで被る後遺症に対処することや，ともすると災害によって明白になった被災前からある未だ対処されていないメンタルヘルスに関わる問題に対処することもできる可能性がある。メンタルヘルス分野に特定されていないヘルスケアの専門家たちは，このつなぎの悪さを改善することのできる唯一の立場にある。おそらく災害救助者

> **Box 15.1　救助者の理解と援助：臨床的アプローチ**
>
> - 可能なら，症状を正常化する
> - 感情ではなく，機能に焦点をおく
> - 投薬治療もしくは心理療法の適用を配慮する

は一般の人以上に，精神科医やその他のメンタルヘルス専門家に精神的な痛みのことで相談するよりも，内科医やホームドクターに疼きや痛みのことで相談する可能性の方がずっと高いだろう。

　災害に晒されて間もなく臨床的関わりを持ったすべての救助者に，少なくとも基本的なメンタルヘルス・スクリーニングは実施すべきである。PTSD や大うつ病，アルコール問題といった，よくある災害関連の問題のスクリーニングの方法については，この本の他の箇所で触れられている（第 8 章参照）。このような患者たちと禁煙について話し合うことですら，彼らの心の健康について話し合う道を開くことになることがわかるであろう。あなたによるものであれ他のメンタルヘルスに関わる同僚によるものであれ，救助者のメンタルヘルスにまつわる懸念の理由を明らかにすることは，彼らに自分自身のケアに取り組ませるための重要なステップとなる。災害後の状況において（普通の状況でも），あなたの医療現場をメンタルヘルスの専門家と共に設置することは，メンタルヘルス対応にスムーズにつなぐ障害となるものを減らすことができる [1]。

　自分のメンタルヘルスに取り組むことは可能であり，そうすべきだと救助者に納得させるのに成功するには，いくつかの臨床的なアプローチがある（**Box 15.1 を参照**）。第一に，彼らの症状をできるかぎり「気の持ちよう」とする習慣から離れ「医療的にみること」への転換，あるいは正常化することが必要であろう。これは，PTSD のような障害に内在する生物学的理解（たとえば，過剰なストレス・ホルモンやアドレナリン）を強調することで，あるいは大半の人が助けの必要を認めやすいような問題（たとえば不眠症や集中力不足）を強調することで達成されるだろう。第二に，メンタルヘルスについての議論の焦点に感情や情動をおく必要はない。その代わりに，そのできごと以来，その人が仕事や家庭生活において普段よりもどれくらい機能が低下しているかを検討しなくてはならない。第三に，ほとんどの災害関連の疾患は，投薬治療または心理療法によって治療できる。あなたの患者が，治療法のいずれかに比較的よい感じ，または反感を持っているということを見きわめておくことは，治療の快適な出発点を定めるのに役立つだろう（たとえば「投薬治療に反対なのはよくわかっていますが，話を

する治療にちょっと行ってみるのはどうでしょうね？」など）。第四に，患者に，治療ではなくせめてアセスメントあるいはコンサルテーションのためにメンタルヘルスの専門家に会うことを勧めることは，援助を得るための段階的なアプローチを始めるのに役立つだろう。最後に，多くの救助者が「職務適合性」の問題が生じる可能性がある場合には，とくに自分の雇用者とは一切関係のないところでメンタルヘルスの援助を得ることを好むということを考慮に入れておくとよい。

　災害救助者にこのようなアプローチをとることの目標は，必ずしも彼らがメンタルヘルスの専門家に会うことでも，向精神薬の処方を受け容れることでもなく，むしろ彼らが自分のために，そして家族のために，どんな健康的な方法を用いてもよいから，メンタルヘルスに取り組むようになることである。多くの人々は，そしてとくに救助者は，災害に関わる仕事という重責に取り組む中で，さまざまな，きわめて重要なソーシャルサポートの資源に頼ることができる。これらの中には，家族や友人，同僚，そして聖職者との非公式な交流も含まれる。ニューヨーク市警察のために存在するような，公的なピア援助計画にも役割がある[9]。鍵となるのは，W氏のような救助者が，可能ならばあなたのようなプライマリケアをしてくれる人と，またたびたびメンタルヘルス専門家と，いずれにせよいつも誰かと，自分がどのように感じているのかを確認し，その気持ちを理解し合う能力を持つか，もしくは育てていくことである。ここまで達することが，あなたの臨床的介入の目標となることすらあるであろう。

文献

[1] Katz CL, Smith RP, Silverton M, Holmes A, Bravo C, Jones K, et al. A mental health program for Ground Zero rescue and recovery workers : cases and observations. *Psychiatric Services*. 2006 ; 57 (9) : 1335-1338.
[2] Wright KM, Ursano RJ, Bartone PT, Ingraham LH. The shared experience of catastrophe : an expanded classification of the disaster community. *Am J Orthopsychiatry*. 1990 ; 60 (1) : 35-42.
[3] Ursano RJ, Fullerton CS, Vance K, Kao TC. Post-traumatic stress disorder and identification in disaster workers. *Am J Psychiatry*. 1999 ; 156 : 353-359.
[4] Disaster Psychiatry Outreach. *The Essentials of Disaster Psychiatry : A Training Course for Mental Health Professionals*. New York, NY : Disaster Psychiatry Outreach ; 2008.
[5] Merlino JP. The Other Ground Zero. In : Pandya A, Katz C, Eds. *Disaster Psychiatry : Intervening When Nightmares Come True*. Hillsdale, NJ : Analytic Press ; 2004 : 31-36.
[6] Perrin MA, DiGrande L, Wheeler K, Thorpe L, Farfel M, Brackbill R. Differences in PTSD prevalence and associated risk factors among World Trade Center rescue and recovery workers. *Am J Psychiatry*. 2007 ; 9 : 1385-1394.
[7] Goren E. Society's use of the hero following a national trauma. *Am J Psychoanalysis*. 2007 ; 67 : 7-52.
[8] Smith RP, Katz CL, Holmes A, Herbert R, Levin S, Moline J, et al. Mental health status of World

Trade Center rescue and recovery workers and volunteers : New York City, July 2002. *Morbidity and Mortality Weekly Report*. 2004 ; 53 (35) : 812-815.
[9] Dowling FG, Moynihan G, Genet B, Lewis J. A peer-based assistance program for officers with the New York City Police Department : report of the effects of Sept. 11, 2001. *Am J Psychiatry*. 2006 ; 163 (1) : 151-153.

第16章

災害時の社会的介入

トッド F. ホルツマン, MD

　国の横断飛行を経て到着したハリケーン・カトリーナの生存者を出迎えながら，ピーターは，アジア系の一家が抱き合いながらかなり落胆しているのを目撃した。彼らは自分たちがどこにいるのかわからなかったのだ。8歳の娘は母親に不安そうに抱かれていたが，その母親自身も取り乱し，怖がり，今にも泣き出しそうだった。父親は悲しそうにうつむき，やる気をなくしているようだった。娘の通訳によれば，両親は激しい恐怖感と同時に，東南アジアから移住する前に経験した汚職や賄賂のことを鮮明に思い出したらしい。彼らの話を聞くことで，ピーターは彼らの状況について現実的に話し合い，不安をやわらげ，また，期待をより具体的な形にすることを可能にした。八つの州とNGOの支援は，具体的で心に届く地域支援を提供した。その地域支援には，健康，住宅，学校，雇用，地域，および宗教関係が含まれていた。5日後，彼はその母親の目が喜びにあふれているのを見た。なぜなら，その母親の娘が新しい洋服を着て，鞄を持って晴れやかに小さな黄色いスクールバスに乗り込むところを見たからであった。

- 災害は個人間および社会的関係を破壊し，生存者に無力感と見捨てられ感をもたらす。
- 災害に寄与する社会的影響力が生存者の反応を形作る。
- 社会的介入を提供するための準備が不可欠である。
- 社会集団内における自信の回復や期待できる状態を保つことが不可欠である。
- メンタルヘルスサービスの社会的スティグマをやわらげ，より受け入れ可能なものにすることが重要である。
- 隔離や孤立は特別な社会問題を引き起こす。
- 災害後の失望や落胆の時期が長引くことを見込んでおくことは役に立つ。
- 時間が経つにつれて，孤立感も弱まり，社会的ネットワークが再編成され，事態が共有され，絆が強まり，回復が生じてくる。

災害による個人間および社会的関係の破壊

災害は個人間および社会的関係を怖ろしいほどに破壊し，切り裂く社会的なできごとである。生存者は無力感，孤立感を感じ，取り残され，忘れられたように感じる。負傷，見捨てられや自傷，または死の被害あるいはその怖れがある場合に，人は個人や集団の，そしてその場の状況における助けも無慈悲に感じてしまう。個人は打ちのめされ，通常の対処方法を喪失する危険性がある。助けるためにそこにいてくれる他者の思いやりのある存在は，その対応策となり得る。本章では，災害後の個人および社会の脆弱さ，ならびにメンタルヘルスの専門家が社会的介入を通して個人およびコミュニティのレジリエンスを増進し，回復を促進することができる分野を見ていく。臨床家は，自分自身が介入していない場合であっても，回復を助ける社会的介入を促進するために指示や支援を与えることができる。

災害の原因が生存者の反応に影響を及ぼす

災害は，天災，伝染病，ならびに工業的な有害物質の放出，あるいは空中，海上，または陸上の交通機関の衝突といった事故によって引き起こされることがある。また，災害は悪意を持って意図的に行われる場合もある。たとえば，戦争行為，テロリズム，学校襲撃，個人に対する拷問，または集団虐殺などである。生存者の反応は，関連する社会的要因によって影響される。犠牲者および生存者は悪事をはたらく者によって標的にされているために，悪意は状況を悪化させる。生存者の要望に応えようとする際には，介入はこれらの社会的要因に焦点を当てる必要がある。

社会的計画および熟練した用意により災害時対応を強化する

健康被害に対する社会的・公的備えは，安全な建築物の基準法から医薬品やワクチンの備蓄まで，また，空港，刑務所，ならびにビジネスおよび金融機関の安全性に関する一連の管理に関する計画にまで及ぶ。学校にとって，教師およびカウンセラーの訓練を含む防災計画を持つことはきわめて重要である。その他の不可欠な社会的備えには，緊急対応者および健康管理に従事する職員の訓練，殺到する人々の収容可能病院の確保，施設および公的機関のための行動計画の立案・改訂，とくに省庁間の命令，制御，伝達，および体制を含む（第2章および第12

章参照)。

第一次救助者は，相反する重要な役割を担う

　初期救助者は，災害現場に社会的秩序をもたらすために奮闘する。彼らの目的は，安全を確立し，初期の行動優先順位をとりまとめ，負傷者の世話をし，また生存者の基本的な要求を満たすことにある。医療従事者は，災害下の状況では常に自発的に活動する。

　災害時には多くの人手が必要となる。ボストンのローガン空港における空港模擬墜落訓練には，100以上の異なる機関およびグループが参加している[2]。このような訓練における社会的準備には，各機関または企業が担当する機能を特定すること，それから一連の連続的な命令によって，災害時全体にわたってこれらの機能が発揮されるための指示，情報，およびクロストレーニングを行うことが含まれる。事前の訓練を行うことにより，救助者は社会的連携を築き，将来の協働活動を災害のストレス下においてもより効果的に行うことができる。

　災害に対するコミュニティの対応は，多くは効果的であり，きわめて壮大なものとなることがある。コミュニティは，はじめは協力する傾向にある。個人やグループが互いに無欲の心で，相互に思いやり，敬い合い，心配をもって助け合うのである。その後，この行動は「通常」の社会的差別に戻ることがあり，ときに災害時の対応において不公平と受けとられたり，失望のために欲求不満や憎しみという形をとって現れたりする。

　渦中の救助者は，自分自身が災害生存者であり，被災当事者としての要望と災害支援の専門家としての要望の矛盾を経験し，あり得ない選択にせまられることが生ずる。専門家としてコミュニティに対応するという期待を受けながら，救助者は同時に自分の家族の安全を守り世話をしたいという欲求がある。通信やインフラの途絶や伝染病のリスクのために，救助者が職場や家族から隔離される可能性がある。健康管理に従事する専門家本来の社会的役割は，災害時にプロとしての仕事を続けることなのである（第3章参照）。

コミュニケーションと再保証：期待の取り扱い

　災害救助の社会組織と組織間連携は，命令系統の運用をリハーサルする訓練によって強化される。訓練や練習は，安全・安心を提供するための迅速な社会的介入の実施に関する手順を教え，強化する。それらは医療および心理学的サービス，基本的食糧，避難所，および衣類；生存者間の身元確認，追跡および連絡；

ニュースおよび情報説明などである[3]。

現場において，状況が与える社会的および個人的ショックや影響は，次のような対応によって緩和される。つまり，適切なオリエンテーションや情報，安心と安全の再保証，身元確認，世話してもらえるという期待，そしてとりわけ温かい心遣いの救助者の存在が継続的にあることである。確立された命令系統と組織は，生存者の身元確認，登録，および救急活動を邪魔しない範囲で，生存者の家族および友人，そしてそれぞれの個人的居場所の追跡や連絡をとることを可能にするはずである。救助基地の場所は，現場にある諸々のことが収まる充分な広さが必要である。災害現場は充分に混乱の中にあるので，狭い空間に不安で困惑している人々を押し込めることによって，混乱をさらに深めないことが肝要である。よって社会的親密性を高めるためにも，救急処置の場所以外に患者や家族が交流できる特定の場を確保する必要がある。

死亡者の家族のケア

死は災害の結果としてよくあることであり，多くの人の心に影響を及ぼす可能性があるため，死に直面している被災者あるいは亡くなった人たちの親戚や友人が，彼らに関する情報や死別ケアの必要があることを認識しておくことは重要である（第13章参照）。友人や親戚は，患者の問題や治療の性質についての明確な情報，救助された生存者にあるいは犠牲者の遺体との対面を許されること，また彼らの疑問に対する回答を得ることを必要としている。彼らの要望と反応は尊重されるべきであり，また同時に彼らの文化的宗教的習慣も，たとえそれが訪れた災害ボランティアにとっては奇妙に思えたとしても，配慮されるべきである。医療従事者からの思いやりのある対応は，しばしば感謝をもって思い出される。生存者はよく宗教に救いを求めるが，それは誠実に神を求めるものである。ベテランはこう見ている，「苦しいときは真摯に神頼みです」。

隔離と分離が引き起こす特別な問題

シンガポールでは，隔離体制が確立される前に対象人口の約半数がSARSから逃れたと推定された[4]。カナダではSARSパニックの間，家族と共に自宅に留まっていることにより，互いにより支え合うことができ，またタイムリーに医療的対応を要求することができた[4]。別離への家族の抵抗と，被害者から汚染されるという社会的スティグマと人々の恐怖は，臨床家に深刻な社会的葛藤を生む。第一次世界大戦中の愛国集会やパレードに参加しなければならないという社

会的圧力は，インフルエンザの大流行に似ていた。臨床家はそのような大きな集会のリスクについての明確かつ事実に基づく情報を伝達し，必要な分離や隔離の利点を伝えなければならない。公衆安全を担当する役人と協働して，健康や安全に対する真のリスクを提示しなければならない。

災害後の幻滅および落胆

　救急危機が改善するにつれ，その危機の新奇性は徐々に薄れ，通常状態への急速な復帰に対する当初の希望は薄れ，喪失感が残り，衝撃が否定できない現実となる。さらに，メディアの注目はなくなり，ボランティアも帰っていく。その後に続く幻滅と落胆の期間を見越しておくことは役に立つ。
　ニューオリンズやミャンマー，中国，タイなどでの近年の災害の後に見られた状況のように，村やコミュニティの破壊，移転や家の喪失，急に仕事ができなくなったり，家族に対して安全や食料を提供できなくなったりするというようなことが，生存者にとっての新しい現実となる。廃墟や荒廃した風景，浸水したかつての居住地は，常にトラウマを思い出させるもの（リマインダー）となる。生存者と援助者の間の苛立ち，怒りや失望，無力感，欲求不満や極度の疲労が，ほどなく社会的相互作用を支配するようになる。これらの反応を見越しておくべきである。新たなつながりや強さを生み出す上で必要な関係性と社会構造の必要性を冷静に認識するとともに，否定的な諸々の情動表現を可能にする介入に時間を割かねばならない。社会的ネットワーク，人との生涯の関係，宗教法人，仕事，健康管理，ならびにコミュニティおよび政府機関は，災害によって崩された生活構造の一部である。個人の反応というのは，主としてこの社会的ネットワークによって支えられている。貧民街や孤立した地方という状況下では，災害救助者の努力は求められないこともある。なぜなら，これらの「救援者」は長い間にわたって部外者または政府の役人として疑念や不信をもって見られ，そこには独特の文化的または個人的スティグマがあるかもしれないからである。このような特殊な問題について災害救助者がとる態度は，しばしば誤解されてしまう。役人と地方のコミュニティの指導者とが協力することにより，信頼が構築され，取り扱う問題や効率的な解決方法について労力を集中させることができる。

時間経過による治癒と絆の強化

　災害は，地域の歴史の一部となり，決して忘れられることはないが，基本的レジリエンスや社会的再方向づけは，災害後の復興のための道をひらく。時間の経

過と緩やかな治癒は，生活の新たな現実に対するより現実的かつ効率的な再建や移転，社会の方向転換を可能にする。孤立感が弱まり，ソーシャルネットワークが再編され，そして経験したできごとが物語として繰り返し共有される。記念日や記念式典，そして個人的な経験談は続けられる。人によっては，心的外傷後ストレス障害の諸症状が出てくるが，ほとんどのケースは時間と治療で解決する。他人の手助けをしている生存者，あるいは愛他的に献身するボランティアは，自尊心や有能感という個人的な意識を高めるかもしれない。治癒は，従来の家族や文化，宗教上の慣習の再建というような社会的介入によりさらに進められる。

　コミュニティ集会や権利擁護のアドヴォカシー・グループ，草の根市民組織は，共有する問題，直面する支障，また感じている解決すべき課題に焦点を当てるために，生存者によって後押しされ，あるいは新たに組織されることがある。このようなグループや会合は，復興努力へ向かわせる効果があることが証明されている。地域の問題の解決を互いに得ようとしている役人やメディアと共に，草の根レベルで活動する生存者たちは，すべての関係者の健全な自分自身の存在感と効力感を高めていく。基本的レジリエンスが優位になるにつれ，孤立感が弱まり，個人的および社会的関係はやがて再構築され，ほとんどの生存者は自らの新しい現実を受け容れることができるようになる。本章で述べた社会的介入は，災害およびその影響のもっとも悲惨な側面を改善することを意図している。

文献

［1］Kaniasty K, Norris FH. Social support in the aftermath of disasters, catastrophes, and acts of terrorism : altruistic, overwhelmed, uncertain, antagonistic, and patriotic communities. In : Ursano RJ, Norwood AE, Fullerton CS, Eds. *Bioterrorism : Psychological and Public Health Interventions*. Cambridge : Cambridge University Press ; 2004 : 200-231.

［2］Holzman TF, Stoddard FJ. Since 1998, Drs. Holzman and Stoddard have participated, together with over 100 agencies, in disaster drills at Logan International Airport, Boston.

［3］Hobfoll SE. Guiding community intervention following terrorist attack. In : Neria Y, Gross R, Marshall R, Susser E, Eds. *9/11 : Mental Health in the Wake of Terrorist Attacks*. Cambridge : Cambridge University Press ; 2006 : 215-230.

［4］Pitch RF. Hospital as a Patient Care Provider : Patient Care Strategies II. In : Shultz JM, Espinel Z, Cohen RE, Insignares JR, Rosenfeld L, Flynn BW, et al., Eds. Disaster Behavioral Health Awareness Training for Health Care Professionals, 2004. Syllabus. University of Miami School of Medicine, Miami, Florida, 2004.

第17章

心理的介入

フレデリック J. スタッダード Jr., MD

　ピーターは，鋳鉄製造工場での大きな爆発事故に対応した診療所で，看護師のメアリーと一緒に働いていた。多くの人々が爆発による突風で亡くなったが，診療所では残った生存者の治療を行っていた。ピーターは，36歳の生存者アーサーをカウンセリングのためメアリーに紹介した。メアリーは，認知療法の訓練をいくらか受けていた。アーサーは，腕と頬に軽い火傷を負っていた。軽い火傷にもかかわらず傷の回復のために3カ月以上も家に引きこもっているのを妻が心配し，彼は相談にやってくることになった。彼は工場の爆発で一人の友人を亡くし，けがを負った友人もいた。臨床アセスメントは，友人の喪失に伴う悲嘆，不眠，爆発の再体験，命に関わる不安があるというものであった。彼は仕事には戻らないと考えており，良好な健康状態になりたいと切望していた。メアリーは，彼に喪失悲嘆の通常の経過とPTSDに罹っていることを伝えた。その説明は，彼と妻に有益なものであった。アーサーは，これらの症状はたいてい時間と共に徐々に軽減していくことや，仕事に復帰する人の多くは復帰しない人よりももっとうまく対処できるようになることを知り，喜んだ。彼はフォローアップセッションに来ることに同意し，それに妻も関わるということが支えとなった。3カ月が過ぎ，フォローアップの5セッションを経て，彼の悲嘆はやわらぎ，仕事への

- 心理的介入の領域は広く，心理的健康を促進するすべての手段を含んでいる。
- 心理的介入の原則は，安全の感覚，沈静化，自己感覚，コミュニティ効力感，絆，希望を高めることの推進にある。
- 心理的介入は災害以前から始めるべきであり，震災後も数年間継続するものである。
- これらの心理的介入は，通常，投薬よりも効果的である。
- 心理的介入には，悲嘆やPTSD，恐怖症，抑うつ，そして薬物濫用のための予防トリアージや，個人療法，家族療法，集団精神療法がある。
- フォローアップや長期的介入への紹介は，症状が持続もしくは悪化する人々を見出し助けるのに役立つ。

復帰や友人たちとの関係形成に関して前向きな態度が強まっているようであった。彼は悲しみについて語ることができるようになり，仕事に対する理不尽な恐怖を認め，さらには外に出かけて行くことができるようになった。メアリーの共感的な励ましがあり，彼は再び工場を訪れた。彼は新たな安全規定により危険が軽減されることを認識し，他の人々が仕事に戻っているのを見て安心した。悲しみと不安の気持ちは徐々に軽減し，彼は無事に仕事に戻ったのである。この体験からピーターには，メアリーの行った心理的介入の種々を彼自身が行う被災者のケアに組み込むことは，さほど難しくはないと悟った。

概観

多くの臨床家は，メアリーのように患者に対して直感的に共感的で対人関係がとれる人であり，たいていは自分のしていることに後で気づくのである。それはまるで知らず知らずに散文を唱えていたことに気づいた劇中の主人公[1]のようである。もし読者がすでにこれから示す技術を使っているのであれば，この章は，心理学的知識に基づく実践の基本を強化するのに役立つであろう。プライマリケア臨床家は，しばしば災害後の心理的介入をする一番初めの人となる。この章は，プライマリケアに必要な介入と介入法の概観を示す。初期のトリアージとアセスメントでは，被災者の強さ，脆弱性，社会的支援の同定が必要である。多くの被災者には回復を図るレジリエンスがあり，適応対処能力があるので，実践的な対処技術や勇敢さ，愛他的行為，慈悲心の強さに対する心理的補強が役に立つ。介入はまた，必要な社会的サポートを明瞭にし，人々の回復を追求していくものである。

なぜ心理的介入なのか？

薬物療法は処方がより簡単で効果も早くに現れるが，災害に関わるストレスへの介入やトラウマ後のストレスに関連した心理的障害の治療には，たいてい薬物療法よりも心理的介入が効果的である。

心理的介入の種類

ここで取り扱う心理的介入とは，被災者の苦痛を軽減するための主要な臨床的介入の基本を意味し，災害後のプラマリケアに関わる臨床家が活用できるものである。第一の目的は患者に益することにあるが，家族，集団，コミュニティ，あ

るいは組織の助けにもある。ほぼすべての介入は外来で行われるが，精神科あるいは薬物中毒の治療のため，入院が必要な患者もいる。ほぼすべての患者にとって心理的介入が主要な介入となるが，治療の対象となる症状が主に心理的である場合には，精神薬理学的介入と重なることもある。また薬物治療を受けている多くの患者は，心理的介入も同様に受ける。さらに住民を対象とする社会的介入と重なることもある。心理的介入は災害前にも行われるし，災害救急に，さらに救急期後の長期にわたって行われるものもある。

目的

　心理的介入は，災害によって影響を受けた人々に心理的健康をもたらすことを目的としたすべての手順のことである。心理的介入は，プライマリケアにおける臨床治療の重要な部分を担っているが，これに限定されるわけではない。公衆衛生的介入がもっとも予防的で早い介入でもある。公衆衛生的介入は治療ではなく，むしろ適応対処能力とレジリエンスを高め，被害の大きい人にはスクリーニング，医学的アセスメントまたは治療支援を受けるのを助けることが目的とされる，すべての人のための処置である [2]。この広義の定義において，サイコロジカル・ファースト・エイド（PFA）**と社会的介入**は，概して言うなら非臨床心理学的介入の二種であり，本セクションの初めの方でこの点はすでに論じた。本章の目的は，災害の文脈でプライマリケアを行う臨床家に役立つ**臨床心理学的介入**を知ってもらうこと，そして望むらくは災害状況において活用してもらうことにある。

　ここまでの章で，自己や他者に危険がないか安全かを確信するため，死別に直面するための臨床アセスメントをどのような人々や問題が必要としているかを同定するために，アセスメントや患者の優先治療を定めるトリアージの手続き，スクリーニングの方法について述べている。では心理的な援助が必要な患者に出会った場合，何ができるだろうか？　もし被災者を見て，あなたが「よい気持ちを持てない」と感じたらどうする？　もし脅迫的で危険な，あるいは中毒症状があると診た患者にどう対処する？　災害下ではどんな臨床心理学的介入が機能するのだろうか？　この章では，そのような疑問に答えていく。

　悲嘆を軽減し，患者を落ち着かせるための標準的な臨床心理学的介入とは，災害が人に与えた影響について理解し，不安のある特定の領域をアセスメントし，これらの不安に時間をかけて対応していくことである。

　後述するような段階的介入プログラムは，心理学的な情報共有をもとに患者のケアの段階に適切な介入を提供する。それはまるで患者が寝たきりや歩き始めの

状態から，さらに激しいストレッチや強化，調整に参加できるにつれて徐々に修正していく理学療法的介入に似ている [3]。医学的介入は，準備トレーニングの段階から，初期段階，急性期，そして死別の体験を軽減し，回復を支援しようとする長期的介入まで，すべて心理学的な情報共有によってなされるべきである [4]。

臨床心理学的介入は人々の必要性と懸念の関心に合わせなければならない。たとえば，傷を抱えた人へのもっとも有用な介入はわかってきている。ある研究では，傷ついた患者の多くの関心は身体的健康について（68％），仕事と財政（59％）である一方，たった25％の人々しか心理的なことがらに関心を示していない [5]。このデータが示しているのは，成人の被災者への早期の心理的介入は，メアリーが介入したように，身体的回復，仕事や財政に関して焦点が当てられるべきということである。一方，子どもや青年には，痛みやストレス，身体的回復，家族の支え，学校への介入に焦点を当てる必要があるということである [6]。

初期介入

歴史的には，第二次世界大戦から，戦闘ストレスを受けた人々のグループ・ディブリーフィングが心理的ストレスを軽減し，実戦に兵士を帰すために最適な心理的介入であると考えられた。さまざまな形式があるものの，深刻なストレス直後に行う心理的ディブリーフィングは，1回か数セッション，個人もしくはグループで，必ずしもというわけではないが通常はメンタルヘルスの専門家によって実施されていた。たいていは何が起きたかを話すことを促し，どんな気持ちかを尋ね，今後起こり得る反応を伝え，対処法を提案していた。多くのランダム比較研究から，ディブリーフィングは実施すると長期にわたる結果としてストレスが増大する例もあり [7]，効果があるというよりむしろ害になるという結果が出ている。心理的ディブリーフィングを未だ勧めているものもあるが，推奨されるものではない。しかし作戦上のディブリーフィングは意味あるものとして残っている。たとえば消防士や，その他にも明確な目的のある役割をもった第一救助者が，任務の達成のため経過報告を行うときに使われている。エビデンスに基づく初期介入を**表17.1**と**17.2**に示した。

初期介入のすべてのアプローチは短期教育や助言を活用するが，非常に強いストレスを受けた人は強い不安と混乱のため，このような援助を有用とすることができない。むしろ前述した心理学的な仮説と狙いに基づく臨床心理学的介入が必要であろう。

あなたがプライマリケアの専門家として提供するケアの中で，**表17.2**に示した七つの狙いをどのように役立てることができるだろうか。第一に，トラウマに

心理的介入

表 17.1　初期介入の仮説

1. ほとんどの人は回復する。
2. トラウマ後すぐに介入することが重要である。
3. 急性ストレス反応（ASR）を正常化することが重要である。
4. 短期的介入はほとんどの生存者に適切である。
5. 生存者の今持っている適応的対処に焦点を当てることが重要である。
6. 社会的支援を提供することが重要である。
7. 生存者に積極的に支援活動を提供することが重要である。
8. 危険性の高い生存者の特定化は不可欠である。

表 17.2　初期介入の狙い

1. トラウマに関係した刺激への治療的直面化を増やす（曝露療法）。
2. トラウマに関係した否定的な信念を修正する。
3. 過覚醒や急性ストレス反応の不安を軽減することで，できる限り対処への取り組みを改善する。
4. 不適応的な対処（極端な逃避や社会的孤立／アルコール／薬）を防ぐ。
5. 社会的支援を増やす。
6. 資源の欠乏を防ぎ，マイナスの結果が続くことを減らす。
7. トラウマ直後も機能することを維持する。

関わる刺激を治療的に曝露することを増やすのは不合理に感じられる上に，それは患者自身がもっとも怖れることでもある。しかし，患者が工場を再訪することを共感的に援助したメアリーの仕事を例にとると，安全な心理的再体験と現場に帰る再曝露で，彼の不安は低減し，仕事に戻る重要な一歩となっている。

　トラウマに関係した否定的な信念の修正は，治療過程の一段階である。臨床家は特定の PTSD 症状の克服を後押しすることで患者の対処能力を改善する。たとえば，過覚醒の症状を減らすことに成功できるという患者の肯定的な考えを強化することで，急性ストレス反応の不安を軽減するのである。また，社会的孤立や薬物濫用といった不適応行動を積極的にやめさせ，友人関係や社会的支援を増やすことを励ますことで，より一層の回復に向かわせる。さらに，資源（食料や避難所など）の欠乏を防ぐことに臨床家が関心を持ち行動することは，災害による

マイナスの情緒的帰結を防ぐ。そして最後に，一助となる家族の一員や生徒，労働者として機能することを維持することが先述のすべての段階の目標であり，それがPTSDからの回復の支えとなる。

初期および緊急の介入については，災害精神医学出張医療組織（DPO）を設立した精神科医たちが，ニューヨークにおける訓練からいくつかの心理力動的視点を呈示している。DPOは，1998年のスイス航空111便，エジプト航空990便の墜落事故や9.11など，その他の災害でも救助活動を行っている。DPOは，災害時における精神科医の仕事の心理力動的な意味について検討した[8]。観察されたことの中に「トラウマ・テント」という概念があった。その存在感が災害後，どのように生存者や働く人々に体験されるのか。それは「見えない」協力を示し，お互いの名前やポケットベルを知っている多くの救急ワーカーや救助員には「みんなを安心させてくれるように見える」という理想化のようなものが働く。このトラウマ・テントは，イギリスの小児科医であり精神分析家としての貢献が非常に大きいD.W.ウィニコットの言う，精神療法における治癒作業に必要な「ホールディング環境」に類似している。彼はこの概念を，母親の養育が，乳児の分化した自己の発達を可能にするという発想から導き出した。これは，災害時にケアを行っている臨床家が創成する共感的な対人関係的環境の中で，患者が情緒的，身体的トラウマ後に心理的に回復するということに気づいていける，というプロセスに類似している。もう一つ，ニューヨーク・グループは，災害下で働くメンタルヘルス専門家の逆転移反応に関する有益なコメントを示した。彼らは「みんなが災害救助に適するとは限らない。救助者が生存者よりも救助者自身の欲求に基づいて行動する場合は，とくにそうである」という。このような助言はプライマリケア臨床家にも関心事となるかもしれない。というのも，彼らは災害時において思いやりのある心理的ケアを提供するために努力しているからである。

災害後心理的介入計画のための勧め

災害に対する心理的救助の領域専門家によるコンセンサス会議は，集団トラウマに対する早期，中期的な介入の五つの主要要素を経験的証拠に基づいて同定した[9]。主要要素は，すべての年齢の人々に対する心理学的情報を共有する介入を臨床家が正しく理解するのに役立ち，さらに教育可能なスキルを示すものである。専門家会議では五つの要素を促進するよう提案している。

1. 安全の感覚
2. 沈静化；例メアリーの行った介入

3. 自己感覚とコミュニティ効力感；例メアリーの患者の職場復帰
4. 絆；例友人との付き合いの再開
5. 希望

長期的臨床心理学的介入

　長期的な災害に関連する精神衛生上の問題に対して，多様な精神医学的，心理的治療が，ほとんどの西洋諸国で利用可能であることを知っておくと役に立つ。心理的応急処置，グループ支援およびブリーフカウンセリングが公共医療サービス業者によって実施された急性期は，より長期的な処置によって対応する中長期対処にとって代わる。カウンセリングや心理療法はすべてのメンタル・ヘルス専門家によって提供されるだろう。西洋諸国では，一般に利用可能な心理治療へと患者を紹介する選択をしてもよい。その選択肢には，短期療法，力動的心理療法，家族療法，発達に焦点を当てた子ども向けの遊戯療法，両親カウンセリング，集団精神療法，老人療法，長期力動的心理療法，重篤で慢性化した精神疾患を持つ人々のための薬物療法グループ，そして薬物濫用プログラム等がある [10]。

　初期介入後の治療としてエビデンスベイス処方としてもっとも強いのは，認知行動療法（CBT）である。この治療法には，子ども向けのものやさまざまな種類の短期介入で構成されたものを含んでいる [11, 12]。認知療法は，抑うつや不安の治療のために発展し，PTSD の治療に適用されるようになった [13, 14]。患者の持つある状況への対応に影響し得る，否定的感情へと導きかねない不合理な信念を認識し，その信念に論理的に挑むことを学ばせること，またその信念が役に立っているか，それを変えるべきかどうかを決めることに認知療法の狙いがある。PTSD のための曝露療法は，想像上の曝露あるいは言語的な外傷の記憶の整理に限定している。怖れる対象，状況，あるいは記憶への生体内曝露が後に続く。先述したアーサーの仕事場への復帰や兵士の戦場への送還が例となるが，その狙いは，記憶や外傷の経験に関係した過度の不安を呼び起こし徐々に慣れていくことや，外傷の記憶の処理を促進することである。リラクゼーション訓練も含まれることもある [15]。長期にわたる曝露療法は，心理教育やディスカッション，外傷の記憶の想像上の曝露の処理も含む [16]。PTSD のためのストレス免疫訓練は，外傷にまつわる症状についての教育と共に，リラクゼーション訓練や認知再構成，思考停止，ロールプレイング，そして主張訓練などの不安のマネージ方法の教育を行うものである。

脅迫的な患者・危険な患者・中毒患者

　このような患者の様態については先に述べたが，脅迫的で，危険で，中毒の患者の治療についてはここで初めて述べる。まずはこのような患者を同定することが第一段階である。メンタルヘルスの専門家による継続的コンサルテーションは，これらの問題を未然に防ぎ，時間をかけて最善の介入を選択するのに役立つ。もし患者が脅迫的で危険ならば，医療を行う前に，自分自身や他者の安全を確保するために，警備員や他の支援者を呼んでおくのがよい。いったん安全が確保されたら，何が患者の動揺のトリガーになったのかを理解するために，さらに問題歴を聴取することができるであろう。明らかに災害に関係した情緒的外傷による揺れだとしても，それと並行して薬物濫用，投薬，脳の損傷，感染症等々による身体的原因によることがあると考えるべきである。一方，この点がクリアになれば，心理的介入は時間をかけて患者を落ち着かせるのに役立つ。いくつかの事例では，可能であれば，精神安定剤や抗精神病薬による精神薬理学的介入が，動揺している患者の管理の一助となるであろう。落ち着かずにさらに悪くなるようなことがあれば，可能なら，さらなる診察と治療のために，救急措置ができて，薬物濫用者の受け入れができる，入院可能な精神科のあるところに移すとよい。

結論

　心理的介入は，災害後の短期から長期の介入まである。災害との関連でプライマリケア臨床家の心理的アプローチの原則を周知することは，安全の感覚，沈静化，自己感覚，コミュニティへの働きかけ，つながり，そして希望を促進する。ピーターの同僚である，ナースプラクティショナーのメアリーによる心理的介入の例では，PTSDに関して，患者の被った苦痛を共感的に軽減する，あるいは治療する，より幅広い介入領域を示した。彼女の介入のいくつかの要素を自分の実践に統合すると役立つだろう。メンタルヘルスの専門家による継続的コンサルテーションは，トリアージや治療の選択，複雑なケースの同定に有用である。心的外傷後の心理的介入は，多くの場合すべての介入の中でもっとも効果的である。

文献

[1] Moliere. *Le Bourgeois Gentilhomme*. Act II, Scene IV ; 1670.
[2] Charney DS. Psychobiological mechanisms of resilience and vulnerability : implications for

successful adaptation to extreme stress. *Am J Psychiatry*. 2004 ; 161 : 195-216.
[3] Zatzick D. Collaborative care for injured victims of individual and mass trauma : a health services research approach to developing early interventions. In : Ursano RJ, Fullerton CS, Norwood AE, Eds. *Terrorism and Disaster : Individual and Community Mental Health Interventions*. Cambridge : Cambridge University Press ; 2003 : 189-205.
[4] Zatzick DF, Russo J, Rajotte E, Uehara E, Roy-Byrne P, Ghesquiere A, et al. Strengthening the patient-provider relationship in the aftermath of physical trauma through an understanding of the nature and severity of post-traumatic concerns. *Psychiatry*. 2007 ; 70 (3) : 260-273.
[5] Stoddard FJ. Care of infants, children and adolescents with burn injuries. In : Lewis M, Ed. *Child and Adolescent Psychiatry*. 3rd ed. Philadelphia : Lippincott Williams & Wilkins ; 2002 : 1188-1208.
[6] Stoddard FJ, Saxe G. Ten-year research review of physical injuries. *J Am Acad Child Adolesc Psychiatry*. 2001 ; 40 (10) : 1128-1145.
[7] Rose S, Bisso J, Churchill R, Wessely S. Psychological debriefing for post-traumatic stress disorder (PTSD). The Cochrane Library 2002 ; Issue 2, Art No . CD 000560. DOI : 10.10023/14651858.
[8] Katz CL, Nathaniel R. Disasters, psychiatry, and psychodynamics. *J Am Acad Psychoanalysis*. 2002 ; 30 (4) : 519-529.
[9] Hobfoll SE, Watson P, Bell CC, Bryant RA, Brymer MJ, Friedman MJ, et al. Five essential elements in immediate and mid-term mass trauma intervention : empirical evidence. *Psychiatry*. 2007 ; 70 (4) : 283-315.
[10] Schechter D, Coates SW. Relationally and developmentally focused interventions with young children and their caregivers in the wake of terrorism and other violent experiences. In : Neria Y, Gross R, Marshall R, Eds. *9/11 : Mental Health in the Wake of Terrorist Attacks*. Cambridge : Cambridge University Press ; 2006 : 402-423.
[11] March JS, Amaya-Jackson L, Murray MC, Schulte A. Cognitive-behavioral psychotherapy for children and adolescents with post-traumatic stress disorder after a single incident stressor. *J Am Acad Child Adolesc Psychiatry*. 1998 ; 37 : 586-593.
[12] Cohen JA, Mannarino AP, Perel JM, Staron V. A pilot randomized controlled trial of combined trauma focused CBT and sertraline for childhood PTSD symptoms. *J Am Acad Child Adolesc Psychiatry*. 2007 ; 46 (7) : 811-819.
[13] Beck AT, Emery G, Greenberg RL. *Anxiety Disorders and Phobias : A Cognitive Perspective*. New York, NY : Basic Books ; 1985.
[14] Marks I, Lovell K, Noshirvani IH, Livanou M, Thrasher S. Treatment of post-traumatic stress disorder by exposure and/or cognitive restructuring. *Arch General Psychiatry*. 1998 ; 55 : 317-325.
[15] Keane TM, Zimmering RT, Caddell JM. A behavioral formulation of PTSD in Vietnam veterans. *Behav Ther*. 1985 ; 8 : 9-12.
[16] Foa EB, Dancu CV, Hembree EA, Jaycox LH, Meadows EA, Street G. The efficacy of exposure therapy, stress inoculation training, and their combination in ameliorating PTSD for female victims of assault. *J Consult & Clin Psychol*. 1999 ; 67 : 194-200.

第18章

精神薬理学

クリスティナ ジョーンズ, MD

あなたの友人である看護師のスーザンが，災害後3日めにあなたに近づいてきて「気が狂いそう！」と言った。彼女は3日間眠っておらず，怒りっぽく，忘れっぽく，集中できないでいる。彼女は，過去に不安に対してサートラリンを飲んだことがあったと話し，もし病院を出るなら，3年間しらふであった状態からアルコール症に逆戻りするのではないかと怖れている。彼女の代わりをする救援の看護師たちが来ているので，彼女は家に帰ろうとしている。彼女は，あなたに睡眠薬の投薬を求め

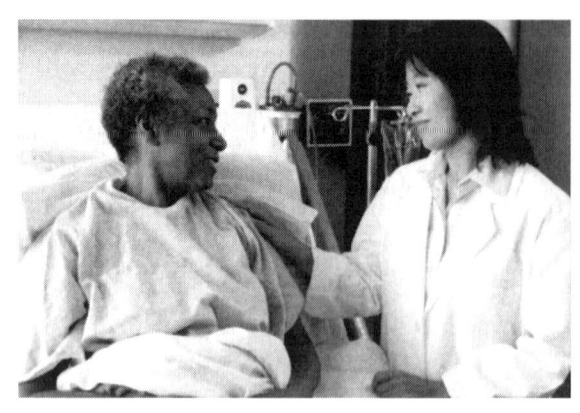

図18.1　不安と不眠は，災害後の急性期において救急室でもっともよく見られる症状である。

出典：©Monkey Business Images/Dreamstime.com

- 災害における急性の精神薬理学的介入に対するエビデンスベイスは弱い。
- 精神科的な病歴を含む病歴がとられるべきであり，身体的な検査も行われるべきである。
- 薬物の吸収，代謝，分布，排泄に影響する生物学的な因子が考慮されるべきである。薬物アレルギー，副作用，潜在的な薬物相互作用，物質濫用の病歴がアセスメントされるべきである。
- 身体的負傷は，後の不安や心的外傷後ストレスにとっての危険因子である。
- 精神薬理学的治療の目標は，災害後の対処の妨げとなるかもしれない症状，典型的には不安，ショック，不眠，うつ病，あるいは興奮等を減

▶次頁につづく

てきた。どんな介入が有効か？　あなたは，彼女が精神科医に引き継がれるまでの間，サートラリン50mg，14日間の処方箋を出すこともできる。あるいは，ロラゼパム0.5mg内服就寝前1日1回投与で5錠処方することもできる。加えて，彼女の地元の断酒会に顔を出すように提案することもできる。

　災害急性期の精神薬理学は，災害のそれぞれの段階に対処する患者の能力を損なうかもしれない症状の対処に焦点を合わせている。この症状は，災害直後の不安，ショックを，あるいはそれに続く数日間または数週間の不眠を，そして数カ月後のうつ病を含む。救急介入に対する，よく計画されたプラセボ対照試験はほとんど存在しない。したがってあなたは，プライマリケア，救急医療，精神科医療診察からの共通原則にならいながら，特定の標的症状に対して介入しなければならない。合衆国においては，プライマリケア医が子どもや大人への精神薬理学的な薬の大多数を処方しているが，災害状況の処方に経験を積んでいることはありそうもない。

　災害後の最初の週には，プライマリケア医は，しばしば不安や不眠に対処するように求められる。また彼らは，身体的に負傷した患者の治療をしながら，パニックや解離，精神病のような普通ではない急性の精神障害の患者を最初に診察することにもなるであろう。

　4〜8週間後の急性期後の時期には，パニック障害，大うつ病，心的外傷後ストレス障害（PTSD）のような精神科的症候群として見分けがつく，より明らかな症状群を示す患者が出てくる。

医学評価

病歴

　あなたが患者の病歴に基づいて処方する向精神薬に関連する問題は，裂傷や熱傷のような災害から発生す

らすことと，副作用の危険性を最小限にすることである。
- よくある診断は，急性および心的外傷後ストレス障害，大うつ病，アルコール離脱症であり，あまり一般的ではないが，躁病，薬剤性精神病もある。
- 災害後の，児童思春期の子どもたちに対する小児精神薬理学の原則は，大人に対する原則と同様であるが，アセスメントや診断において代謝や成長について考慮し，体重に基づいて投薬するにあたり，また標的症状と薬の副作用を同定するにあたって，発達的因子がもっとも重要となる。

る特有の損傷だけではなく，有毒物質や感染あるいは放射性物質への曝露の病歴や頭部損傷，てんかん発作，心臓や呼吸の問題を含んでいる。さらに，以前の精神科的な診断や治療に対する病歴をアセスメントすること。現在および過去の薬物治療，ならびに考えられるアルコールおよび物質使用／濫用についてアセスメントすること。もし時間が許せば，法的問題，学校，仕事，家族，年齢に起因する発達上のリスク，そして女性には妊娠可能性について聞くこと。全身性の病気，感染症，物質濫用に対して，また薬物相互作用あるいは処方された薬物の吸収，代謝，分布，排泄に影響するかもしれない他の危険因子に対して，特別な注意が払われるべきである[1]。

身体および精神状態の診察

有毒物質，感染や放射性物質への曝露の兆候を含め，損傷や中毒をチェックすること。脈拍，血圧，呼吸数を測ること。持続する高血圧や頻脈の発症は，後のPTSDの発症と関係している。見当識，記憶，精神内容，不安，気分障害，攻撃性は，隠れた頭部損傷を除外するためにチェックしなければならない。全般性機能評価尺度（GAF）は，患者の対処能力を評価する上で有用である[2]。

発生期および急性期：精神薬理学の目標

災害後の急性介入の目標を挙げる。

安全を保障する
症状の負担を減らす
機能を改善する

災害急性期という状況においては，あまり研究されていないために，精神薬理学の介入はたいてい，標的症状を減らすために原則短期間で処方される[3]。米国食品医薬品局（FDA）によって承認された災害特異的な療法は存在しないので，急性期の災害救助におけるほとんどの薬物使用方法は，承認外使用である。このことは急性ストレス障害に対してもまったく同様なので，プライマリケアや救急医療，精神科医の診察においてこれらの症状に対して臨床的に適応されるときと同じ方法で，不安，不眠，興奮に対して，抗不安薬，鎮静剤，抗精神病薬を利用することは標準的な臨床業務である（**表18.1**と**表18.2**を参照）[4, 5]。

表 18.1　0 から 48 時間の発生期：何を期待するか

不安や怖れを感じたり呆然としたりすることは正常なことであり、たいていは患者としての介入を必要としない。

もし患者が、避難所や食べ物、援助を順序だてて効率よく受け入れることができなければ、あるいは激しい不安が基本的なセルフケアを妨げるならば、介入が必要である。

食事を摂らない、水分を摂らない、動悸、息切れ、パニック症状のある患者は、介入が助けになる。

興奮した患者、妄想症の患者、武器を持った患者、復讐攻撃にとりつかれた患者は、利用可能ならば救急車あるいは警察機関を使っての緊急介入を要する。

自殺のおそれのある患者は、丁寧な精神科的アセスメントを要する（第7章を参照）。

表 18.2　48 時間から 2 カ月の急性期：何を期待するか

強く現れるであろう症状
不安
不眠
物質濫用（主にアルコール）の再発

あまりみられないが緊急介入を要する症状
暴行を伴った怒りやすさ

侵入的思考や、呆然とすること、過度の警戒、怒りやすさ、言葉による攻撃、睡眠あるいは休息をとることができないことなどを伴った興奮を呈するとき。

高揚した、あるいは怒りっぽい気分、誇大妄想、切羽詰まった発言、睡眠不要、無謀な出費、普通でない乱行、プライバシー侵害、警備か警察との激しい口論などを伴った躁病。

不安

プライマリケアにおいて現れるもっとも一般的な症状の中には、動悸、嘔気、全身性の脆弱性、息切れを含む不安の身体症状あるいは不安症状があるだろう。あなたの簡易医学的精密検査で、病気とその症状がより広い精神疾患の一部である可能性を除外した後に、提案された介入で不安を治療することを考えるとよい（**表 18.3** を参照）。

表 18.3　不安に対する薬理学的介入

ベンゾジアゼピン

パニック症状を含めて，不安は，もし7日処方あるいは14日処方が可能ならば低用量のベンゾジアゼピンで効果的に減らすことができる。

ロラゼパム 0.5mg 就寝前1日1回経口投与は，ベンゾジアゼピンを服用していない患者に対しては1日2回あるいは1日3回，最大で1日 4mg まで使用可能である。クロナゼパム 0.5mg 就寝前1日1回経口投与あるいは1日2回，7日から14日間のみ。24時間で最大 4mg まで1日2回あるいは3回使用可能である。

他のベンゾジアゼピンは，ジアゼパムである。

ベンゾジアゼピンの代替薬品

ブスピロン 15mg 1日2回あるいは3回経口投与。患者が精神科治療を得るまでの1〜2週の処方で充分である。

ジフェンヒドラミン（25 – 50mg）；不安に対して，就寝前1日1回か2回投与がなされ得る。

ヒドロキシジン（10mg, 25mg, 50mg）；不安に対して，就寝前1日1回か2回投与がなされ得る。

市販の代替薬品

ジフェンヒドラミン入りのアセトアミノフェンは，軽度の不安介入に対して容認できる代替薬品である。

危険性，副作用，薬物相互作用

鎮静とめまいは，ベンゾジアゼピンのもっとも一般的な副作用である。ごく少数の人に，脱抑制された行動が起こり得る。高齢者，物質濫用問題のある人々，認知症やせん妄の既往のある人々に対しては注意が払われなければならない。ベンゾジアゼピンは，中枢神経系の鎮静作用を危険性として持っているどんな薬剤とも薬物相互作用が起こり得る。それらは麻薬，気分安定薬，抗てんかん薬を含む。アセトアミノフェンの過量服薬は，肝不全や死を引き起こすかもしれない。

ベンゾジアゼピン依存

　21日経過すると，患者は依存状態になり得るし，服薬を中止するとリバウンドで不眠や不安が起こるかもしれないことを示唆する証拠がある。最初の数夜だけ薬を使い，それからもし不安が改善するなら薬を漸減していき，頓用で使うように患者に指示すること。薬の代謝が遅い高齢者や物質依存患者に対してベンゾジアゼピンを使用する際には，注意が払われなければならない。一般的に言って，不安に対する精神薬理学的な介入としてのベンゾジアゼピンの使用は，耐性と依存を予防するため1週間以内にすべきである。

ブスピロン 15mg の 1 日 2 回あるいは 3 回の服用は，17 人の退役戦闘員の非盲検試験を実施し，再体験症状を減少させることが PCL-C（一般向け PTSD）を用いて証明された。この薬は，全般性不安に対して，FDA によって承認されている。ブスピロンは急性ストレス障害に対しては使われてきてはいないが，ベンゾジアゼピンが禁忌の患者に対して有効かもしれない。

PTSD 予防のための薬物療法戦略

プロプラノロールは，自律神経の過覚醒をブロックすることができる，注目されるベータブロッカーであり，わずかではあるが症例研究が PTSD 予防において有益であることを示した。とくに，ピットマンら（Pitman et al.）は，できごと発生から 6 時間以内の 41 人の救急部の患者を研究し，18 人の患者を無作為抽出し，二重盲検法でプロプラノロールを 40mg1 日 4 回 10 日間投与し，プラセボ群と比較した。その結果は，急性のトラウマ後のプロプラノロール投与はそれに続く PTSD に予防的な効果を持つかもしれないことを示している [6]。

不眠

不眠は，おそらく災害後もっとも一般的に存在する愁訴である。あなたの患者は，自分の考えを「止める」困難さを訴える可能性があり，初期および中期の不眠は一般的である [7]。

表 18.4 に示されるように，不眠の短期治療である FDA が承認した療法に付加した仕方で薬物が広く使用されてきているが，急性ストレス反応，急性ストレス障害，あるいは PTSD における睡眠障害に対して行われた薬物の試験は存在しない。14 日処方は適切であろう。患者は，その後正式な精神科医の受診を求めるべきである [8]。

興奮

まれではあるが，災害急性期において，興奮がみられ得る。集団パニックあるいは集団精神病の風評がまさにそれである。患者が興奮していることは，アセスメントのために精神科に照会することの正当な理由となる。しばしば，精神的な病気，物質依存，あるいは他の障害が根底にあると考えられる。しかしながら，災害急性期においては新たに発症する興奮をみるかもしれず，考えられる可能な精神薬理学的な介入は，表 18.5 に示されている。

表 18.4　不眠に対する介入

ゾルピデム 10mg 内服就寝前 1 日 1 回投与あるいは
ゾルピデム CR 6.25 あるいは 12.5mg 内服就寝前 1 日 1 回投与
エスゾピクロン 1 あるいは 2mg 内服就寝前 1 日 1 回投与
ラメルテオン 8mg 内服就寝前 1 日 1 回投与
トラゾドン 50mg 内服就寝前 1 日 1 回投与

危険性，副作用，薬物相互作用
鎮静とめまいは，不眠に対する薬物のもっとも一般的な副作用である。ごく少数の人に，脱抑制された行動が起こり得る。高齢者，物質濫用問題のある人々，認知症やせん妄の既往のある人々に対しては注意が払われなければならない。不眠治療薬は，中枢神経系の鎮静作用を危険性として持っているどんな薬剤とも薬物相互作用が起こり得る。それらは，ベンゾジアゼピン，麻薬，気分安定薬，抗てんかん薬を含む。

医学的精密検査

どんな興奮患者に対しても，最近のアルコールあるいは物質濫用に関する病歴を聴取しなければならない。そして，適切な尿あるいは血液の薬物検査が可能な限り行われなければならない。CT スキャンあるいは MRI は，頭部損傷あるいは外傷の既往のある患者，あるいは癌のような複雑に隠れた医学的問題のある患者なら誰にでも適応される。

極度の不安を伴う軽度の興奮

以前の副作用のためにベンゾジアゼピンが禁忌になっている患者においては，非常に低用量の非定型抗精神病薬が，興奮あるいは極度の不安をコントロールするために使用され得る（**表 18.6** を参照）。すべての抗精神病薬は，筋緊張異常反応，神経遮断薬性悪性症候群，あるいは遅発性ジスキネジアの警告がついている。それらはまた，脳卒中を含む脳血管発作のリスクのために，また認知症に関連した精神病において死のリスクを増加させるために，認知症の患者に対しては使用しないようにという黒枠警告［▶監訳注13］もついている。非定型抗精神病薬を服用している患者においては，深刻な体重増加，高血糖，糖尿病のリスクもまた存在している。リスクのある患者においては，もし可能ならば，心電図が推奨さ

［▶監訳注13］black-box warning 黒枠警告とは，医薬品添付文書でもっとも注意を喚起するレベルの副作用情報のことである。

表 18.5　興奮に対する介入

もし生存者が危険で，極端に興奮しているか，あるいは精神病的であるならば，救急治療室でのどの急性の症状発現に対するのとも同じ方法で，興奮は管理される。救急治療室での使用：

ロラゼパム 1－2mg 筋注／経口と共に

ハロペリドール 0.5－2mg 筋注／経口

もし筋緊張異常反応が心配なら，ジフェンヒドラミン 50mg 筋注／経口が投与され得る。

ハロペリドールの用量範囲：0.5－2mg 経口／筋注，興奮時頓用，4 時間ごと

ロラゼパム 1－2mg 経口／筋注，興奮時頓用，4 時間ごと

ジフェンヒドラミン 50mg 経口／筋注もまた 4 時間ごとに投与され得る。

危険性，副作用，薬物相互作用

鎮静とめまいは，興奮に対する薬物のもっとも一般的な副作用である。まれにハロペリドールは，脆弱な患者において筋緊張異常反応を引き起こし得る。気分障害の既往を持つ若いアフリカ系アメリカ人男性や高齢者は，筋緊張異常反応に対する綿密な監視が必要である。ハロペリドールやアチバンとの組み合わせでジフェンヒドラミンを投与することは，筋緊張異常反応に対する予防手段である。

最低範囲の用量で使用され，より少ない回数の投与をされるべき高齢者においては注意を払われなければならない。ベンゾジアゼピンは，転倒や股関節骨折のリスクあるいは低血圧のために，高齢患者には注意を払って投与されなければならない。綿密な監視と観察が重要である。

れる。QTc 延長は，抗精神病薬やその他の薬物のリスクであり，心臓不整脈に関連している。さらに，興奮に対する従来の取り組み方（ベンゾジアゼピンあるいはジフェンヒドラミンを含む）がなぜ適応とされないのか，あるいはなぜ効果がないまま試みられてきたのかを明らかにしている添付文書が供給されるべきである。低用量のリスペリドンと低用量のクエチアピンが，その二つの例である。

リスペリドン

　0.5－1.0mg 内服，就寝前 1 日 1 回あるいは 1 日 2 回。リスペリドンは，PTSD における治りにくい不眠に対して，ベンゾジアゼピンあるいは他の睡眠薬が禁忌あるいは効かないとき，有用な薬剤である。それは，SSRI に替えてよりは，SSRI に追加する形でよく使われる。サートラリンを服用している 45 人の退役軍人に関する最近の研究では，リスペリドン増強療法は，全体の PTSD の率を減少はさせなかったけれども，睡眠や全般性機能評価において改善を生み出した[9]。

表18.6　災害後4〜8週間の急性期後

PTSD，大うつ病，物質濫用

最初の4週間の後，通常，患者たちはどうにかして身体的，感情的な安全と援助を確保する。依然として不安，不眠，呆然としたり，離人という強い症状を持ったままの人々は，心的外傷後ストレス障害，大うつ病，物質濫用のための完全なスクリーニング面接が行われるべきである。もし可能ならばこのスクリーニングは，全般性不安障害やパニック障害のようなあまり典型的でない災害関連障害をも含むべきである。

この時期にはたいていは，不眠に対して頓用のベンゾジアゼピンや他の薬剤を継続しながら，SSRIや他の抗うつ薬（その多くが抗不安の適応あるいは利点を持つ）が適応になる。

患者が抗うつ薬を開始した後，精神科医によるフォローアップを受けることを保証すべきである。そのようにしないと患者は，頭痛，下痢，性的問題のような副作用あるいは治療に対する反応をチェックするためには戻らないかもしれず，用法の遵守を損なうことになる。

一般的に使用されるSSRIあるいはSNRIは，サートラリン，パロキセチン，シタロプラム，フルオキセチン，ベンラファキシンを含む。

クエチアピン

25−50mg内服，就寝前1日1回あるいは1日2回。クエチアピンは，患者に不安，興奮，不眠があり，ベンゾジアゼピンが無効あるいは不適切であった場合，ベンゾジアゼピンの代わりに，承認外使用［▶監訳注14］を考慮する適切な薬剤であろう。たとえば，コカインあるいはアンフェタミン中毒状態にある物質依存患者，あるいはベンゾジアゼピンを使用することが呼吸抑制の危険に晒されることになるメタドン使用中の患者，あるいはベンゾジアゼピンに対して相対的禁忌である脳損傷の既往のある患者が，その例である。

　　症例研究──興奮，暴力の脅迫，慢性的なPTSDが予測され，アルコール離脱があり得る老人男性

　9.11後，ある老人男性ジムが2日間のバケツリレーに取り組んだあと，ERに入る。彼は怒りを感じ，コントロールできず，彼の国にこんな恐ろしいことをした人々を殺したいと訴える。彼は，一人の友人に連れて来られた。その友人の話によると，彼は食堂で一人のアジア人を見て，ベトナムに

［▶監訳注14］off-label use オフラベル使用とも言い，承認された適応以外の効能を期待して薬を使用することを意味する。

ついて，28年前にそこに従軍したときに見た破壊について，そのアジア人に叫びながら激怒したということだった。その患者は家に銃を所持しており，彼の友人もまたベトナムの退役軍人であり，襲撃で息子を失ったと説明している。彼は「ただ落ち着きを得る」ために鎮静剤を求める。ここでクエチアピン25mg経口はよい選択かもしれない。そして，彼の危険性のレベルを評価するため，精神科への照会は不可欠である。

急性期後 (Post-Acute Phase) の精神薬理学

サートラリンは，心的外傷後ストレス障害や大うつ病に対してFDAによって承認されており，より低用量で開始し漸増可能である。たとえば，最初は50mg内服，就寝前1日1回投与で開始し，必要とされる150mgまで増量していく。副作用は，口内乾燥，頭痛，性的副作用を含む[10]。

パロキセチンは，心的外傷後ストレス障害や大うつ病に対してFDAによって承認されている。10mg内服，就寝前1日1回投与で開始し，20mg内服，就寝前1日1回投与まで増量滴定することは有効である。副作用は，口内乾燥，頭痛，性的副作用，体重増加である[11]。

シタロプラムは，15人の急性の火災被災者において，傷が治っていく間にPTSDの進展を予防した[12]。シタロプラムもまた，PTSDを持つ退役戦闘員の少数で，非盲検試験が行われてきた。シタロプラムは一般に，患者がサートラリンやパロキセチンの使用に耐えられないときに，精神科医によって使用されてきた[13]。

ベンラファキシンは，329人の非戦闘PTSD患者に対する，一つの無作為プラセボ比較試験において研究されてきた[14]。PTSDに対するベンラファキシンのいくつかの非盲検研究が存在し，全般性不安障害やパニック障害に対してFDAによって承認されている。患者は，もし薬の使用を突然中止したら，ベンラファキシンの薬物中断症候群を経験するかもしれないことを警告されていなければならない。これは，頭痛，めまい，嘔気を含んでいる。

フルオキセチンは，約半数が戦闘関連である226人のPTSD患者において研究されてきた。緊急の治療を要する副作用の発生率が有意に高かったが，6週間後，40mgあるいは60mgの用量でこの薬はプラセボより優れていた[15]。

プラゾシン0.5-10mg経口，就寝前1日1回投与やクロニジンやグアンファシンは，易怒的な攻撃性，過覚醒，侵入記憶のある退役戦闘員の母集団において非盲検試験が行われ，いくらかの効果がみられた。この薬剤は，心臓血管疾患患者，糖尿病患者，あるいは血圧低下に耐えられないであろう患者に対しては禁忌

である。生存者の転居のためにフォローアップが不確実となる急性災害状況では、これらの薬剤の力価測定とモニタリングは、その困難さゆえ、実用的ではない。これらの薬剤は、第一世代 SSRI や短期間の低用量のベンゾジアゼピンが無効であった後に使用されるのが最善である [8, 16]。

物質濫用の再発

再発は普通のプライマリケアの管理と同様の方法で、いったん解毒が終了してから精神科的なアセスメントを得て、治療すべきである。

入院患者の解毒は、実施可能な病院であればなされるべきである。全症例において、救急社会サービスは、患者に AA 会合を提供し、外来の物質依存サービスに紹介すべきである。

統合失調症，双極性障害，その他の重症永続性精神疾患

統合失調症または重症の双極性障害を持ちながら地域で生活している患者たちは、しばしば、彼らのメンタルヘルス治療とのつながりを一時的に失ったり、あるいは薬を補充することを忘れたりする。用心したままの状態でいるべきと確信して抗精神病薬をやめたり、寝ている間に他の災害やテロリストの攻撃があるかもしれないと信じていたり、あるいは警戒態勢にとどまることが必須であると信じこんだりしている人もいる。双極性障害の患者は、病状を活性化させて興奮するようになり、睡眠障害を起こすかもしれない。すなわち不眠、せっぱつまった発言、易怒性、高揚した気分、あるいは暴行さえももたらす、差し迫った躁病エピソードの主要な症状を現す可能性がある。

向精神薬の管理

災害後急に開始したものであろうが、以前からのものであろうが、向精神薬の中断は、患者に不安、うつ病、あるいは精神病の症状の増加をもたらし得る。先進国においては、あなたは多分、抗精神病薬、抗うつ薬、あるいは気分安定薬の補充を供給する非常に重要な役割を演じることがあるだろう。薬剤の試供品や精神科への照会を提供することができる精神科サービスがある病院もある。患者をメンタルヘルスケアに戻すことは、非常に有益である。あるいは、もし利用可能で適応性があれば、病院あるいはデイホスピタルへの入院を照会することも非常に有益である。

災害における児童および思春期の精神薬理学

　児童思春期精神医学の業務の標準や一般的な原理，そして小児科の医学的設定におけるストレス，不眠，気分の障害，興奮，行動のコントロール異常をうまく処理する業務の標準や一般的な原理はまた，災害においても妥当であろう。児童思春期精神科医あるいは精神薬理学者との協力が理想的であり，遠隔精神科診療の機能を使えば災害時においても可能である [17, 18]。子どもへの薬物の用量は成人とは異なり，小児科の用量ガイドラインに従って，体重 kg あたりの mg 方式で計算される。

アセスメント

小児科の内科的および精神科的な病歴，身体検査，および精神状態

　児童精神科の病歴を含む小児科の病歴，身体および精神状態の検査から集められた情報が，精神薬理学的な実践を導く。

　発達的な未熟さ，全身性疾患，感染症，薬物相互作用，物資濫用，あるいは処方された薬の吸収，代謝，分布，排泄に影響するかもしれない他の危険因子に対して特別な注意が払われるべきである。

　プライマリケア医によるとても幼い子どもたちのアセスメントは，子どもの発達状態と災害の急性ストレスに対する反応をアセスメントするにあたって，母ー乳児，父ー乳児の"二者関係"の情報を知ることを含んでいる。世話をし養育をしている親の助けによる心理的な介入は，いつもではないがしばしば，ストレスが溜まった，あるいは興奮した乳児や幼い子どもを驚くほど落ち着かせる。過剰刺激や日課の混乱から子どもを守るために環境を再構成すること，再保証，共感，ホールディングを含む心理的な介入は，大多数の薬物より，子どもたちをよりよく落ち着かせることができる。

診断

　PTSD のような，あるいは年長児における大うつ病のような子どもの精神科の診断は，大人の診断と同様である。現れている症状の　因しなっているかもしれない他の健康状態は，小児科疾患，損傷，感染症，発達障害，知的限界，学習障害を含み，診断的アセスメントにおいて考慮されるべきである。

治療

　大人と同様に，災害後などのストレス下にある子どもたちにおいて，不眠は，不安（他の原因が除外されなければいけないが）の一般的な現れである。一時的な不眠は，薬を必要とはしないであろうが，持続する不眠は，ジフェンヒドラミン5〜7日間の妥当な治療の試行，あるいはもし効かなければ，ベンゾジアゼピン（あるいはまれに，非定型抗精神病薬）の試行から恩恵を受けるかもしれない。もし不眠がPTSDの症状であるならば，認知行動療法あるいは抗うつ薬がより有効かもしれない。

　子どもたちのASD，PTSD，うつ病に対して，サートラリン，フルオキセチン，イミプラミンを支持する証拠を示した研究は限定されたものである[18]。大うつ病に対してフルオキセチンを支持する証拠を出した研究もある[19]。災害のために刺激薬が中断されている多動の子どもたちは，もしそれが再開されるならば恩恵を得るだろう。児童期や思春期の子どもたちに対して抗うつ薬は，児童精神科医と協力しながら最適に使用されるべきである。というのは，抗うつ薬は彼らの自殺念慮を増加させるというFDAの黒枠警告があり，また抗うつ薬は大人と同じように，躁病エピソードへの転換を引き起こすかもしれないからである。しかしながら，よいフォローアップケアや精神療法，綿密な監視をもって子どものうつ病を治療することによって，子どもの命を救うこともできる。このことは，負傷した子どもたち，近親に先立たれた子どもたちに，あるいは災害において他の突然の喪失を経験した子どもたちに，とくに当てはまるだろう。

子どもたちの興奮

　子どもたちにおける激しい興奮は，小児科医と児童思春期精神科医との協力によって管理される。先進国においては，リスペリドン，クエチアピン，オランザピン（液剤として使用可能），アリピプラゾールのような非定型抗精神病薬は，激しい興奮に対して体重換算の用量で承認外で使用されることが増えている。2歳から6歳の子どもたちに対して，ジフェンヒドラミンとベンゾジアゼピンは有効であろう。そしてまた体重換算の用量で広く使用されている[18]。

　思春期後期の子どもを除いて，すべての薬は子どもの体重に従って投与される。不安に対しては，短時間作用型のベンゾジアゼピンが，たいていは安全な不安緩解薬である。脱抑制の既往歴がない場合，脱抑制に関する懸念は，子どもが信頼できる親あるいは保護者によって監督されているなら，通常これらの薬物の

使用を妨げはしない：もし脱抑制が起きるならば，薬は中止されるべきである。高用量，あるいは遅延した代謝排泄には，呼吸抑制の危険性がある。

結論

　災害後の精神薬理学的治療を考慮するとき，あなたがとる病歴と理学的検査は，あなたの患者の薬に対する反応に影響するかもしれない。災害関連因子と同様に，以前から存在する因子にも焦点を当てるべきである。典型的には治療は，不安，あるいはパニック，不眠，うつ病，興奮のような，心的外傷の経験の後の悲嘆症状や一般的な障害に対して向けられる。目標は，症状を管理することと，症状が持続しあるいは症候群になるであろう災害急性期後において，引き続き精神薬理学的ケアを利用することができる程度に，患者との治療関係を発展させることである。災害の間に重要な考慮すべきことがらは，物質濫用あるいは離脱の，再発あるいは発症であり，それらはたいていはプライマリケアにおけるのと同じ要領で管理される。処方された薬を中断し，その結果症状を示した年配者，貧困者，あるいは重篤な精神疾患の患者たちには用心すること。患者の安全がもっとも重要である。

- 常識を使うこと。
- 有効な最低用量を処方すること。
- 処方している間，薬を服用するように患者を励ますこと。
- 地域社会でのフォローアップができることを保証すること。
- フォローアップは，どんな副作用にも取り組むべきであり，また選択された薬と用量が適切で有益であることを保証すべきである。そして必要ならば，薬を補充したり，別の薬を供給したりすべきである。

文献

[1] Alpert JE, Fava M, Rosenbaum JF. Psychopharmacologic issues in the medical setting. In : Stern TA, Fricchione GL, Cassem NH, Jellinek MS, Rosenbaum JF, Eds. *Massachusetts General Hospital Handbook of General Hospital Psychiatry*. 5th ed. Philadelphia, PA : Mosby/Elsevier ; 2004 : 231-268.
[2] American Psychiatric Association. *Diagnostic and Statistical Manual of Mental Disorders, Fourth Edition, Text Revision*. Arlington, VA : American Psychiatric Association Publishers ; 2000.
[3] Friedman M. The role of pharmacotherapy in early interventions. In : Blumenfield M, Ursano RJ, Eds. *Interventions and Resilience After Mass Trauma*. Cambridge : Cambridge University Press ; 2008.

[4] Katz C. Early Therapeutic Interventions Post-Disaster : Psychopharmacology. March 27, 2008, presentation at the New York City chapter of Voluntary Organizations Active in Disaster (VOAD), New York, NY.

[5] Stoddard FJ, Levine JB, Lund K. Burn injuries. In : Blumenfield M, Strain J, Eds. *Psychosomatic Medicine*. Philadelphia, PA : Lippincott Williams & Wilkins ; 2006 : 309-336.

[6] Pitman RK, Sanders KM, Zusman RM, Healy AR, Cheema F, Lasko, et al. Pilot study of secondary prevention of post-traumatic stress disorder with propranolol. *Biological Psychiatry*. 2002 ; 51 (2) : 189-192.

[7] Mellman TA, Pigeon WR, Nowell PD, Nolan B. Relationships between REM sleep findings and PTSD symptoms during the early aftermath of trauma. *J Trauma Stress*. 2007 ; 20 (5) : 893-901.

[8] National Center for PTSD. Pharmacological Treatment of Acute Stress Reactions and PTSD : A Fact Sheet for Providers. 2008. Available at : **http://www.ncptsd.va.gov**. Accessed March 31, 2008.

[9] Rothbaum BO, Killeen TK, Davidson JR, Brady KT, Connor KM, Heekin MH. Placebo-controlled trial of risperidone augmentation for selective serotonin reuptake inhibitor-resistant civilian post-traumatic stress disorder. *J Clin Psychiatry*. 2008 ; 69 (4) : 520-525.

[10] Friedman M, et al. Randomized, double-blind comparison of sertraline and placebo for post-traumatic stress disorder in a Department of Veterans Affairs setting. *J Clin Psychiatry*. 2007 ; 68 (5) : 711-720.

[11] Stein DJ, et al. Paroxetine in the treatment of post-traumatic stress disorder : pooled analysis of placebo-controlled studies. *Expert Opin Pharmacother*. 2003 ; 4 (10) : 1829-1838.

[12] Bláha J, et al. Therapeutical aspects of using citalopram in burns. *Acta Chir Plast*. 1999 ; 41 (1) : 25-32.

[13] English BA, et al. Treatment of chronic post-traumatic stress disorder in combat veterans with citalopram : an open trial. *J Clin Psychopharmacol*. 2006 ; 26 (1) : 84-88.

[14] Davidson J, et al. Treatment of post-traumatic stress disorder with venlafaxine extended release : a 6-month randomized controlled trial. *Arch Gen Psychiatry*. 2006 ; 63 (10) : 1158-1165.

[15] Martenyi F, et al. Fluoxetine versus placebo in post-traumatic stress disorder. *J Clin Psychiatry*. 2002 ; 63 (3) : 199-206.

[16] Miller LJ. Prazosin for the treatment of post-traumatic stress disorder sleep disturbances. *Pharmacotherapy*. 2008 ; 28 (5) : 656-666.

[17] Martin A, Scahill L, Charney DS, Leckman JF, eds. *Pediatric Psychopharmacology : Principles and Practice*. New York, NY : Oxford University Press ; 2003.

[18] Stoddard F, Usher C, Abrams A. Psychopharmacology in pediatric critical care : child adolescent psychiatric. *Clin N Am*. 2006 ; (15) : 611-655.

[19] Tsapakis EM, Soldani F, Tondo L, Baldessarini RJ. Efficacy of antidepressants in juvenile depression : meta-analysis. *Br J Psychiatry*. 2008 ; 193 (1) : 10-17.

第19章

協働ケア[▶監訳注15]

トッド F. ホルツマン, MD

　医療トリアージに従事するピーターが，協働している精神科医に緊急のコンサルテーションを求めて連絡する。ハリケーン・カトリーナの災害から避難していた20代半ばの男性が興奮して理性を失い，とてもおかしな様子である。彼の話すところによれば，彼は何年ものあいだ，怖ろしい，何か命じてくる声を聞き続けており，満足に眠ったことがなく，生活はほとんど破綻しており，社会の底辺に暮らしているという。酒を飲むと幻聴がひどくなったため，今は飲んでいない。彼はこれまで医療や精神科の助けを一切受けてこなかったが，幻聴から解放されたいとは強く望んでいる。ひととおりの検査を終えた後，適量のハロペリドール投与が始められ，州立の精神科クリニックへの委託が行われた。組織化されたシェルターの環境において，彼は次の1週間で劇的に改善した。幻聴は大幅に消え，情緒的な安心感を得て，限定され組織化されたボランティア作業に参加するようになり，満足と周囲からの承認がもたらされた。広範囲の価値ある協働が，ピーターと精神科医の間だけでなく，薬物濫用の専門家，シェルターの安全と住環境と食事に関する責任者たち，州のメンタルヘルスとリハビ

- 今日の医療ケアは協働チームケアである。メンタルヘルスの臨床家に容易にアクセスできることが，災害後には欠かせない。
- いつ？　協働は災害などの段階においても生じる。必要なときは遠隔精神科治療も行う。
- 何のために？　協働ケアは，プライマリケアに携わる臨床家をアセスメント，マネジメントや事後ケアのプランニングにおいて支援する。
- 扱う事例には，自殺傾向，MUPS[▶監訳注16]，精神病，薬物濫用，外科的障害を負った患者や，地域への働きかけの必要な事例も含まれる。
- どうすれば効果的に協働できるか？　メンタルヘルスの仲間たちを時間をかけて

▶次頁につづく

[▶監訳注15] 共同ケアと訳されることが多いようだが，本書ではより本意に近い協働ケアの訳語を採用した。
[▶監訳注16] MUPS：Medically Unexplained Physical Symptoms.「第10章 医学的に説明不能な身体症状」に詳細。

リテーション・サービスの担当者たちとも行われた。

協働ケア

今日の医療ケアはますますチームケアの形をとるようになっており，とりわけ災害後のヘルスケアにはこのことが当てはまる。「多方面で活躍する医師が，専門家間の関係のありかたを変える協働ケアの歴史的な事例を生み出している」[1]ことが大きな注目を集めている。臨床家が患者のメンタルヘルスのニーズを強く意識するようになり，かつメンタルヘルスの専門家はあまりにも少ないという現状において，医師・看護師・その他のプライマリケアに携わる臨床家たちは，精神科医・臨床心理士・ソーシャルワーカー・薬物濫用カウンセラーたちと連携しながら，メンタルヘルスケアを提供するようになっている。災害時には，このモデルがとりわけ必要とされる。災害後の協働メンタルヘルスケアこそ，最適なケアと効果的な医療チームワークの根幹である。

メンタルヘルス臨床家の識別とアクセス

協働ケアは災害救助者，とくに治安・消防・救急救助・その他の公的サービスに従事する人々との接触に役立ち得る。それは災害時のプランニングに欠かせない要素であり，各段階の有効な準備に組み込まれることが望ましい。それはメンタルヘルスの専門家たちが災害対策チームに加わり，一緒に計画を立てることから始まる。こうすれば，メンタルヘルスの専門家が遠隔地から，あるいは災害チームの外で働くのではなく，現場で働ける可能性が高くなる。

協働ケアの新しいモデルの数々が，急速に生まれつつある。これらのモデルは主としてプライマリケアの領域で，看護職との連携において磨かれており，コミュニケーションと協働の有効性を評価する尺度も発

知っていくこと，質問と自分が求めていることを明確に表現することである。
- **フォローアップ** はどうか？ 何がうまくいき，何が役立たなかったかというフィードバックを共有することが，協働チームワークを向上させ，ケアの質をよくすることにつながる。

達させている [1-3]。たとえば，マサチューセッツ児童精神科アクセスプロジェクト（MCPAP）のようなモデルがいくつかの州で採用され，精神科医・児童精神科医と大量の向精神薬を処方するプライマリケア医・小児科医が緊急電話やEメールで連絡をとれるようにしている [4]。トラウマを負った子どもたちには，セイクスら（Saxe et al.）が開発したトラウマ・システムズ・セラピィと呼ばれる協働ケアのモデルがあり，子どもと家族のメンタルヘルス問題をアセスメントした上で，どのような問題がありどのような支援システムが関与しているかを確認して治療を始めることができることで，患者の利益を向上させている [5]。このモデルはトラウマに焦点を当てており，地域の中であれ病院等の機関内であれ，関連する専門家たち，とりわけプライマリケアに携わる臨床家とメンタルヘルスの専門家たちで，トラウマを負った子どもの当該ケースに協働するネットワークを構成する。そして家庭・学校・病院・ヘルスケアやその他の機関などのシステムにおける問題，有効な成果を阻む障害，望ましい解決策と治療法を評価，確認し，診断する実施者の協働を図り，成果を上げるものである。このモデルはすでに性的トラウマの被害者，難民，その他の子どものトラウマ被害者に適用されている。それとは異なるが，関連のあるプレスクール・トラウマ・セラピィ（PTT）というアプローチが，トラウマを負った就学前の子どもたちとその親たち双方のストレスを軽減するために開発されている [6]。成人用の，また似て非なる協働ケアのモデルにおいて，ゼイジックら（Zatzick et al.）が，負傷した患者が自分たちのニーズに臨床家とは異なる優先順位をつけていることを発見し，より効果的な介入法を臨床家たちに伝え，結果を改善させている [7, 8]。災害救助におけるメンタルヘルスケアの提供を改善するために，このようなモデルが意味ある役割を果たすであろう。

　メンタルヘルスの臨床家と関わることにはしばしば社会的偏見があるとされるが，どの臨床家に頼むべきかをわかりやすくすることで偏見を減らし，助けを求めている生存者たちの危機に際し，混乱や遅れなく即座に専門家につなぐことができる。臨床家の名札に彩色の印をつけ，同じ色の野球帽やベストを着けるなどして，誰がメンタルヘルスの専門家であるかをわかりやすく，識別できるようにすることが望ましい。電話番号・住所・その他のメンタルヘルス専門家に接触するための情報によって，医療・治安・宗教・その他すべての災害救助者たちがすみやかに相談することができるようになる。対応できる臨床家のリストとそれぞれの緊急時の連絡先に，簡単にアクセスできるようにしておくべきである。

協働空間の配置

　メンタルヘルスと薬物濫用の臨床家へのアクセスとその働き場所は，生存者の動線に沿って組織化すべきである。生存者を迎え入れ，今後の説明とトリアージを行うために，受付周辺にメンタルヘルス臨床家の姿があるとよい。スクリーニング・エリアは，医療・外科処置エリアと行き来しやすい場所が最善である。適切なメンタルヘルスのコンサルテーションと治療をする場所を定め，プライバシーを確保できるようにしなければならない。メンタルヘルス臨床家が，生存者と家族たちが食べ，話し，情報を受け取る共有エリアで接触できること，子どもたちと若者たちには年齢にふさわしい独立した場を配置することが，プライマリケアに寄与する。保安検査所や医学的検査・遺体処理に携わる人々との接点にも，メンタルヘルス臨床家がいることが望ましい。生存者たちが「自分の物語」をいつでも共感的・受容的な聴き手に語るために気軽に臨床家と会えることで，プライマリケアを求める患者たちの心の重荷は軽くなるだろう。

家族や友人のニーズ

　家族・友人・その他生存者にとって近しい人々とのコミュニケーションがとれること，再会できることは大きな重要性を持つ。身元確認と照会のシステムは，機械的なものであれ人づてによるものであれ，多くの外部の人々を受け入れるに充分な場所と設備を必要とする。これらの人々は，ただ会うだけでなく，生存者の状態・治療の内容・予後の見立てについて情報を求めるだろう。メンタルヘルス協働が気軽に，形式ばらずに行われることはこのような状況でとても役立ち，不安のレベルを下げることになる。また家族や友人たちは，医療検査エリアや遺体安置所に情報を求めて来たのに，わずかしか，あるいはまったく何も得られないとわかればショックを受けるかもしれない。ここもまた，メンタルヘルス協働の支援を要する最重要のエリアである。

評価

　プライマリケアにおけるメンタルヘルス協働の質を評価することは，コミュニケーションと患者へのケアを改善していくために役立つ。評価のための調査（例 Press Ganey [▶監訳注17]）は，患者，家族，プライマリケア臨床家，メンタルヘ

[▶監訳注17] http://www.pressganey.com/index.aspx を参照のこと。

ルス専門家，他のチームスタッフたちに行われ，サービスの質が測られる。このような評価は現在，多くのメンタルヘルス施設でなされており，災害時のヘルスケアにも満足度と質をモニターする動きが広がっていくだろう。

文献

[1] Stoeckle JD, Ronan LJ, Emmanuel L, Ehrlich C, Hughes CC. *Doctoring Together : A Physician's Guide to Manners, Duties, and Communication in the Shared Care of Patients.* Boston, MA : Massachusetts General Hospital Primary Care Division ; 2002 : 13.
[2] LaValley D. Physician-nurse collaboration and patient safety. *The Forum.* 2008 ; 26 (2).
[3] Fewster-Thuente L, Velsor-Friedrich B. Interdisciplinary collaboration for health care professionals. *Nurs Adm Q.* 2008 ; 32 (1) : 409-448.
[4] Massachusetts Child Psychiatry Access Project (MCPAP). Available at **http://mcpap.typepad.com/.** Accessed March 3, 2009.
[5] Saxe GN, Ellis BH, Kaplow J. *Collaborative Treatment of Traumatized Children and Teens : The Trauma Systems Therapy Approach.* New York, NY : Guilford ; 2006.
[6] Stoddard FJ, Murphy JM, Chedekel DS, Sorrentino E, Saxe GN, White G. A Randomized Controlled Trial of Preschool Trauma Therapy (PTT), (Manuscript in preparation). March 2009.
[7] Zatzick D. Collaborative care for injured victims of individual and mass trauma : a health services research approach to developing early interventions. In : Ursano RJ, Fullerton CS, Norwood AE, Eds. *Terrorism and Disaster : Individual and Community Mental Health Interventions.* Cambridge : Cambridge University Press ; 2003 : 189-205.
[8] Zatzick DF, Russo J, Rajotte E, Uehara E, Roy-Byrne P, Ghesquiere A, et al. Strengthening the patient-provider relationship in the aftermath of physical trauma through an understanding of the nature and severity of post-traumatic concerns. *Psychiatry.* 2007 ; 70 (3) : 260-273.

第20章

スタッフ支援

ジョセフ P. メリーノ, MD, MPA

　ジョナサン・フォックス医師は，橋の崩落事故で大惨事が起きた町にある大規模プライマリケア・クリニックの院長であった。崩落事故で亡くなった医療スタッフはいなかったが，その大惨事で親戚や友人を亡くした者がいた。惨事の影響を受けていない者は誰一人としていないようであった。崩落事故は金曜日の早朝，通勤や通学の混雑時間帯に起きた。フォックス医師はその日の午後，クリニックを休診にすることを決めた。多くのスタッフが出勤できず，出勤したスタッフも家で家族と過ごすことを望んでいたからである。治療を必要とする患者に対して，地域の病院への案内をクリニック正面のドアとインターネットのホームページに貼り出し，留守番電話の案内もセットした。オフィスに残ったフォックス医師は，週明けのクリニックやスタッフに何が起きるかが心配であった。

　週末，彼は人事専門の友人に電話をかけた。スタッフの多くが所属している労働組合の職場委員や医療スタッフ責任者にも電話をかけ，何をどのように進めていくかの調整と計画を相談した。これからの数日間は「いつも通りの仕事」を行えないことに，みなが同意した。このようなことが生じた今，指針となる大惨事に備えての対処方針が事前に整備してあったらよかっ

- 大惨事が起こった際，あなたやあなたの組織はどのように対処するか。計画しておくためには，今，時間をとり，策を整え資源を押さえておくことである。職場によって事情は異なり，あなたに必要なことがらは独特かもしれない。計画に役立つ多くの資源の中の一つに，アメリカ赤十字のものがあり，ネットワーク利用が可能な「準備と訓練（Preparing and Getting Trained）」のセクションがある（http://www.redcross.org.）。
- 独自の計画を立てるには，組織全部門のスタッフが携わること。
- 方針と手続きを公式化したなら，必ず定期的に組織員の教育や訓練をすること。
- 作成した文書は定期的に見直し，随時改訂していくこと。

> **Box 20.1　計画案**
>
> - スタッフメンバーそれぞれに対する情緒的サポート
> - 情報共有
>   - 出勤できていないスタッフと連絡をとり，必要な支援を行う
>   - 何が起きているのか，関係者各員にあった影響の確認
>   - 継続して情報共有が図られることの保証
>   - スタッフへの支援は必要な限り続け，善処していく
>   - 個人の要望は必要に応じて個別に，そして内密に対応していく
>   - 開院時間の縮小も含め，できる限り最適にクリニック機能を保つための仕事の割り当てや変更を行う
>   この措置によりスタッフは
>   - 追悼式や葬儀に参加することができる
>   - 必要な分野でのボランティアができる

たのに，と誰もが認めた。

　労働組合の職場委員は，以前「有権者動員活動」で使った電話連絡網があることをフォックス医師に告げた。どの従業員が月曜日に出勤することができ，どのスタッフが支援を必要としていて出勤できないかを把握するために，これを活用することに決めた。支援の必要な人にはクリニックの代表者が経過観察をし，適切なクリニックや地域の支援サービス（金銭面，医療面，心理面等）につなぐこととした。人事部指針を適切に運用し，有給休暇，給与面，利益など，その他の保障対処をした。スタッフと連絡をとる医師たちは，影響を受けているスタッフに安心感と癒しを与えながらクリニック全体の状況を伝え，医療スタッフや他の従業員への配慮を示した。ジョナサンは，人事部が必要なだけこれらのスタッフや従業員の経過を追い，善処するように図った。

　次の計画は月曜日の朝に何をするかであった。出勤できる人たちで全体スタッフ会議を持つことにより最新情報を共有し，**Box 20.1** に整理されている計画案に直ちに取り組むことが合意された。

　フォックス医師は，どのように危機対応していくかについての計画を今持っているという事実により，安心を得た。月曜日の朝を乗り切ることができたら，その先の数日間の計画も効果的に策定することができるだろうと彼は思った。賢明なことに，職場委員は電話連絡やスタッフ会議に，すべてのスタッフ（本部職員や経営管理者，客室係や警備員，食堂のスタッフも）が含まれるように手配した。これがすべてのスタッフを情緒的に結束させる効果をもたらした。それはま

た，そうした状況でなければ組織的な会議には招集されない相談相手が指摘するさらなる援助や支援を必要とする人たちに対しても，善処することを可能にした。

月曜日の朝のスタッフ会議の中でフォックス医師は，何が起きて，スタッフにどのように影響を与えているのかを振り返るため，その日の終わりにもう一度集まることができないかと尋ねた。関心のある人たちによる自発的なミーティングが立ち上がった。クリニックの看護師の一人が，近くのメンタルヘルス・センターに連絡をとり，そこのスタッフにミーティングの進行を依頼した。多くのスタッフが参加したため，二つのグループをその週の残り期間，数日おきに行うことが必要となった。議論になる明らかな争点に加えて，スタッフ間の摩擦やスタッフとリーダーとの摩擦といった慎重を期する重要なことがらを扱っていくことが，クリニックの円滑な運営を続けることの鍵になった。大惨事のときには感情が高ぶり，「大惨事に対する」怒りを誰かもしくは何かになすりつけることができないとき，同僚もしくはリーダーがしばしば対象となる。グループミーティングを巧みに促進することで，感情を流れさせるだけでなく，感情の建設的なチャンネルを与え，そのような状況の摩擦に対する説明が可能となる。それによってスタッフは怒りを乗り越えることができ，悲しみや怖れ，葛藤をより適切に扱うことができるようになる。だんだんとスタッフは回復し，その後数カ月の間で，週に2回一つのグループで充分となり，それが1週間に1回となった。

その後まもなくして，最初の月曜日にクリニックに出勤できなかったスタッフが復帰し，共有した試練を通して結束がより強くなった，思いやりのある支持的な環境に受け入れられた。

その後数週間でフォックス医師は，クリニックの対応を評価するため，すべてのレベルのスタッフによる特別チームを招集し，どんな危機対応がうまくいき，どんな活動が方針の変更や前もっての準備が必要であるかを明瞭化した。評価の総括が終わった後，改訂されたクリニックの大惨事への準備計画は新たに公式化され，周知が図られ，スタッフの訓練が始まった。計画をまとめる中で，フォックス医師と同僚たちは，ネットワーク公開されている米連邦緊急事態管理局（FEMA）による優れた資料，「企業・産業のための危機管理指針（**http://www.fema.gov/pdf/business/guide/bizindst.pdf**）」を利用した。

このガイドでは，緊急事態の後にあなたの支援を頼りとする従業員はあなたにとってもっとも価値ある資産であり，**Box 20.2** に示したものを含め，提供や準備ができるサービスの幅を考えておく必要があることが強調されている。

直接的なケアの提供に加えて，医療従事者は全般的な準備や対応を担う他の機関や組織の行政職や管理職に対し，非常に貴重な支援や指導，助言を提供することもできる（**Box 20.3** 参照）。

> **Box 20.2　緊急事態の運営指針**
>
> - 現金前貸し
> - 給料を継続して払うこと
> - 柔軟な労働時間
> - 労働時間の削減
> - 危機カウンセリング
> - 包括的な援護
> - デイケア

> **Box 20.3　他の準備支援**
>
> 支援は以下の2点をはじめ，多様にある。
> - 将来の大惨事に備えてケア計画を策定する他の機関の援助
> - 肯定的な成果を最大化し，否定的な成果を最小化するための，有事の際の指導

　ニューヨーク市で起こった9.11の残虐な惨事の際に，このよい例が見られた。ニューヨーク大学医療センターベルビュー病院のメンタルヘルススタッフは，近隣にある主任検死官の事務所（市の遺体安置所）が9.11のテロ攻撃で愛する人を失った家族のために準備するパンフレットを編集する際のリーダーシップを補助した。喪失や大惨事の影響に悲しみ，急遽向き合わなくてはならなくなった家族に，検視局（OCME）の科学者が伝えたいことがらを適切な口調に編集する上で，メンタルヘルススタッフの感性はとても重要であった。

　この章の例のような協働は，地域社会の回復にとって必要な絆を強める力となるだけでなく，危機や災害救助に働くスタッフを支援するのに非常に重要な目的意識を個々人に持たせる力にもなる。

第21章

国際的災害の観点：問題と課題

アンソニー T. ウン, MD

ピーターは，アジアの津波について耳にし，驚き，そしてとても落胆した。彼は医学生として研修中，スリランカで働いていた。加えて，彼は南アジアの人々やその他多くの移民グループが含まれるボストンの多国籍コミュニティで働く専門医である。また，そのコミュニティには大勢の海外留学生を抱える大学のキャンパスもあった。ピーターは過去の被災地とのつながりを思い，何か自分にできることはないかと考えていた。彼は自分の専門技術と臨床経験が役に立つと感じていた。しかし彼は，自分の患者たちもまた被災者以上にとは言わないまでも，同じように災害により落胆し動揺していることに気づいた。多くの人々は故郷の家族や友人を心配し，情報の欠如に苛立ち，援助できる方法を知りたがっていた。ピーターは，患者たちを助ける最善の方法は何かということに加え，直接被害に遭った南アジアの人々をどうやって援助できるかということに関してやや欲求不満を感じていた。

はじめに

災害の国際的な影響は多くの状況において深刻であった。過去数十年で重大な損害や破壊をもたらしたいくつかの大きな災害が起きており，重大な公衆衛生

- すべての大規模災害はメンタルヘルスにグローバルな影響をもたらす。
- 国際的な状況において，被災者はメンタルヘルスに関して，特有のニーズと配慮されるべきことがある。
- 民族コミュニティや海外駐在のコミュニティは，海外で起こる災害によって犠牲，偏見，精神的苦痛を経験する可能性が高い。
- 公衆衛生やコミュニティへの焦点化は国際的災害においてレジリエンスを強化するのに重要である。
- プライマリケア臨床家は災害が海外で起きた場合にさえ，災害に影響を受けた人々の精神的，情緒的健康に大きな貢献をする機会がある。

への影響をもたらした。これには9.11のテロ，2004年のアジア津波，ハリケーン・カトリーナ，そしてごく最近ではミャンマーのサイクロンや中国の地震も含まれる。これらのできごとの多くにおいて，影響を受けた人々に甚大な精神医学的影響が報告されている。概して，世界中のコミュニティ同士のつながりの広がりゆえに，どこで起きた災害でも遠く離れたコミュニティにまで影響が及ぶ。ピーターのようなプライマリケア臨床家は，国際的な大災害というものの特質およびそのような事態が生じた場合の精神医学的影響，そして自分の患者やコミュニティを援助する方法を，よくよく認識し理解することが重要である。

国際的災害の特質

国際的災害には，その規模や衝撃に影響を及ぼす固有の特性がある。国際的災害を二つの領域から考えることが有用である。それは，そのできごとの特質と，その影響を受けた外国コミュニティの特徴である。世界の産業先進国で見られる災害のタイプを識別することが重要である。アメリカでも起こり得るようなタイプのものもあれば，そうでないものもあるだろう。地震や嵐などの自然災害があり，飢饉や移住をもたらすような深刻な干ばつもあるだろう。また航空機によるもの，産業的災害，またはテロなどの人為的なものもあり得る。人為的災害には，これらに加えてインドのボパールでのガス中毒事故のような産業事故，あるいは最近のルワンダやスーダンでの内戦のような紛争もある。ミャンマーやスリランカのような非工業化地域では，災害はより深刻で広がりやすい傾向がある。おそらく，**国際的災害と国内災害の主要な違いは，国際的災害が大規模で**，メンタルヘルスを含む公衆衛生への影響を伴うこと，そして人口が密集した地域に住んでいる何万もの（またはそれ以上の）人々が亡くなったり，けがをしたり，情緒的にひどく苦しんだりするということである [1]。そしてもう一つの決定的な違いは，最貧国の国々では災害救助に対応するインフラや資源（災害援助，食糧，避難所，医療サービス）が不足しているということである。

国際的災害の影響を理解する上では，そのようなできごとが起きたコミュニティについて正しく理解することが重要である。概して，産業先進国においてはインフラが進んでいることによって，災害やメンタルヘルスその他の被害の大きさを最小化する可能性がある。しかし通常，アフリカ，アジア，南アメリカのような発展途上地域における災害は，より多くの財産や生命を奪い，流民や難民を生む傾向がより高いことから，メンタルヘルスを著しく害する結果を及ぼす。産業非先進国は，災害に非常に脆弱となる傾向がある。先進産業国よりも物資は少ないが，人口が密集していることが多い。家や公共設備は，先進国と比べて脆く

建てられている傾向がある。たとえば，最近の中国での地震の際は，建築基準が低いために学校が損壊し，多くの人々が亡くなった。健康やメンタルヘルスのインフラに関しても同様に，災害が起きる前から，より未成熟で不安定な傾向がある。加えてスリランカ，イスラエル，レバノン，ヨルダン川西岸地区，ガザのように内戦，民族紛争や政争が存在する地域もある。最後に，危機対応計画やメンタルヘルスは，多くの産業非先進国にとっては必ずしも優先的なものではない。

国際的災害とアメリカ合衆国

国際的災害は，瞬時に現地や地域の資源を枯渇させてしまうので，国際社会への援助要請は高まる一方である。とくにアメリカは災害対応に重要な役割を担う。たとえば，アジアの津波やインドの地震のときには，資金提供や技術支援だけでなく，物流管理，物資や人員の支援も提供した [2]。このような救援は，WHO 世界保健機関や NGO 非政府組織と同様に，アメリカ連邦政府の民間機関や軍事機関によってももたらされる。

国際的災害に直接影響を受けたコミュニティが世界に注目される一方で，アメリカの臨床家はその世界的影響について認識し，理解する必要がある。アメリカは多くの移民によってますます多様化してきている。近年移住してきた移民たちもいるし，長年何世代にもわたって住んでいる移民たちもいる。グリーンカードを持っている人々もいれば，労働者や学生で海外駐在としてアメリカに住んでいる人々もいる。また，不法滞在者を多く抱えるコミュニティもある。これらの人々の多くは，アメリカ中に広がる多くの民族コミュニティの中に住んでおり，それはとくに大都市に多い。海外で災害が起きた際，被災地出身のコミュニティ・メンバーもまた災害ストレスを経験する。しかも遠く離れたところからのストレスである。彼らも同じように，その災害とその余波によってトラウマを負うかもしれない。一方の被災した国の同胞とは異なり，彼らは食糧，水，避難所のような災害直後の環境のニーズの対処に追われることがないために，海外の被災地域に暮らす家族に対する災害の影響についての心配や罪悪感や悲哀の体験を紛らわせることができないのである。アメリカ駐在のコミュニティは，故郷の家族や友人を心配するかもしれない。災害状況だけではなく，彼らの安否については情報が乏しいことが多い。情報はすべてメディアや政府からもたらされることが多い。駐在者や移民の多くは，怒りや悲しみと同様に，故郷のコミュニティに何もできないことに対して欲求不満や無力感を経験する。彼らにもニーズがあることが，被災地コミュニティの危急の問題に隠れてしまっているかもしれない。移民たちの大部分は，以前からある精神的問題や過去のトラウマを，すでに高いレベルで

持っているかもしれない。したがって移民コミュニティは，しばしば災害を間接的に受けることの結果として，有害な精神状態に陥るリスクが非常に高い[3]。

プライマリケアにおけるメンタルヘルスの役割と機会

海外の災害は，アメリカにあるそのコミュニティに直接の物理的影響は及ぼさないものの，しばしば間接的な影響が広がり，プライマリケアを行う臨床家は，アメリカの地で間接的なトラウマに晒される人々に対して重要な役割を担う。もっとも重要なことは，被災した国々に住む家族や友人とのつながりにおいて，海外災害によるトラウマを起こしたりそれに苦しんだりしている人々のニーズに，プライマリケアの臨床家が取り組むということである。多くの人々が，テレビのニュースやインターネットのようなメディア放送によって二次的トラウマを被る。メディアに接することにより，すでにある精神病理が再び誘発され悪化する人々もおり，間接的な二次的トラウマの結果としてのPTSDも生じる。臨床家は精神病理の成り行きを監視し，苦しんでいる個人に援助を提供することができる。いかなる災害の被災者であれ，外傷体験の再体験を強要しないこと，評価なしに訴えを聴くこと，そして心的外傷後ストレス障害（PTSD）を含むメンタルヘルスの問題のスクリーニングにあたって精神医学的診断のラベルを貼らないことが重要である（第8章参照）[4]。ピーターの例でいえば，アジアの津波に直接的，間接的に関係することがらで精神的苦痛を体験している彼の患者の精神医学的ニーズを見出し対処することにおいて，重要で効果的な役割を担うことができる。彼は，単独でも他のメンタルヘルス従事者との協働でも，患者のニーズを見出し対処することができる（第19章参照）。

移民コミュニティの多くの人々にとって，精神的苦痛は身体的不調の訴えとして現れるかもしれない。プライマリケア臨床家として，苦痛，不安，そして身体的症候について，コミュニティに精神医学的教育を提供することができる。そのような情報はここアメリカのコミュニティに恩恵をもたらすだけでなく，後に海外の家族や友人たちのコミュニティ・メンバーにも共有されるだろう。臨床家はコミュニティに対して，精神病理を抱えている人々のためにどのようなケアをするのが最善なのかということを含め，精神医学的なことがらにどのように取り組めるのかということについて教育活動を促進し，手助けし，従事することができる。そのような取り組みは，とりわけメンタルヘルスの問題が否定的な社会的位置に追いやられるスティグマとなることを怖れる移民コミュニティにとって，仲介役となるコミュニティリーダーとの協働によってなされるのが最善である。その他の活動領域は職場，宗教施設，学校や大学である。

海外で医療救助活動に自分の時間と専門知識をもって貢献することに興味のある臨床家は，NGO が提供する災害救助の支援システムについてよく知ることが大事である [5]。そのような組織は健康管理を行う人も含め，スタッフやボランティアの証明書類発行，物流管理，仕事配置の問題を取り仕切ることができる。海外に行く前に，臨床家は負傷者や死者の数，家族の離散，ダメージの程度，暴動の可能性，現在のまたは現れつつある公衆衛生の懸念，政治的紛争や内紛を含む，被災した地域で遭遇し得る状況を認識すべきである。日常必需品や公衆衛生は，臨床家にとってリスク要因にもなる。臨床家は言語や文化的問題についても認識すべきである。外国のまたは西洋の援助に対して地元の受け取りがどうかということを含む，被災地域の過去の歴史についての知識は有用である。そして最善のこととして，臨床家が奉仕する地域における災害救助の組織構造，また協働できる可能性のある組織について知っておくことである。

　海外に救助員として配置された際には，最初のメンタルヘルス介入はプライマリケア臨床家である自分自身のセルフケアを計画し実行することであり，時間や自国からの距離，文化や災害の内容（第3章，第4章を参照）からくる意識的，無意識的ストレスにどう対処するのが最善なのかを計画することである。国際的介入とアメリカ国内での介入の主要な相違は，予想され得る被災者の多大な苦しみの程度だけではなく，メンタルヘルス上の文化的，言語的，政治的課題である。何よりも強調すべきは，苦しんでいる人々，家族，そしてコミュニティにとって，ボランティアで海外から派遣されて来る災害救援活動組織のプライマリケア臨床家による貢献がどれほど大きいものかという点である [6]。

結論

　災害はますます複雑化してきており，世界規模でコミュニティに広がり，密接に影響し合うようになっている [7]。災害が起きるのがこの地であろうと海外であろうと，この地のコミュニティは影響を受け，プライマリケア臨床家は影響を受けた人々のメンタルヘルス上のニーズを理解し対応する最前線に立つ。あなたは遠隔地の災害も，自分の患者や彼らのコミュニティのメンタルヘルスに影響し，衝撃を与え得ることをよくよく知っておくべきである。あなたが自分のコミュニティで行う直接的そして協働的なメンタルヘルスの介入は，この地の人々だけでなく，海を越えたはるか遠くの人々の健康や幸福を助けるものにもなるのである。

文献

[1] Toole MJ, Waldman RJ. The public health aspects of complex emergencies and refugee situations. *Ann Rev Public Health*. 1997 ; 18 : 283-312.
[2] Tarantino D. Asian tsunami relief : Department of Defense public health response : policy and strategic coordination considerations. *Mil Med*. 2006 ; 171 (10) : 15-18.
[3] Ng A. Cultural diversity in the integration of disaster mental health and public health : a case study in response to bioterrorism. *Int J Emerg Ment Health*. 2005 ; 7 : 23-31.
[4] Freedy JR, Simpson WM, Jr. Disaster-related physical and mental health : a role for the family physician. *Am Fam Physician*. 2007 ; 75 : 841-846.
[5] Sexana S, van Ommeren M, Saraceno B. Mental health assistance to populations affected by disasters : World Health Organization's role. *Int Rev Psych*. 2006 ; 18 : 199-204.
[6] Patel V, Garrison P, Mari JJ, Minas H, Prince M, Saxena S, and on behalf of the advisory group of the Movement for Global Mental Health. The Lancet's Series on Global Mental Health : 1 year on. *Lancet*. 2008, October 11 ; 372 (9646) : 1354-1357.
[7] Merson M, Black R, Mills A. *International Public Health : Diseases, Programs, Systems, and Policies*. Sudbury, MA : Jones and Bartlett Publishers ; 2005.

第IV部
特殊な問題

フレデリック J. スタッダード Jr. [編]

第22章

遠隔精神医療の実践:
災害における影響

アンソニー T. ウン, MD

あなたは，ネブラスカ州西にある小さなコミュニティでただひとりのプライマリケア臨床医である。あなたのコミュニティの地元ショッピング・モールで銃乱射事件が起きたばかりであった。事件から1カ月の間，担当の患者たちの多くが，さまざまな原因不明の身体上の不安を示した。また，抑うつや不安，PTSDをうかがわせる兆候や症状など，幅広いメンタルヘルスの問題を訴える者も多くいた。災害の起こる以前は，精神科症状を示す患者はすべて，1時間ほど離れた場所にある，常に2週間先まで予約が埋まっているコミュニティメンタルヘルスクリニックに送っていた。しかし最近，メンタルヘルス診療の求めが増加したこともあって，何か他の方法での助けを得られないかと，大学に連絡をとってみることにした。あなたはすでにビデオカンファレンスを通じてクリニックから医学的コンサルテーションを受けていたので，大学から勧められた方法は，もし患者それぞれが望むのであれば，個々の患者がビデオカンファレンスを通じて精神科的コンサルテーションを受けること，さらに患者がクリニックにつながるまで，精神科医があなたに精神病の薬物療法を含むメンタルヘルス初期診療のアドバイスを提供することだった。加えて，メールや電話を通じての堅苦しくないやり方で，心的外傷のコンサルテーション経験がある数名の精神科医にコンタクトをと

- 災害時には，援助要員はすぐに過労，ストレスに圧倒されるため，遠隔精神医療が，ヘルスケア従事者の良質なメンタルヘルスのサポートの有力なバックアップオプションとなる。
- 遠隔精神医療の臨床的実践は，視聴覚による接点に左右され，生活の基盤となる設備（たとえば電気や電話回線）などを含めた限界があり，また災害時における有用性の実証はほとんどなされていない。
- プライマリケア臨床医は，倫理的および法的規制について，また該当する場合はその州の専門家認定機関や委員会を通じて，周辺での遠隔精神医療の実践について知っておく必要がある。

▶次頁につづく

ることも可能ということだった。

はじめに

災害やその他の大規模な公衆衛生緊急事態に対するあらゆる種類のケアの供給における最大の課題の一つに，資源の不足が挙げられる。この不足は，災害の規模や深刻さに起因するのと同じくらい，災害の影響を受けたコミュニティに以前から存在していた状況にも起因する。精神科や他のメンタルヘルス医療もまた，この困難に直面する。コミュニティは災害以前から，住民人口分のメンタルヘルスのニーズに対処するには不充分な，財源と資源の不足という難題を抱えていることが多く，その結果，患者は診断を受けるまで長い間待たなければならない上，次回の予約も必要なときにとれずに先延ばしになっている。このことから，重篤な患者の精神科診療の遅れや，診療を逸する事態が生じている。患者はたびたび，症状が深刻になり悪化するまで精神科の助けが得られない。このように，病を予防し，精神科的な問題を伴う患者の早期治療を行うために必要な精神医療資源が不足しているという事実が，災害時にいっそう明白になる。日々広範な医療サービスを果たしているプライマリケア臨床家は，災害時や災害後のメンタルヘルスのニーズに取り組む中核となり得る。

発展するトレーニング，技術および内容

災害や公衆衛生に影響を与えるような緊急事態に対応できる訓練を積んだメンタルヘルス専門家の育成には，大きな注目が集まっている。災害メンタルヘルス対応に働く精神科医や心理士，ソーシャルワーカー，看護師，その他の臨床家の訓練は，災害の対策計画と救助活動に必須である。子どもや青年の精神医療や物質依存，また他の精神科専門分野を含む遠隔精神医療

- 遠隔精神医療の発展と推進は，臨床家個人とヘルスケア組織と公衆衛生システム，それぞれの水準で行われる必要があるだろう。

や遠隔行動保健学の発展と，そのための投資を行うことは，そのような準備と対策を補うものとして重要である。遠隔精神医療はいくつかの異なるコミュニケーション様式を通じて行われるが，その様式は進化し続けている。

精神科コンサルテーションは，患者が診断を受けているときに，インターネットによる直接のビデオカンファレンスを通じて実践できる。また，もしビデオカンファレンス機能が利用できない場合でも，電話やPDA（携帯端末），あるいはEメールを通じて行うことが可能である[1,2]。災害状況における遠隔精神医療コンサルテーションは，とくにトラウマと災害の専門家に，患者の診断と特定の臨床的訴えをどう扱うかについて直接に相談をするためのものである。遠隔精神医療はまた，救急精神医療を必要とする個人を診断し，治療する新たな手法として実践されることが増えてきている[3,4]。また，遠隔精神医療を基盤とした臨床家のための継続的な教育コースが，インターネットやウェブサイトを通して急速に広がりを見せている。これは，災害時精神医療や異文化メンタルヘルス，児童精神医療，アセスメント，PTSDや抑うつといった病理の治療，そして精神薬理学における特殊な内容など，精神科的な問題のあらゆる領域について教えるものである。

利点

遠隔治療の中でもとくに遠隔精神医療の領域では，アセスメントや治療，コンサルテーションの効果と費用対効果が膨大な研究によって示されてきた[5,6]。ビデオを通じた遠隔精神医療でのアセスメントが，直接対面して行われるアセスメントと同程度の信頼性を示す研究もある[7,8]。これらの研究は，抑うつや不安障害，PTSDについて扱っている[9,10]。また，治療における遠隔精神医療の実践に関しては，14週間にわたり，週1回90分間の認知行動療法セッションを行った，戦争神経症（PTSD）の患者を対象とした研究において，対面法の群と，遠隔精神医療を通じた群の間の治療効果に有意差がなかったことが示された[10]。どちらの群でも「強い」満足感が示されたのである。他の研究でも，治療において遠隔治療を実践した患者も援助者も，同様に満足感を示していた[11,12]。遠隔治療は長年にわたり，とくにアメリカ海軍が提供する遠い海洋での船上医療などの軍事医学によって大規模に利用されてきたが，それはまた電報と電話の発明と共に始まったともいえる。今や，すべての軍事部門においてその実践は広がっており，患者のアセスメントと同様に，災害時のコンサルテーションの役割として役立つことが実証されている[13-15]。

災害状況では，さまざまな問題によって精神医学的コンサルテーションが必要

となる。災害後は，救急および長期間にわたるメンタルヘルスに関する問題が急増し，精神医療の専門知識（そしてその他の医療資源）が不足するが，遠隔医療はこれに対する一つの解決方法となり得る。患者に長距離を移動させる必要なしに，精神医療の資源を利用できることになる。このことはまた，災害現場のリスクに臨床医を晒す必要をなくし，彼らのリスクを最小限にする助けともなるだろう。たとえば，交通手段が制限され，精神科医を含めた住人も隔離されるような，広範囲に及ぶ疫病の発生などがそうした状況にあてはまる。

限界

遠隔精神医療は災害状況において革命的であり潜在的に有用であるが，未だにその実践には，患者と実際には共にいないことや，法的および倫理的問題，ITインフラへのアクセスの問題，「行政による引き受け」の問題などに起因する課題に満ちている。遠隔精神医療は災害後の患者が強く必要とする，直接の対人相互作用という利点をもたらすことができない。加えて，災害以前の段階で何らかの遠隔通信ネットワークのようなインフラが存在している必要がある。もし仮にそのようなインフラが用意されていたとしても，災害の種類によっては基本的なコミュニケーション手段であるインフラや機器が破壊され，障害を起こすこともある。また，スタッフに実践方法について充分な訓練がなされていないことや，災害が起きたために事情に詳しい者が不在となる可能性もある。

遠隔精神医療に特有の倫理的，法的問題も浮上する。たとえば電話でのコンサルテーションの場合，臨床医は患者と直接顔を見てやりとりができないのだが，患者を観察することは精神医学的診断の一部であるのに，それがないままに診断しアドバイスすることが適切といえるだろうか。直接患者を診断せずに遠隔医療で臨床医が治療上のアドバイスを決定した場合，その決定が確かなものなのか疑問の余地が残る。また，米国連邦情報局によるアクセスの増加やハッカーの可能性などから，一部の遠隔通信では安全性が欠如しており，患者の守秘性を確保することも難しい。このように将来，遠隔医療を行う臨床医に免許や一定の地位を与えることには，以下のような理由で問題がある：

1. 臨床医は患者に直接は会わず，身体的な検査を行うことができない。
2. 州法がさまざまである。
3. 医療過誤保険会社の多くは，遠隔精神医療を範囲に含まない。
4. いくつかの州では，その州の患者に対して遠隔精神医療を行う際に免許が求められる。

臨床家やヘルスケア機関は，遠隔精神医療の援助を行う前にその州の専門家認定機関や監督機関と連絡をとることが重要である [16]。できれば事前に災害対策計画の一環としてなされることが望ましいが，もし可能であれば（すなわち，専門家認定機関とまだ連絡をとることができるのなら）災害時の緊急対応中にも行うに値する。

　遠隔精神医療を利用する機会は，物理的な不自由さに影響されるのと同様に，文化や言語，倫理，社会経済的問題などからの影響も受ける。ある文化では，直接相対するやりとりの中で「生身の」人に会わないということから，遠隔精神医療の実践は受け入れられないだろう。通訳も必要だろう。また，視覚や聴覚の障害を持つ個人にも役立てられるような遠隔精神医療を実現させていくことも課題である。

　さらに，行政上，遠隔精神医療の組織的な引き受けも必要である。このことはとくに，遠隔精神医療に対する補償システムが，多くの州や連邦政府の健康保険において明確でないことから問題となっている。この新しい協働の形が受け入れられ，ケアの提供が可能となっていくことで，災害時における遠隔精神医療の効果に対する研究がさらに発展し，結果としてその効果の根拠が明確になっていくだろう。

次のステップ

　災害時における遠隔精神医療の実践的ガイドラインはまだ存在しない。しかしながら，一般的な緊急遠隔精神医療から，災害遠隔精神医療の計画と実践のパラダイムを想定することは可能である [16]。災害遠隔精神医療の実現には，臨床家個人と組織，システムといった複数の水準からのアプローチが必要となる。臨床家の水準では，まずは災害後のメンタルヘルスの問題に対する基礎的な訓練を受ける必要がある。精神科医ではない臨床家は，緊急の危機をどう見分け，どう扱うかについて熟知しておくべきであり，そうであってこそ，遠方の精神科医によるコンサルテーションをもっとも有効に活用できる。また，精神科医でない者も精神科医も共に，遠隔精神医療の実施に堪能となるよう訓練しておく必要がある。また，遠隔精神医療の実践を取り巻く安全性の問題を取り扱うための技法（たとえば，患者が興奮し暴れた場合にどう対応したらよいかといったこと）と，どのような倫理や言語，文化の問題が治療プロセスに関連するのかを学ぶ必要がある。

　組織的な観点から，精神医療は災害時対応の計画策定において重視され，アクションプランに組み込まれるべきである。遠隔精神医療を可能とする情報技術イ

ンフラの開発には，組織的な投資が必要である。遠隔精神医療によるコンサルテーションの適用判断と，それをどのように起動し実行するのかを説明する通信規約も必要である。最後に，災害遠隔医療のエビデンスベイスによる最良の実践法を明らかにするための研究への投資が必要である。

結論

本章は，あなたがある地方のショッピング・モールで起きた銃乱射事件による精神科的後遺症に対してより効果的に対応するために，遠隔精神医療を成功裡に利用することから始まった。この例によって，もともとメンタルヘルス支援の資源が不足している状況では，災害や公衆衛生危機に影響を与えるような大規模緊急事態が，あなたとコミュニティにとってどれほど精神医学的な影響を与えるのかを明らかにした。ヘルスケア機構は，災害後のメンタルヘルス障害に対処し，軽減するための実現可能な災害計画を確立できるはずである。いずれ，資源の限られた地域であっても，良質の災害メンタルヘルスにおける協働やケアを迅速に提供し，あるいはプライマリケアに匹敵するメンタルヘルスのニーズの急増に対する取り組みを助けるための手段の一つとして，遠隔精神医療の有用性が立証されるだろう。臨床家，各支援組織，そして災害対策支援機構は，遠隔精神医療を通じた協働ケアのために必要な度量と力量を高めていく必要がある。

文献

[1] Hilty DM, Yellowlees PM, Cobb HC, et al. Use of secure email and telephone psychiatric consultations to accelerate rural health care delivery. *J Tel E Health*. 2006 ; 12 : 490-495.
[2] De Leo D, Dello Buono M, Dwyer J. Suicide among the elderly : the longterm impact of a telephone support and assessment intervention in northern Italy. *Br J Psych*. 2002 ; 181 : 226-229.
[3] Sorvaniemi M, Ojanen E, Santamaki O. Telepsychiatry in emergency consultations : a follow-up study of sixty patients. *Telemed J E Health*. 2005 ; 11 : 439-441.
[4] Sorvaniemi M, Santamaki O. Telepsychiatry in emergency consultations. *J Telemed Telecare*. 2002 ; 8 : 183-184.
[5] Monnier J, Knapp RG, Fruch BC. Recent advances in telepsychiatry : an updated review. *Psych Serv*. 2003 ; 54 : 1604-1609.
[6] Norman S. The use of telemedicine in psychiatry. *J Psych Ment Health Nurs*. 2006 ; 13 : 771-777.
[7] Hyler SE, Gangure DP, Batchelder ST. Can telepsychiatry replace in-person psychiatric assessments? A review and meta-analysis of comparison studies. *CNS Spectr*. 2005 ; 10 : 403-413.
[8] Hilty D, Luo JS, Morache C, et al. Telepsychiatry : an overview for psychiatrists *CNS Drugs*. 2002 ; 16 : 527-548.

[9] Shore JH, Savin D, Orton H, et al. Diagnostic reliability of telepsychiatry in American Indian veterans. *Am J Psych*. 2007 ; 164 : 115-118.

[10] Frueh BC, Monnier J, Yim E, et al. A randomized trial of telepsychiatry for post-traumatic stress disorder. *J Telemed Telecare*. 2007 ; 13 : 142-147.

[11] Cowain T. Cognitive-behavioural therapy via videoconferencing to a rural area. *Aust NZ J Psych*. 2001 ; 35 : 62-64.

[12] Frueh BC, Monnier J, Grubaugh Al, et al. Therapist adherence and competence with manualized cognitive-behavioral therapy for PTSD delivered via videoconferencing technology. *Behav Mod*. 2007 ; 31 : 856-866.

[13] Merrell RC, Cone SW, Rafiq A. telemedicine in extreme conditions : disasters, war, remote sites. *Stud Health Tech Inform*. 2008 ; 131 : 99-116.

[14] Garshnek V, Burkle FM. Telecommunications systems in support of disaster medicine : applications of basic information pathways. *Ann Emerg Med*. 1999 ; 34 : 213-218.

[15] Reissman DB, Schreiber M, Klomp RW, et al. The virtual network supporting the front lines : addressing emerging behavioral health problems following the tsunamis of 2004. *Mil Med*. 2006 ; 171 (1) : 40-43.

[16] Shore JH, Hilty DM, Yellowlees P. Emergency management guidelines for telepsychiatry. *Gen Hosp Psych*. 2007 ; 29 : 199-206.

第23章

法的責任 [▶監訳注18]

エドワード カンター, MD

先週，あなたの卒業した医学校の同窓会ダンスパーティーで，ノースカロライナ州で一般開業医をしている友人ペパーが，ハリケーン・カトリーナの後，赤十字でボランティアをしたことがあり，機会があったらまた援助に行こうと考えていると話してくれた。前回援助に行った際に彼女が困惑したことの一つに，医療許可と医療過誤時の補償範囲の問題があった。その当時，彼女は大学で働いていたが，大学の保険制度は彼女がボランティアをしている時間まで医療過誤の補償範囲を広げることを認めてくれた。しかし，大学は労働災害の適用範囲を広げることは認めず，彼女は当時もし自分がルイジアナでの仕事の間にけがをしても，それに対する保険金を受けとれるかどうかわからなかった。ペパーは，今は個人開業医であり，医療過誤に関して保険会社に話をしてはいない。彼女の友だちの一人が保健福祉省の求人によって「連邦の管理下」に配置されたことがあるが，その際には，一般的な法的責任や医療過誤，労働災害補償といった目的のために連邦政府の職員とみなされるのだと言われた。知っての通り，ルイジアナ州知事はハリケーン・カトリーナ後，医療許可の相互乗り入れをルイ

- 災害下では，医療ボランティアに，連邦および州政府から基本的な法律上の保護が与えられる。
- 専門家として個人で救助活動を行う医療ボランティアは，組織や政府機関の一員として救助活動に臨むボランティアよりも不利な点が多い。
- 現場で働く医療ボランティアに適用される規定が，リーダーや上司，管理者の法的責任にまで及ぶことはない。
- 災害時には，法の権限を越えて医療行為を認める協定や合意がある。
- 災害救助に参加する際には，法的責任と医療ミスの危険性への現実的な視点を持つことと，それらの危険性を最小限にすることが重要である。

[▶監訳注18] 言うまでもないことだが，本章はすべてアメリカの法制事情である。老婆心ながら，わが国の事情をふまえて参考になることもあるとして読まれるよう，付記しておく。

ジアナで働く医療従事者に広げたが，それが他の州においても基準となるかどうかはわからない。彼女と話した後，あなたは法的責任が最小限になるのであれば，組織化された集団に所属することが理にかなっていると悟った。そこで地域の医療予備隊や赤十字でのボランティアを調べ，場合によっては災害派遣医療チームに参加することにした [1]。

概説

　もしあなたが災害に対する集団活動でのボランティアや団体への参加を考えるならば，法的責任問題やその組織特有の制限，またあなたが活動する地域の法律について広く知っておくことである。そうすることで先の計画を立てられるし，個人的な準備もできる。ヘルスケア従事者のための医療過誤の補償範囲は，ボランティアの一般的な法的責任と異なり，働く州や所属組織，個人の役割と活動によって，そして災害の状況によっても多様であることを心にとめておくべきである。このトピックは法律の専門用語を含むので，この章の後ろの用語集（**Box 23.1**）に基本的な定義を示しておく。

　医療ボランティア救助員（ボランティアのヘルスケア専門職，VHPとも呼ばれる）を守るために連邦政府レベルで制定された法律は多い。1997年のボランティア保護法令（VPA）では，非営利あるいは政府関連のボランティアは，以下の場合には法的責任から保護される。

> 組織や団体を代表するボランティアの活動や不作為による危害が（1）ボランティアがボランティアの責任の範囲内で活動している場合，（2）適切に，あるいは必要に応じて，被害が起こった州での活動や実践の適切な権限を持つ人によって，ボランティアが免許や許可を得て権限が与えられている場合，（3）意図的，あるいは犯罪行為や大きな過失，無謀な行為によるものではない危害，あるいは個人の権利や安全への意識的で目にあまる無関心によるものではない場合，法的責任から保護される。また（4）ボランティアが操作をしていない自動車や船，航空機，その他の乗り物による危害についても保護される [2]。

　多くの州では，緊急時や災害時に補償なしで援助する人々に，基本的な法的保護を与えるための法律が制定されている。もし何らかの事情で緊急状態に出くわし，自分の能力や訓練の限界まで誠意をもって誰かを支援し，かつ大きな過失や意図的な損害がなければ，ほとんどの州には民事訴訟から守ってくれる「善きサマリア人」法がある。残念なことに州によってさまざまなので，住んでいる州や

実践する州の関連法律を一度調べておく価値はある。

善きサマリア人法

緊急支援を提供する個人を守る「善きサマリア人」法の例として，カリフォルニア州の法律は，次のようになっている。

> 誠意をもち，報酬のためではなく緊急状況下で緊急支援をする人は誰でも，どんな活動や不作為からの損害にも法的責任を負うことはない。この緊急状況には，日常的に医療ケアが提供される緊急の部署などは含まれない。
> ――カルフォルニア州の善きサマリア人法　健康と安全条例 1799.102

善きサマリア人法は緊急時には助けになるが，事態の緊急性が収まり，医療ケアの提供に緊急性がなくなれば，災害後の余波には適用されないこともある。過去5年ほどにわたって，連邦政府は各州にボランティアの法的保護を進めるよう奨励しているが，それはとくにヘルスケア従事者による，災害救助活動への参加を促進するためである。ボランティアヘルスケア従事者（VHP）を法的に保護するための法律の多くは，保護法が適用される前に，市長や州知事，大統領といった公式機関による災害，緊急事態宣言が必要である（第2章も参照）[3]。

一般的には，ヘルスケア従事者は緊急事態において，低水準や普通でない環境でも，誠意をもって無償で活動してくれるものと期待されている。州法によっては法的責任の領域が大きく変わるので，保護の範囲を確認するためにも，ボランティア活動を始める前に自分自身の州の法律に馴染んでおくことは重要である。州法が更新された例として，バージニア州のボランティア活動に関する条例があるが，それは災害救助活動をサポートするボランティアの出現に伴うものであった。

バージニア州の条例[4]

- **§2.2-3601　定義**：「州と地域の省庁でのボランティアは，限定するものではないが，§44-146.16.で定義する救急および準備活動に携わる**医療予備隊（MRC）**あるいは**地域救急救助チーム（CERT）**の人員すべてが含まれる」
- **§2.2-3602**　ボランティアの地位：「D. 救急サービスと準備活動に携わる個人は……州と地方自治体のボランティアとみなし，それに応じてこの章に規定される利益を受ける資格が与えられなければならない。……そのような個人は，常勤ボランティアとみなされなければならない」

- §2.2-3603　ボランティアの特典：「D. 常勤および非常勤のボランティアに対して，それを利用する部署から雇用職員に提供されるものと同程度の損害賠償保険が提供される可能性がある。州と地域の省庁でのボランティアは，限定するものではないが，医療予備隊（MRC）あるいは地域救急救助チーム（CERT）に携わるすべての人員が，雇用職員と同様に，州の免責による保護を受けるものとする」

特定機関における法的保護の適用範囲

　NGOにおいては，法的保護の適用範囲はそれぞれの団体によって異なる。たとえば，赤十字にスタッフとして携わっている間は，医者や看護師，免許があるかもしくは有資格のメンタルヘルス従事者を含むボランティアのための総合損害賠償保険が適用される。利用には [5] 登録が必要であり，赤十字の公認職員の管理と監督を受け，機関のポリシーに従わなければならない。赤十字の後援で働く場合には，医師は投薬をする権限はない。

州外での対応

　ボランティアや州の職員が別の州の災害に対応する際には，アメリカ50州とワシントンD.C.そしてアメリカの領地のいくつかには，一般的には1996年の緊急事態管理支援協定（EMAC）が適用される。それらのウェブサイトであるwww.emacweb.orgに詳しい情報が掲載されている。無所属のボランティアには，保護のほとんどは適用されない。

緊急事態管理支援協定（EMAC）

　「この協定に従い他州で支援を提供している派遣元の州の公務員とその被雇用者は，不法行為責任と免責目的に関しては，援助を要請している州の職員と同等にみなされる。この協定に準拠して他州で支援を提供している派遣元の州の公務員とその被雇用者は，職務中に誠意をもってなされたどんな活動や不作為に対しても，またそれに付帯するいかなる設備や備品の維持や使用に対しても，法的責任は免除される。この条項における誠意には，意図的な不作為やひどい過失，無謀な行為を含まないものとする」[6]。

連邦政府管理下のボランティアのヘルスケア専門職（VHP）

スタフォード法［▶監訳注19］は，公衆衛生緊急事態や災害時には，連邦機関に一時的な人事任命権を与える．任命された人は，法的責任と災害労働補償の保護のために，アメリカ合衆国政府の被雇用者とみなされる[7]．ボランティアの配置が連邦によるものか，州によるものかによっても，ボランティア自身のための法的保護の程度はそれぞれ異なる．**表23.1**は緊急事態支援職務8条［▶監訳注20］（ESF-8E，健康に関わる災害支援活動）と緊急事態管理支援協定（EMAC）に基づき，連邦政府によって配置されたボランティアに適用される法的保護を一覧にしたものである．

リーダーシップ

個人の法的責任問題は，組織の総合的なリスクマネージメントとは若干異なる問題である．救助活動をする個人の活動者を保護するために特定の法律が制定されている状況はあるかもしれないが，その個人が働く組織には個人と同様の法的責任制限は必ずしも適用されない可能性がある．さらに，災害救助集団の幹部あるいはリーダーとして活動した場合には，組織を代表しての活動をすること，あるいは活動をしなかったことに対して一個人の活動時と同じようには保護されないかもしれない．あなたの下で働くボランティアが，違法行為や悪事といった非医療行為を行った場合にも，救助リーダーとしてのあなたに所属集団の法的責任保険が適用されるよう確認しておくことである．

国際的な法的責任問題

国際的な災害救助活動では，ここまで述べたアメリカ国内でのそれとは異なった，多くの法的な問題がある．国によっては，他国からの災害救助活動に非常に感謝が示され，一連の援助活動がスムーズに行われる．他方，政治的な問題や異なる文化，健康水準の多様性などが，取り組みにさらなる試練を与え，ボランティア活動の選択肢や法的責任問題に影響を与えることさえあるかもしれない．多くの国は災害救助者の法的責任を保護し，災害救助員に外交官と同等の免責を

［▶監訳注19］1988年に制定された災害援助・緊急事態支援法 Stafford Disaster Relief and emergency Act. 2007年に改定．以下を参照 https://www.fema.gov/pdf/about/stafford_act.pdf
［▶監訳注20］以下を参照 http://www.fema.gov/pdf/emergency/nrf/nrf-esf-08.pdf

表 23.1 緊急事態支援職務8条（ESF-8E）と緊急事態管理支援協定（EMAC）に基づく医療従事者ボランティアに適用される法的保護

	免許免除	法的責任制限	労働災害補償	再雇用保護
政府 　断続的災害救助職員－NDMS 　（国家災害医療システム）	あり	あり	あり	あり
政府 　一時雇用者－スケジュールA 　[▶監訳注21]，除外サービス	あり	あり	あり	なし
州 　緊急事態管理支援協定 　（EMAC）に基づく 　ボランティア	あり ボランティアサービス契約（VSA）による	あり ボランティアサービス契約（VSA）による	あり ボランティアサービス契約（VSA）による	州の法律による

上記の表で示したように，三つの雇用形態すべてにおいて，同等レベルのボランティア保護が適用される．政府による雇用形態ではどちらも，免許免除や法的責任制限，労働災害補償が適用される．しかし，アメリカ公衆衛生局（PHS）による継続的な災害救助職員として雇用された政府のボランティアのみが，再雇用保護の適用を受けられる．緊急事態管理支援協定に基づく州のボランティアも，配置された州の法律によっては再雇用保護が適用される可能性がある．さらに，緊急事態管理支援協定においては，ボランティアがその配置された州とボランティアサービス契約（VSA）を契約したときのみ，四つの法的保護が適用される．このように，州による法的保護の効力はVSAの条項に依拠する．

出典：Center for Law and the Public's Health. Hurricane Katrina response: incorporation of local assets into a state emergency management assistance compact(EMAC) response. Available at; http://www.publichealthlaw.net/Research/PDF/Katrina%20-%20Deployment%20of%20VHPs%20EMAC%20and%20ESF-8.pdf. Accessed March 8, 2009.

与える協定に参加している．しかしこれらの保護は万国共通ではなく，災害の生じた地方とその現地国の好意次第である．また，NGOからのボランティアは一般的には同様の保護を受けることはない．

組織の多くは，組織的に国際的な取り組みを支持し，独自の法的責任と過失に関するガイドラインを備えている．よく知られている災害活動グループに加わったからといって，行うすべての医療行為が自動的かつ完全に法的に保護されると思いこんではならない．典型的には，政府支援プログラムとNGOによる災害救助は，アメリカの支援者が災害地域で医療ケアを実施する許可を得る際の保証支

援をする[7]。最終的には許認可機構や過失保護の適用範囲を確認し選ぶことは，個人の責任である。働こうとしている地域の手続きに注意し，他国で活動を始める前に順調に書類手続きがなされているか確認することが重要である。

災害状況下でのケアの代替標準

災害時や医療環境に恵まれない状況下で働く者は誰でも，限定的な技術サポートや不足の多い薬物リスト，治療の選択肢の狭い中での医療経験がある。医師と看護師は資源を使う順序をトリアージで決め，限られた選択肢の中で最大限よい決断をくだすことを期待されるが，特定の状況でどういった標準ガイドラインに従うのか，明確に認められたものは存在しない。これは法律界と医療界で多く議論がなされている領域であり，多くの地域が汎発性インフルエンザへの対応計画を始めるにつれ，ここ2年ほど注目の話題となってもいる。医療における定義と法律におけるそれが異なる可能性があり，州の健康や法律の権威機関が特定のガイドラインを定めないかぎり，曖昧さがぬぐわれることはないだろう。

結論

災害時におけるボランティアヘルスケア専門家への一貫した法的な保護のためになされるべきことは多いが，ここ数年での進歩は大きく，安全に活動が行われた事例も多い[8]。それぞれの州が包括的な法的保護に向けて進展を続けており，ボランティア活動を促進し，VHP，ボランティアヘルスケア専門職を保護する州間協定を支える多大な国家努力がなされてきた。2007年，統一州法委員全国会議（the National Conference of Commissioners on Uniform State Law, NCCUSL）は，統一救急健康実践ボランティア活動法（Uniform Emergency Volunteer Health Practitioners Act, UEVHPA）を採択した。これは，VHPが災害状況で安全に州を越えて仕事をするために，コミュニケーションや適性審査，登録，活動範囲，法の下での利益と保護などを含んだガイドラインとインフラを設置するよう，州をまたぐ合意あるいは協定として展開している[9]。2008年1月現在，多くの州が州間合意に参加するための立法化に取り組み始めている。このことや，その他の取り組みは希望を与えてくれるし，この潮流が確かなものであり，また支援を望

[▶監訳注21] Schedule A. U.S. Equal Employment Opportunity Commissionにより，障害者等，一般の試験を通過しない除外採用者（Excepted Service）としてしかるべき手続きによって認められる雇用システム。以下のpdfを参照。
(http://www.eeoc.gov/eeoc/initiatives/lead/upload/abchrprof.pdf)

> **Box 23.1　用語集**
>
> 法的責任問題に関する情報は理解しにくい。医療予備隊でこれらのことがらに対処する際には，次のような法律用語に出会うであろう。
> - **慈善免責（Charitable immunity）**──慈善団体あるいはNPOに与えられる免責（州による）
> - **市民の法的責任（Civil liability）**──要求や制限のために法的な責任に課されること
> - **犯罪の法的責任（Criminal liability）**──犯罪行為のために罰金や刑務所入りを課されること
> - **連邦保護（Federal protection）**──1997年のボランティア保護法令（VPA）。法的責任問題はまず州のレベルで取り扱われるので，ボランティアを保護するような連邦レベルの立法はほとんどない。しかし，1997年にボランティア保護法令が成立し，ボランティアに幾分かの免責が認められるようになった。
>
> ボランティア保護法令にはいくつかの制限がある：
> ◇意図的あるいは不当な違法行為活動は含まれない。
> ◇ボランティアは免許を持ち，認可される必要がある。そうでないならば，活動を認可される必要がある。
> ◇ボランティアはボランティア活動を目的としなければならない。
> ◇車両の操作には適用されない。
> ◇NGOと政府機関のボランティアには適用されるが，NGOや政府機関そのものには適用されない。
> ◇訴訟は禁止しない。むしろ，訴訟はボランティアを守り得るものである。
> ◇「ボランティア」とは，活動に対する報酬（あるいは，報酬の代わりの500ドルを超える価値のもの）を受けとらない人のことを指す。

む機関や管轄が医療ボランティアを評価していることを示唆している。

　数カ月後，あなたは地元での選択肢を調べた。自分の仕事のニーズと，ペットと一人暮らしをしている事情をふまえて，国外や国内を飛び回るよりも地元を支援するグループで活動するのが一番適していると判断した。医師としての役割で活動することを強く望んでいたし，法的な保護と同じくらいに災害救助活動に関わる時間の点で，地元の医療予備隊が一番条件にかなっているとわかった。災害医療活動者に関する州の法律を確認すると，善きサマリア人法に加えて州が最近，災害救助活動の一員として働く医療予備隊ボランティアに対して最大限，一般法的責任制限と医療法的責任制限をする法律を制定したことがわかった。

> **Box 23.1　用語集［つづき］**
>
> ◇州によっては，さらにボランティアのための条件や免責を定めることができる。
> ◇特別に医療や健康に関わるボランティアが含まれる，もしくは除外されることはない。
>
> - **免責（Immunity）**——法的責任の適応除外もしくは法的責任を適用されないことによる擁護
> - **保障（Indemnity）**——損失に対する安全保障もしくは罰則からの免除
> - **過失（Negligence）**——訴訟制度での不法行為のことを指す。四つの必要な要素は次の通りである。
>   1. **ケアの義務**：ケア，つまり他人に害を及ぼし得る活動をするときに，ケアの基準によって法的な義務を負うこと。医療と健康の専門家には特別な義務がある。
>   2. **ケアの不履行**：ケアの不履行，もしくは適当なケアの標準による活動の失敗を，他人に害を及ぼし得る活動をするときに起こすこと。
>   3. **因果関係**：因果関係があるとき，もしくは判断が義務の不履行が損失や損害を生じさせたとするとき。
>   4. **ダメージ**：1）義務の違反による損失や損壊，けが，2）損失や損壊，けがに対する埋め合わせをダメージとする。
> - **国家主権による免責（Sovereign immunity）**——州政府あるいは一連の（すべてとは限らないが，州政府によっては国家主権による免責を放棄するであろう）州政府の下位機関による免責
> - **不法行為（Tort）**——不法な行動や不作為，ケアの義務の違反が人や所有物にけがや損害を与える結果になること
> - **代位責任（Vicarious liability）**——部下の行動に対する上司全体の法的責任（例 ボランティアの行動に対する組織の法的責任）

文献

[1] Albright MB, Hoke C, Wible J. MRC Technical Assistance Series. *Special Topics : Risk Management and Liability Basics for NRC Units*. Washington, DC : Medical Reserve Corps Program Office ; 2006.

[2] Volunteer Protection Act of 1997 (Public Law 105-19). Available at : **http://www.dot.gov/ost/ogc/PRO BONO/policydocs3.htm**. Accessed April 14, 2009.

[3] Hodge JG, Jr., Gable LA, Cálves SH. Volunteer health professionals and emergencies : assessing

and transforming the legal environment. *Biosecurity and Bioterrorism.* 2005 ; 3 : 216-223.
[4] Sections §2.2- 3601, 3602 and 3605, Code of Virginia, Legislative Information System. Available at : **http://leg1.state.va.us/000/1st/LS686462.HTM**. Accessed March 8, 2009.
[5] International Federation of Red Cross and Red Crescent Societies. *Law and Legal Issues in International Disaster Response : A Desk Study.* Geneva : International Federation of Red Cross and Red Crescent Societies ; 1985.
[6] Emergency Management Assistance Compact (Public Law 104-321). Available at : **http://www.emacweb.org/?13.** Accessed April 14, 2009.
[7] Robert T. Stafford Disaster Relief and Emergency Assistance Act (Public Law 93-288) as amended, June 2007. Available at : **http://www.fema.gov/about/stafact.shtm**. Accessed March 8, 2009.
[8] Peterson CA. Be safe, be prepared : emergency system for advance registration of volunteer health professionals in disaster response. *Online J Issues Nurs.* 2006.
[9] Hodge JG. Legal issues concerning volunteer health professional and the hurricane-related emergencies in the Gulf Coast region. *Public Health Reports.* 2006 ; 121 : 205-207.

第24章

倫理

ジョセフ P. メリーノ, MD, MPA

そのときポウ医師の周りにいた高熱の患者たちは死に瀕していたが，ヘリコプターはそのうち数人の患者しか搬出することができなかった。浸水が引くまでの間，ヘリコプター以外に，衰弱した患者の大半を脱出させる方法はなかった。病院の薬品は不足し，停電のため，医療機器に頼って生きている患者用のバッテリー電源は底をついた。この混沌状況のなかで，ポウ医師はそのとき多くの初めて会う患者を任せられたのだった。それでも，その悲惨な数日間に，極度の苦痛に苦しむ数人の患者に致死量の薬剤を注射して殺したことで，彼女は医師としての一線を越えたのだろうか。ルイジアナ州検事総長はポウ医師が医師の一線を越えたと述べ，殺人罪での起訴を勧告した [1]。

はじめに

ニューオリンズを襲ったハリケーン・カトリーナは，地元のヘルスケア従事者たちが直面する，想像を超えた倫理的ジレンマを垣間見る機会を提供した。ポウ医師に対する告訴は後に取り下げられたが，それはヘルスケア従事者が安楽死を行ったという申し立てによる長い法廷闘争を経てやっとなされた決定であった。私たちは，そのような状況下で自分が果たして何

- 倫理的なジレンマや葛藤に，簡単な答えや解決法は存在しない。
- 個人およびヘルスケア機関は，災害によって生じる多様な場面に備え，適切な準備をするために防災訓練を行うことが強く勧められる。防災訓練には，倫理面からの省察と討議の時間も含めるべきである。
- 多種にわたるヘルスケア従事者の専門機関は，それぞれの倫理規定を持ち，それはたいていはインターネットを通じて閲覧でき，倫理的ジレンマを解消する上で役立つ。

をするか，これまでに考えたことがあっただろうか。

本章では，災害対応の最初の数日間に，プライマリケアに携わる者が直面する倫理的諸問題のいくつかを考察する。災害救助の行われる期間が長くなるにつれて，多くのシステムは災害以前の日常的な運営状態に戻り，適用される倫理的諸問題も同様に，災害以前の状態へと戻る [2, 3]。

守秘性と職業責任境界

災害救助をする医療従事者にとっての二つの潜在的な倫理的懸念事項は，守秘性と，適切な職業責任境界の維持に関する問題である。一例として，9.11テロリスト攻撃に対するニューヨーク市の最初の対応から，実際の臨床場面を見てみよう。私が9月11日に，職場の同僚たちを失った消防署チームを支援するために呼び出されたとき，以下のようなさまざまな理由からメンタルヘルス上の注意が必要だと思われた何人かの消防士たちに関する情報がすぐに与えられ，自分が彼らを何とかしてほしいと要求されている状況にあることがわかった。

- サポートが不足し，自分たちは「兄弟のような仲間」から孤立していると感じている新米
- 少しでも仕事の休みをとることを拒否し，「燃え尽き」を怖れている消防士たちの示す「スーパーマッチョ」的態度
- 喪失感を麻痺させ，眠気を催すためのアルコール過剰摂取

私は突然「署内精神科医」の役割をとらなければならなくなった。そこで，臨床的求めに即興で可能な限り応じようと，消防署内の寝室の一つに自分の診療室を立ち上げ，署内の台所でグループのセッションを行った。記録とその保存も通常のようには行わなかった。先に描いた診療室の物理的環境によって，また，職業的援助者であっても私自身もテロリストによる攻撃の衝撃を被っていたという事実によって，私の専門家としての職業的中立性は挑戦を受けることとなった。また，私が助けていた消防士たちと同様に，私自身も長時間労働とストレスにより被害を受けていたことから，そのことを隠すのは難しかった。

私は当時，自分がある作業モデルを直感的に使っていることに気づいたが，今ではそれを「隣人医療モデル」と呼んでいる [4]。このやり方は，親しい家族や仲の良い友人，近所に住む人たちの中に重篤な病に冒された人がいる医師のやり方に相当するものである。専門性の違いに関係なく，この「隣人医療モデル」は，初期災害対応者の多くに適用することができる。このシナリオにおける医師

は，「いわゆる一般的な」医師ではなく，見識が広く思いやりのあるその場への参加者であり，医師であると同時に，隣人や近親者の医学的な危機に衝撃を受けている人でもある。このやり方を用いることで，私は罪の意識を持つことなく，自分が持っていたさまざまな感情を感じる自由と，自分が必要だと思ったときにはその場から離れる自由，自分の悲しい気持ちを周囲の人々とオープンに共有する自由，そして一人の医師であるのと同様に，一人の隣人や，兄弟や息子である自由を得ることができた。非災害状況でのそれと同様に，自分自身と他者が危機に瀕している場合には許容される開示と共に，守秘性は維持された。

この役割をとっていても，私は伝統的な治療や専門医への紹介を必要としている人を見分けるために，医学的および精神医学的な技能を使うことができた。「隣人の医師」役割を活用することで，私は前述したように患者を他機関に紹介すると同時に，専門医への紹介を主張し，促進することもできた。このモデルは，災害への最初の救急救助期間中には避けられないあらゆる窮余の越境対処（たとえば，臨床検査のための寝室の使用や，お金をあげること）を許容する。ただし，この越境対処を，不適切なバウンダリー違反（たとえば，性的な関係）と混同すべきではない。バウンダリー違反は搾取的であり，患者を犠牲にして医師が自分の要求を満たすような越境対処であることを忘れてはならない [5]。

慰めを与えることと性的なバウンダリー違反の回避

次に，私たちが災害対応時に直面するかもしれない，バウンダリー違反を伴う別の倫理的懸念領域に注目しよう。親密な身体接触とあからさまな性的接触を含むバウンダリー違反は，強いストレスを受け，また情動剥奪に晒されている個人によりしばしば行われる [6, 7]。苦しんでいる人を慰めたいという自然な衝動には，一見無害に思えるような抱擁も含まれるだろうが，それは相手に，不適切な，身体的で性愛的な接触として体験され得る行為でもある。災害場面で起こり得るバウンダリー違反から自分の身を守るためには，自分が世話をしている人との職業的関係を危険に晒さないやり方で，自分自身の情緒的な求めを満たせているかどうかに慎重な注意を払うことが大切である。ドアを閉めきった診察室や，建物の片隅にある診療室の代わりに，開放的でより公共的な空間で診療上のやりとりをすることが，バウンダリー維持の遵守を確かなものとする上で，別の形の保護策となる。専門家のセルフケアに関するさらに詳しい情報は，本書の第3章にある。

職業役割に「任務適性」評価は含まれないこと

　9月11日のテロリスト攻撃の際に注目され，今後の災害対応時にも議論されるであろうもう一つの問題は，警察や消防職員を含む公共機関の制服職員の支援にあたって，その職員たちの「任務適性」評価を下すかどうかである。このことは困難だがやりがいがあるし，そうした決定を下すことを他から迫られている臨床医には時として困難な問題だろう。適性評価は，一般的には対象者の雇用機関（たとえば，役所の警察部門や消防部門）が行うもので，プライマリメンタルヘルス従事者個人が行うことではないのだが，それでも災害時には対処しなければならない場合があることを留意しておく必要がある。先述した9月11日の挿話の消防署には，実際のところ署内の人事に決定を下すための組織内代表者たちがいた。担当役員に依頼することで，人事問題の正当な窓口が明瞭になり，手続きは確かなものとなる。

記録をとることの問題

　記録をとることに関する問題は，災害の救急救助者にとって，もう一つの潜在している倫理的ジレンマである。通常どおりの記録はとらないにしろ，最小限必要な記録は守秘性を守ってとっておかなければならない。その情報には最低でも，個人の名前と場所，診療日付，リスク評価，処方薬のすべてと必要な場合のフォローアップのための連絡先が含まれていなければならない。同様に，長期間経った後も含め，災害後になって連絡をとりたいと思ったときのために，診療を受けた人たちは，あなたの連絡先を受け取るべきである。9.11テロの後に，ニューヨーク市内で情緒的ファースト・エイド（情緒的初期支援）を受けた人は，最初は継続治療を辞退したが，数カ月経って初めて継続治療を求め，そのときにこの問題が起きた。

危険度評価の倫理的諸側面

　非災害場面と同様に，自傷他害の危険性を発見するアセスメントは，さらに詳細な評価と必要な場合の入院のため，病院の救急救命室への搬送を促すべきものである。しかし災害時において，もし仮に「自分を害する危険性がある」という評価が倫理的に認められるとしたら，一体それはどんなときだろうか。もし誰かが，高い致死率で知られる化学物質や生物学的作用物質に晒されていた場合はど

うだろうか。その当事者は，自分の自主性による合理的な行為として自殺することが許されるべきであろうか。そのような状況はあなたにとって，明らかに最悪の悪夢の一つだろう。私たちはそのような要求にどう応じるだろうか。またどう応じるべきなのだろうか。「理性的な自殺」に関わる個人の権利履行に関しては，本人の精神状態を徹底的に評価する過程が辿られなければならない。具体的には，その人が何らかの精神的ないしは医学的な疾患を患っていることで，自分の臨床的状態や推薦されている治療処方，そして病気の予後診断を評価する能力が損なわれていないかどうかということである。また，その人は病気に関する情報を充分に理解しているのか。自分が長年持っている価値観と一致したやり方で，それを処理できるのか。この件に関するもっとも安全な方針は明確で，時間稼ぎすることである。その間に安全な環境を提供し，本人が自分の決断を内省し，可能ならば話し合いや決断に参加できる家族や愛する人たちと接触することを助けるのである。

トリアージの倫理的問題

　資源が大幅に制限されているとき，もう一つの倫理的な問題が起こる。そのような状況下で，トリアージはどのように行われるべきだろうか。死んでしまうかもしれない状況で，誰がケアされるべきで，誰が治療を後回しにされることになるのだろうか。本章の冒頭の事例は，ハリケーン・カトリーナに襲われたときのニューオリンズでの，ちょうどそのような一触即発の状況をわれわれに垣間見せている。そのときに，避難していた病院で数人の虚弱な高齢者たちが死に，一人の外科医と二人の看護師たちが逮捕され，殺人の嫌疑をかけられた。ジェームスF. チャイルドレスは，乏しい資源を割り当てる際の基準について取り組みながら，トリアージに関する問題を考察している。彼は，トリアージの判断を下すときに，考慮すべきではないことは何かを指摘している。その要因には，年齢や人種，性別，障害や奇形，社会経済的地位，薬物濫用または攻撃的行動が含まれる。むしろチャイルドレスによると，道徳的に正当と認められるトリアージの基準には，恩恵を受ける可能性，生活機能の質的向上効果，恩恵の持続時間，そして必要性の緊急度がある [9]。明らかに困難な決定だが，トリアージの判断は下されなければならない。チャイルドレスの指針は，それをなす際の倫理的な手助けを提供している。

パフォーマンス向上のための薬物

　ヘルスケアに関わる文化およびサブ・カルチャーの変化に伴い，私たちヘルスケア従事者が直面する倫理的ジレンマもまた変化している。「脳機能増進」薬に関する問題はその一例である [10]。持久力およびスタミナと同程度に，持続的で集中的な注意が必要となる災害援助者たちは，刺激剤であるアデラル（アンフェタミンとデキストロアンフェタミン）や，覚醒を促進するプロビジル（モダフィニル）のような薬理学的効果を活用すべきであろうか。軍事研究者は軍関係者の精神的な疲労を制限し，「友軍砲火」による死のような人為的ミスを減らすために，アンフェタミンに代わる薬物としてモダフィニルに着目してきた。

　高等教育新聞のウェブサイト上に脳機能増進薬の使用について投稿した匿名読者は，次のように書いている：

> 私は（脳機能増強薬はそうしたことの助けになるにせよ）睡眠をとらずに長時間にわたって働けることについて言っているのではない。薬の服用で自分が責任を通常の2倍とれるようになること，すなわち2倍の早さで仕事をし，より効果的に執筆し，より巧みにやりくりして，より気を配れて，よりよくそしてより創造的な戦略を考案することができることについて言っているのだ [10]。

　この種の支援があることから，こうした薬物をわれわれの標準的な災害準備の一部とすべきだろうか。いったい誰が，災害対応時に少ない睡眠しか必要とせずに，より効果的で注意深く，創造的になれることを望ましいゴールではないと主張するだろうか。しかし，それは倫理にかなっているだろうか。フランシス・フクヤマは，自著の『人間の終わり―バイオテクノロジーはなぜ危険か』[▶監訳注22]で，次のように指摘している。「医療の元々の目標は，病気を癒すことであり，健康な人々を神にすることではない」。フクヤマの発言は論点を巧みに避けている。危機と災害の際にも，平常時に適用されるのと同じ規則や規範，そして倫理を当てはめるべきだろうか。それともこの問題は，踏み込むべきではない危険な道なのだろうか。ポウ医師が本章の始めに直面した倫理的ジレンマは，臨床医が災害状況で直面するかもしれないある種の怖ろしい倫理的ジレンマを示すと同時に，まったく別のこととして，そのような状況では臨床家自身が，注意力や集中

[▶監訳注22] Our Posthuman Future : Consequences of the Biotechnology Revolution, (Farrar, Straus and Giroux, 鈴木淑美訳『人間の終わり－バイオテクノロジーはなぜ危険か』（ダイヤモンド社, 2002年）

力と耐性を増強するための薬を自分に使う誘惑に駆られることを暗示している。

結論

倫理的ジレンマと葛藤には，簡単な答えや解決策はないだろう。災害の真只中で初めてそのような問題に直面するような状況は，ほとんどの人が避けたいだろう。そうした状況は「白か，黒か」はっきりしていることはめったにない。状況を複雑にする因子を徐々に自分の防災訓練（あるいはシナリオ）に加えていくことで，私たち一人ひとりとその属する組織が思いもよらぬことが起こったときに有益な考えに及び，対処の計画を立てることもできるようになるだろう。このような準備は，実際の災害時に倫理的な課題に直面した場合でも，まだ選んだことのない道をしっかりと進むという考えの準備をしてきていることになるし，その際にどこで倫理的原則と実践に役立つ資源の助けを求めたらよいかを知っているという心強さにもなる。

ヘルスケア従事者たちのさまざまな職業組織は，私たちが準備をする際に助けとなる倫理規定を持っている（**Box 24.1** を参照）。そのような倫理規定は，何が適切な専門的行為であるかの一般的基準についての合意を反映しており，インターネット上で閲覧できることが多い。倫理的な側面に関する備えについて考えているのだから，今のうちに（そしてまだ電気がありインターネットにアクセスできるうちに）自分の職業倫理規定をおさらいしておくよう忠告したい。これらの原則は，私たちが災害対応時に直面するかもしれない，生じる可能性のある倫理的ジレンマに取り組むための助言を提供することとなる。

本書の初めで紹介した同僚のピーターを覚えているだろうか。ピーターは災害時動員の呼び出しに対して，自分が出動すべきか，それとも息子と妊娠中の妻と一緒に自宅待機すべきかわからないままに，パニックで反応した。あのときもし

Box 24.1　倫理規定

- 米国医師会の倫理規定：
  http://www.ama-assn.org/ama/pub/category/2498.html
- 米国看護師協会の倫理規定：
  http://nursingworld.org/mods/mod580/cecde03.htm
- 全米ソーシャルワーカー協会の倫理規定：
  http://www.utexas.edu/ssw/aa/forms/resources/codes.pdf

ピーターが出動せず家にいることを選んだなら，どうだったろう。彼は倫理的に行動したことになるのだろうか。

　災害と大惨事への救急救助者や医師，そしてそれ以外のヘルスケア職業人の参加義務について多くのことが書かれてきた。しかし，自らの地域と国の健康と福祉を守ることに合わせて，準備し長期にわたって活動するほどの何を，ヘルスケア職業人たちは負っているというのだろうか。私は，医師は職業的価値観によって，災害時には医学的に支援する義務があると言うだろう。しかし，その支援をどんな形とやり方で行うかは，それぞれの医師の人生と個人的な価値観によって具現化させなくてはならない。

　本書ですでに何度も述べられているように，**事前準備**が，最善の行動をする秘訣である。地域や国家の必要に個人の権利を譲らねばならないか，もしそうならばどのように，またどの程度譲るべきかの議論に，市民たちのいる地域が加わる最適なタイミングは，災害の渦中ではなく，それ以前である。ジョージタウン大学とジョンズ・ホプキンス大学協同の「法律・公衆衛生センター（Center for Law and the Public's Health）」が最初に開発した法令モデルによる非常事態保健管理法（Emergency Health Powers Act）を，各州は制定すべきだろうか。この法律モデルは，強制検査や治療と予防接種のプログラム，隔離と検疫，そして旅行制限の強制を含んだ広範な権限を公衆衛生当局に与えている。この法律は，個人の公民権を侵害する危険を冒してでも，緊急時に国民の健康を守ることが政府の重要な目標であるという慣例に基づいている。権力の抑制と均衡が存在しなければならないとすれば，災害の最中ではなく事前に，最善を求めて議論をしておくべきである。

文献

[1] Drew C, Dewan S. Louisiana doctor said to have faced chaos. *New York Times*. July 20, 2006.
[2] For an excellent review of many of the ethical issues involved in disaster and post-disaster response, which are beyond the scope of this text, see *In the Wake of Terror : Medicine and Morality in a Time of Crisis* edited by Jonathan D. Moreno (see references 9 and 12).
[3] Eckenwiler LA. Ethical issues in emergency preparedness and response for health professionals. *Virtual Mentor : AMA J Ethics*. 2004 ; 6 : 5 : 1-6.
[4] Merlino JP. The other Ground Zero. In : Katz CL, Pandya A, Eds. *Disaster Psychiatry : When Nightmares Come True*. New York, NY : The Analytic Press ; 2004 : 31-36.
[5] Sadock BJ, Sadock VA. *Kaplan and Sadock's Synopsis of Psychiatry*. 10th ed. Philadelphia, PA : Lippincott Williams & Wilkins ; 2007.
[6] Council on Ethical and Judicial Affairs. Report A-I-90 : Sexual Misconduct in the Practice of Medicine. Available at : **http://www.ama-assn.org/ama1/pub/upload/mm/369/ceja_ai90.pdf**. Accessed 3/9/09.

[7] Kardener SH. Sex and the physician-patient relationship. *Am J Psychiatr*. 1974 ; 131 : 1134-1136.
[8] Curiel TJ. Perspective : Murder or mercy? Hurricane Katrina and the need for disaster training. *N Engl J Med*. 2006 ; 355 : 2067-2069.
[9] Childress JF. Triage in response to a bioterrorist attack. In : Moreno JD, Ed. *In the Wake of Terror : Medicine and Morality in a Time of Crisis*. Cambridge, MA : MIT Press ; 2003 : 77-94.
[10] Carey B. Brain enhancement is wrong, right? *New York Times*. March 9, 2008 : 1.
[11] Moreno JD. Juicing the brain. *Scientific American*. November 29, 2006.
[12] Moreno JD, Ed. *In the Wake of Terror : Medicine and Morality in a Time of Crisis*. Cambridge, MA : MIT Press ; 2003.

第 V 部
エピローグ
ジョセフ P. メリーノ［編］

エピローグ

災害後の人生：
フォローアップ，レジリエンス，
そして回復

ナイト アルドリッヒ, MD, ジョセフ P. メリーノ, MD, MPA
クレイグ L. カッツ, MD, フレデリック J. スタッダード Jr., MD

個人的振り返り

　ピーターは，自分が帰路で居眠りをすることになるだろうと思っていた。実際に災害現場にいる間はずっと疲れていたし，そのときも大変疲れていたからだが，しかし彼はまったく眠ることのできない自分に気がついた。彼は喜びすぎだと自分自身に言ったぐらいに帰れることを嬉しく思っていたし，家路についていることや，家族や友人，患者たちや同僚の医師たちに会うことを楽しみにしていることは疑いようもなかった。ピーターは彼らを恋しく思っていたし，携わった災害支援で感じていた仕事でのフラストレーションの一つは，コミュニケーションをとる困難さにあったことを実感していた。郵便は届くかどうか不確実だし，Eメールはしょっちゅう機能しなくなり，電話はしょっちゅうつながらず，携帯電話は気まぐれにつながったりつながらなかったりした。彼は持ってきた電池も使い果たしていた。現地にたくさんあるものと思っていたため，多くの電池を持ってこなかったのである。ライフラインが寸断される中で，電池は貴重だった。次に来る新たなボランティアに向けての忠告の一つは，必要だと思っている以上に電池を持って行くことだった。

- あなたが今まさに体験したことがどのようなものであったのか，また自分の日常生活に戻ったときに何が待ち構えているのかを，じっくりと熟考するための時間を持つこと。
- あなたの災害における仕事が，医療の実践やメンタルヘルスケアに対する自分の見方を変えたのかどうか検討すること。
- 医療では疾患や病気に注目することが多いが，あなたは不屈の精神や多才さ，愛他主義といった人間の特徴について何を学んだだろうか。
- また災害支援に向かうだろうか。

これからやって来るボランティアへの忠告には，お金に関するものもある。災害地域では充分なお金を持っている人はいなかった。銀行は閉まっており，誰も小切手を現金化することはできなかった。銀行が人を信用しないのではない。現金化する手段が銀行にもなかったのだ。ピーターは実際多額の現金を携えていたが，それによって彼がお金を立て替えることができる唯一の人となってしまい，多額の現金を持ってきたのは間違いだったかもしれないと思った。一部の人々はピーターが代わりに支払いをすることを当たり前のように受けとめていると思ったときに，彼は自分がこの役割に怒りを覚えていることに気づいたのだった。ピーターは，現金をたくさん持ってくるべきではなかったかもしれないと考えたが，しかしその一方で，自分が経済的に手助けしたうちの非常に多くの人は，所有物をすべて失ったのだと思い，少し恥ずかしい気持ちになった。

　ピーターの健康状態は，実際家にいるときよりもよかった。いつもより小食で，走り回っていたことで日常より運動もしたし，実際に数ポンドも体重が落ちた。子どもの頃に行ったサマーキャンプを思い起こさせるような，シンプルで充分な設備のない施設にも全般的によく適応している自分に満足していた。現金と電池以外に思いつく，他のボランティアへの忠告といえば，洗濯石けんと栄養補給の携帯食を持って行くことだろう。

医療の実践

　ピーターは，被災地での任務とは，いくつかの点において，原始的な文化に代診医として赴任するようなものだと思った。もちろん他のことがらについては，そのたとえはまったく当てはまらない。今まで彼が代診医の職務について思っていた以上に，ピーターは今回の災害支援では深く関与することとなった。事実，ピーターは一時，自分があまりに深く関わりすぎていると気づいた。彼がほとんど一人で働いていた数日の間は，朝早く起きて遅くまで働き，食事をとるのも忘れ，座ってひと休みすることすらなかった。ピーターは自分自身をケアする必要があるという警告を受けていたが，責任を感じているすべての人たちを心配していたので，自分が完全に疲れきってしまうまで働き続けていた。結局，別の医師が現れてピーターを一目見て，彼には少し休みを取る必要があるということになった。もしそのことを承知しなかったとしても，彼はここに来てやろうとしていたことを続けられるような状態ではなかった。ピーターは，このように深く関わろうとする気持ちを以前にも持ったことはあったが，それはあくまで一人ひとりの患者たちに対してであり，彼を必要とするコミュニティ全体に対してこれほどまでに深く入れ込む気持ちになったことはなかった。それは多分，人生で自分がこ

れほどまでに必要とされていると感じる唯一のときであった。ピーターは働きがいを実感し、ほとんど爽快感のようなものも感じていたが、それが続かないこともわかっていた。これは彼が望んでいたことではなかった。支援活動を早く切り上げて帰宅することは、ピーターを非常に失望させたが、彼が実際にそうしなければならなくなったときにちょうど別の医師が現れてくれたことは幸運だった。

患者も他のすべての人たちも日常通りに出勤しているような状況で働く一般的な代診医とは、大きく異なる点がもう一つある。それは愛着に関することで、ピーターは自分が治療した人や彼を手伝ってくれた人のみならず、そこにいたすべての人に対して愛着を抱いた。ピーターは、支援に来る前は家に帰るまでの日を一日一日と数えるのだろうと思っていたが、家に帰る出発のときが近づくにつれ、彼が愛し、また敬意を持った非常に多くの人たちとの別れを思い、偽りのない悲しみと悲嘆の気持ちを抱いた。頭では自分はそうした気持ちをすぐに克服して、出会った人の誰にも手紙を書いたり電話をしたりしないだろうとわかっていたが、そのときは彼らをかけがえのない人たちだと感じていた。

こうしたことも、ピーターが自分の施した治療がその後どうなったかを知り得ないことによる欲求不満を強めていた。彼は援護のほとんどない中で働くことに慣れていなかった。これまではレントゲン検査や洗練された臨床検査的な手段、CT-スキャンやその他すべての器具が、よい医療を行うためには本質的に必要なのだと確信していた。ピーターは最新の技術を用いずとも、よい医療の実践ができたことに満足を感じた。医学校時代に、地域医療の科目で農村医学を選択していたことで、今回の活動に有利なスタートを切れたことも嬉しかった。

もちろん、すべてがうまくいったわけではない。検査もインシュリンもない中で、インシュリン療法が必要な糖尿病患者の面倒を見ることは怖ろしいことだとわかったが、それでもどうにか切り抜けることができた。患者たちは確実に、彼の努力に感謝していた。だがやはり、薬局も冷蔵庫もないときに、即興で切り抜けなければならないのは大変困難であった。彼は米医薬品便覧（PDR）を持ち物リストに加えることを考えてもみたが、それは持ち歩くには重すぎるだけでなく、手に入らない薬品名を次から次へと見て自分が欲求不満になるだろうと考え直した。

ピーターは、再びいつもの患者たちと会い、いつもの毎日に戻ることで、自分が幸せを感じるだろうとわかっていた。しかし日常生活のペースに戻ることは、すなわち自分が今体験してきたばかりの興奮を失うのだといっ感じを持ち、自分が退屈してしまうのではないかと疑問にも思った。ピーターは人を助けることが生きがいだから医者になったのだが、今回の災害時の仕事をするまでは、慣れ親しんだ日常の単調な臨床実践においては、これほどの英雄的行為の体験はなかっ

たのである。

精神医学的疾患

　精神医学的疾患を抱えた患者はピーターの予想以上に多く，薬がないので，彼らの話を聞く以外にはほとんど何もできなかった。しかし彼はただ話を聞くことがどんなに多くのことを成し遂げられるのか感嘆したし，話を聞くことを中断してアドバイスをした場合のほとんどは，ただ話を聞いたときにまったく及ばなかったことにも気づいた。しかし，ピーターは無制限に話を聞くことはできなかった。診察の時間を限らなければならず，「おはなし診療」を，時計を頼りに区切っていた（この経験から，ボランティアに行く鞄には時計用の替えの電池か，そうでなければ旧式のぜんまい仕掛けの時計を入れておくべきだとわかった）。

　ピーターはサイコロジカル・ファースト・エイド（PFA：救急心理処置）についてそれまで聞いたことがなく，初めて耳にしたときにも，当然のことをただ別の言葉で言い換えただけだろうと思った。医療の救急処置は，実際的なものである。しかし彼はすぐに，PFAの原理は単純だからこそ非常に役立つのだと気がついた。実際彼は医療ケアを提供しながらPFAを学び，また活かすことができた。PFAの原理が書かれたコピーを壁に貼ってあるクリニックまであったのだ。

　ピーターは，「精神科」患者のレジリエンスと高い回復率に驚きを感じた。以前にそのような患者との診察で感じていたよりも，悲観的に感じることがなかった。また，時おり心気症患者への対処をした精神科医からもさまざまなことを学び，学んだことを自分の地元での実践で試してみたくてたまらなくなった。こうした患者には，一連の検査を発注して，その結果に基づいて症状が心理学的問題であることを説得しようとする代わりに，今ではまず（問診は行ったが検査はまだしていないときに）彼らに対して，症状の原因は心理学的なものと考えられるが，心理的なものに加えて他に器質的な問題がないことを確かめるためにいくつかの検査を行うことになる，と伝えている。そして患者の生活状況での気がかりなことについて，短い時間だが話を聞き，しばらくの間は週1回の短時間での予約を入れている。

　彼はうつ病を以前より上手に見分けられるようになり，また症状が当てはまるときには心臓病やほかの器質的疾患だけでなく，臨床的うつ状態やPTSDについてもっと考慮に入れることを学んだ。何よりもピーターは医療の実践と同じくらい，自分自身について非常に多くのことを学んだのである。

もう一度行く準備

　ピーターは再びボランティアに参加するだろうか。彼は最初に着任して災害の状況に圧倒されたときには，「もうこれっきりだ，二度と来ない」としか考えられなかったが，時間が経ち，自分の対処能力を心地よく感じ始めたことで考えが変わった。自宅に戻った翌週や翌月にボランティアに行くことはないが，翌年はどうかと考えると，おそらくそうすると思えた。もし自分の仕事を代わってくれる友人たちを見つけられればだが。といっても，今回も必ずしも全員が代わりを務めてくれることに熱心だったわけではなかった。友人たちは仕事の代理をしてくれたが，ボランティアをしたがるピーターをちょっと変わっていると思ったようだった。自分の被災地での体験について，ピーターはどれだけ彼らに話したらいいのだろうかと思案した。彼は地元の医師会や自分の病院の大会議で，災害時の体験を話すことを申し出ようかとも思った。

　ピーターは，今から1年後，またボランティアに行くと言えるだろうか。彼は，もしすべて思った通りにいくのなら，自分と妻がそれまでにもう一人子どもを持とうとしていたことを忘れていた。子どもが3歳になるまで，少なくとも"おそるべき2歳児"をやりすごすまでは，ボランティアへの参加は待つべきかもしれない。事実，ピーターは次の災害援助について考えるよりも先に，妻のスージーを長く放っておいたことを埋め合わせることから考えた方がいいと気がついた。いやはや，まさに自宅に自分自身の個人的な災害が待っているのだった，と彼は微笑んだ。

結論

　本書は，災害時におけるプライマリケア臨床家のメンタルヘルスに関する基本的な知識を共有することが目的であった。序章の後，四つのパートに続き，エピローグと情報資源に関する付録がある。ピーターは多くの章でプライマリケアを行う臨床医の主人公であったが，実践的で「現実の世界」の質感を持った実際の例が多くあったことだろう。

　I部の「準備」では，人がどのようにして災害救助に関わるようになるのかに目を向け，健康上のリスクと安全性について，市民やメディアとのコミュニケーションの方法（第5章 リスクコミュニケーション，予防，そしてメディア）や，災害時に働くボランティアとして準備をする際の実際的なステップ（第4章 艱難辛苦：災害援助への備え）について，自分自身と自分の家族の感情をケアする

こと（第3章 セルフケア），そしてアメリカ合衆国の災害救助システムの多くの機関と組織構成各部門を理解し活用していくこと（第2章 アメリカ合衆国における災害救助システム）を述べた。

II部の「アセスメント」は，災害のストレスへの正常な反応を，精神病理学的なものを示す反応からどう区別をつけるかという判断と，必要な際にどう精神医学的なコンサルテーションを得るのかということから始まった。このことは自然に，リスクのある人々を同定する議論を導く（第7章 災害後の自殺に関するアセスメントと対処）が，それは潜在的に迅速な介入をはじめ，多くの助けを必要とする重要な懸念となる症状を持った人々を同定するための，スクリーニング用具の使用を含む（第8章 災害後メンタルヘルス・スクリーニング）。次に，災害状況で子どもたちを育てることの窮状を説明したが，そこでも子どもの苦痛をやわらげるために両親や家族へのサポートを提供すると共に，問題を同定するための簡単な質問紙の使用を勧めた（第9章 子どもと家族）。また他に鍵となる領域として，医学的に説明不能な症状（MUPS）を持った人々という潜在的な問題がある。彼らは救急対応を求めて押しかけ，トリアージを受け，適切な臨床的アセスメントを得て，時間をかけ経過観察がなされなければならない（第10章 医学的に説明不能な身体症状）。他にもアセスメントに注目すべき集団として，女性や少数民族，重篤で持続的な精神病を有する人たち，高齢者，低所得者，ホームレスが挙げられる（第11章 困難患者，第12章 災害反応における特定対象群）。災害後の医療ケアには，死別を体験した人々が多く訪れる（第13章 死別と災害）。シェイクスピアのマクベスに登場するマクダフの例は，自分の子どもや家族を喪失した後の不信感や悲嘆，典型的な絶望と，悲嘆に関わる感情の荷を降ろしていくことが助けとなる可能性を描いていた。

III部の「介入」では，問題に取り組む方法を取り上げた。サイコロジカル・ファースト・エイドは，災害の影響を非常に強く受けた人々に対して，物理的な救急処置の「止血」にたとえられるようなやり方で，緊急の心理学的サポートや感情面への配慮と希望を提供することによって，トラウマを生むできごとによる衝撃の軽減を目指す（第14章 サイコロジカル・ファースト・エイド）。災害の支援者たちは，トラウマによる悪い結果に苦しむリスクがもっとも高い人々の中にいることになるので，その彼らに働きかけることは重要である（第15章 救助者の理解と援助）。社会的介入は，家族やコミュニティの持つ資源や，教育的，宗教的，経済的資源を強化し，また提供をし，災害に直面するレジリエンスに欠くことができない助けとなる（第16章 災害時の社会的介入）。心理的介入は安全や希望を提供し，ストレスを軽減して対処能力を助け，喪失の悲嘆作業を促し，その都度の問題に合わせた段階的サービスを提供し，結果を改善する（第

17章 心理的介入)。わずかな科学的根拠しかないにもかかわらず,精神薬理学的介入は賢明に使用するなら,とくに急性のストレスや不安,抑うつなどの急性症状の回復を促進するだろう(第18章 精神薬理学)。メンタルヘルス専門家たちとの協働ケアは,プライマリケア臨床家が,トリアージから,精神障害や薬物濫用治療のための入院などを含む,より集中的な介入や処遇決定を行う際に,メンタルヘルスの側面からのアセスメントと介入を行うことの重要な助けとなるだろう(第19章 協働ケア)。スタッフへのサポートは,災害があったコミュニティ全体に向けられ,予測される問題への準備と現在進行中のトリアージや診断,簡易介入,適切なときになされる本格的な治療にあたるすべての人において必要である(第20章 スタッフ支援)。国際的な観点からは,海外で働くことでいかに救助機関や文化的,社会経済的条件,災害前の集団リスク,資源,そしてゴールが異なるものとなるのかが示された(第21章 国際的災害の観点)。

　Ⅳ部では,特殊な問題について災害救助の文脈から,プライマリケア臨床家にとって重要な課題が改めて提示された。遠隔地ヘルスケアは,新たに現れたわくわくするような領域であり,遠く離れたところに住むメンタルヘルス専門家とのよりよい協働を可能とするだろう(第22章 遠隔精神医療の実践)。災害に対応するヘルスケア専門家の誰もが,独自の仕事に関連した法的責任に関する問題は知っておくべきである(第23章 法的責任)。同様に,災害状況での倫理は,災害によってさまざまな影響を被った人々に対して,ヘルスケア・サービスを準備し提供することを見こんでおかなければならない(第24章 倫理)。

付録

資料

Chapter 1 : Getting Involved

Uniformed Service Agencies and Organizations
National Guard : http://www.1800goguard.com/careers/index.php
Public Health Service Commissioned Corps : http://www.usphs.gov/

Civilian Organizations
American Red Cross (ARC) : http://www.redcross.org
Civilian Medical Reserve Corps (MRC) : http://www.medicalreservecorps.gov
Computer Emergency Readiness Team (CERT) : http://www.citizencorps.gov/cert/
National Disaster Medical System (NDMS) : http://www.hhs.gov/aspr/opeo/ndms/index.html
Remote Area Medical (RAM) : http://www.ramusa.org/

Disaster Volunteer Agencies and Clearinghouses
AMA Center for Disaster Preparedness : http://www.ama-assn.org/ama/pub/physician-resources/public-health/center-public-health-preparedness-disaster-response.shtml
Alliance for Information and Referral Systems (AIRS) : http://www.airs.org
America's Fraternal Benefit Organizations : http://www.nfcanet.org
Association For Volunteer Administration (AVA) : http://www.avaintl.org
Citizen Corps : http://www.citizencorps.gov
City Cares of America : http://www.citycares.org
Corporation for National and Community Service : http://www.nationalservice.org
Disaster Volunteers : http://www.disastervolunteers.org/
Emergency Management Assistance Compact (EMAC) : http://www.emacweb.org/
Federal Emergency Management Agency (FEMA) : http://www.fema.gov
Help In Disaster : http://www.helpindisaster.org
Humane Society of the United States : http://www.hsus.org
International Association of Emergency Managers (IAEM) : http://www.iaem.com

International Association of Fire Chiefs (IAFC) : http://www.iafc.org
National Association of Planning Councils : http://www.communityplanning.org
National Emergency Management Association (NEMA) : http://www.nemaweb.org
National Voluntary Organizations Active In Disaster (NVOAD) : http://www.nvoad.org
Points of Light Foundation and Volunteer Center National Network : http://www.pointsoflight.org
The Salvation Army : http://www.usn.salvationarmyusa.org
United Way of America : http://www.unitedway.org
The UPS Foundation : http://www.community.ups.com
U.S. Chamber of Commerce : http://www.uschamber.com
USA Freedom Corps : http://www.usafreedomcorps.gov
USA Initiative : http://www.usa.pointsoflight.org
Volunteer Center National Network : http://www.1800volunteer.org
World Cares : http://worldcares.org

Chapter 10 : Medically Unexplained Physical Symptoms

Screening Tools

Idiopathic Physical Symptoms : PHQ-15
Kronke K, Spitzer RL, Williams JB. The PHQ-15 : validity of a new measure for evaluating the severity of somatic symptoms. *Psychosom Med*. 2002 ; 64 (2) ; 258-266.

Psychiatric Distress : BSI-18
Derogatis LR. *Brief Symptom Inventory-18 : Administration, Scoring, and Procedures Manual*. Minneapolis : Pearson ; 2000.

Psychiatric Disorders : PRIME-MD
Spitzer RL, Kroenke K, Williams. Validation and utility of a self-report version of PRIME-MD : the PHQ primary care study. *JAMA*. 1999 ; 282 :18 : 1737-1744.

PTSD Symptom Scale : Interview Version
Foa EB, Tolin DF. Comparison of the PTSD symptom scale : interview version and the clinician-administered PTSD scale. *J Traumatic Stress,* 2000 ; 13 (2) : 181 191.

PTSD Checklist Scale
Ventureyra VA, Yao SN, Cottraux J, Note I, De Mey-Guillanrd C. The validation of the post-traumatic stress disorder checklist scale in post-traumatic stress disorder and nonclinical subjects. *Psychother Psychosom*. 2002 ; 71 (1) : 47-53.

Worry About Illness and Conviction : Whitely Index, Illness Attitudes Scale, Somatosensory Amplification Scale
Speckens AE, Van Hemert AM, Spinhoven P, Bolk JH. The diagnostic and prognostic significance of the Whitely Index, the Illness Attitude Scales and the Somatosensory Amplification Scale. *Psychol Med*. 1996 ; 26 (5) : 1085-1090.

Other tools may also be useful. See Figure 1, "Candidate Assessment Tools for Possible Triage Process Use" located in : Engel CC, Locke S, Reissman DB, DeMartino R, Kutz I, McDonald M, Barsky AJ. Terrorism, trauma and mass casualty triage : how might we solve the latest mind-body problem? *Biosecurity and Bioterrorism : Biodefense Strategy, Practice, and*

Science. 2007 ; 5 (2) : 1-9.

Chapter 18 : Psychopharmacology

Drug Effects and Drug Reactions Internet Sources

A great free website to visit is http://www.rxlist.com. Type the name of the drug in the search box on the main page, select the drug from the list of results, and click on side effects and drug interactions on the left-hand column for that drug. Use the professional tab since there is also a consumer tab.

Another database, subscription only, is http://www.lexi.com ; it is very easy to navigate. Click on Lexi-Comp ONLINE Login on top right corner of page and enter user name and password.

Book Sources

Lexi-Comp's *Drug Reference Handbook*. Different handbooks are available from Lexi-Comp's, such as pediatrics, adult, psychiatry, etc.
American Society of Health-System Pharmacists, *AHFS Drug Information*, 2008, 4,000 pages.

Chapter 23 : Liability Issues

Resources for More Information About Liability

For more information on your state's liability laws regarding volunteers, see the Public Entity Risk Institute Publication, *State Liability Laws for Charitable Organizations and Volunteers*, 4th ed, available for download at : http://nonprofitrisk.org/downloads/state-liability.pdf
Centers for Disease Control and Prevention's public health law materials : http://www2a.cdc.gov/phlp/lawmat.asp
Health Resources and Services Administration's emergency systems for advance registration of volunteer health professionals : legal and regulatory issues : http://www.publichealthlaw.net/Research/Affprojects.htm#HRSA
MRC deployment information from the 2005 hurricane season : http://www.medicalreservecorps.gov/Hurricane/DeploymentInfo
Nonprofit Law's Volunteer Liability and the Volunteer Protection Act of 1997 : http://www.nonprofitlaw.com/quicktipsvol.shtml

|参考のために|

ニューヨーク州医師会

「Hidden Impact :What You Need to Know for the Next Disaster : A Practical Mental Health Guide for Clinicians (不測の衝撃:危機介入に備えて知っておくべきこと)」による ニューヨーク医師会の研修の継続医療教育(CME)単位取得のための,ポストテストと自己評価に関する注意

　終了試験と自己評価はCMEの重要な構成要素である。継続医療教育の単位取得には,終了試験に合格することが必須となる。終了試験の回答を記入し,フィードバックのために自己評価表を提出すること。

　医師は,継続医療教育の単位授与のため,氏名と連絡先を明示し,ポストテストと自己評価表を完成させ,郵送かファックスもしくはEメールにて下記まで送付すること。

宛先

Medical Society of the State of New York　　FAX : 1-518-465-0976
Public Health and Education　　　　　　　　Email: sdamiano@mssny.org
Attn : Sharon Damiano
1 Commerce Plaza, Suite 408
Albany, NY 12210

　ニューヨーク州医師会から講座の参加証明書と継続医療教育の単位8.0を送付する。

　ポストテストは,ニューヨーク州医師会のオンラインプログラムからも受験可能となっている。医師はまずwww.bcnny.comでオンライン登録し,訓練のページの"Hidden Impact : What You Need to Know for the Next Disaster : A Practical Mental Health Guide for Clinicians"と題されたポストテストへ進む。ポストテストに合格すると,オンラインでの評価表の記入が求められる。以上の手続きを終えると,認定証がダウンロードできるようになっている。

＊各自治体,組織において次なる災害の準備に心の安定を図る準備は欠かせない。ニューヨーク州医師会が本書を用いて研修を行っている手法テスト・評価用具は広く参考になるであろう。

Hidden Impact : What You Need to Know for the Next Disaster : A Practical Mental Health Guide for Clinicians

Medical Society of the State of New York

ニューヨーク州医師会は，継続医療教育認定評議会（the Accreditation Council for Continuing Medical Education, ACCME）より医師のための継続医療教育の認定を受けている。ニューヨーク州医師会では，この継続医療教育コースに関してカテゴリー1の最大 8.0 単位（the American Medical Association Physician's Recognition Award, AMA PRA Category 1 Credits™）を取得できる。医師は，修了コースによる単位が取得できる（2009 年 5 月より 2012 年 5 月まで認定）。

医師名　_____

住所　_____

E-mail アドレス _____
（ポストテストを下記まで郵送またはファックスで送付のこと）
郵送——Medical Society of the State of New York, 1 Commerce Plaza, Suite 408 Albany, NY 12210
ファックス——518-465-0976（Sharon Damiano）

1. 下欄に掲げたものはすべて災害後数日以内に起こり得る心理的反応であるが，例外はどれか。
    a. 不眠症
    b. 抑うつ気分
    c. PTSD
    d. 喫煙の増加
    e. 他者との関わりからの撤退

2. 米国医学研究所によると，災害やテロリズムに対する心理的反応にあてはまるものはどれか。
    a. 精神疾患を含むことが多い
    b. 感情の変化を含むが，行動の変化は含まない
    c. 重度の場合，治療の対象とすべきである
    d. 苦痛や行動，精神疾患を含む
    e. 家族や友人，聖職者によって対応されることがもっともよい

3. 医学的に説明不能な症候に対応する際，推奨されない方法はどれか。
    a. 特定の担当臨床医をつけること
    b. 症候よりも機能に注目すること
    c. 心理社会的問題の検討
    d. 患者を安心させるために，余分な検査や手続きを行うこと
    e. 綿密な経過観察をすること

4. 女性への災害による心理的影響で正しいものはどれか。
    a. メンタルヘルスに関わる問題が起きるリスクは少ない
    b. 女性は日常の家庭内での責任を免除されるべき
    c. 子どもによって気が散るため，女性のトラウマは軽減される
    d. 闘争状況で暴力のターゲットになるという，特有のストレスに直面する
    e. 女性の方が男性よりも助けを求める傾向にあるので，回復しやすい

5. 災害時には自殺の可能性について考慮する必要があるが，その理由にあてはまるものはどれか。
    a. 災害時に自殺率が高まると実証されている
    b. 生存者は，生きることの意味や価値について疑問を持ちやすい
    c. 通常時における自殺の危険性に関わる要因は，災害の混乱の渦中にはあてはまらない
    d. 通常時よりも自殺企図の可能性を止めることができなくなる
    e. aからdはすべてあてはまらない

6. 災害後のメンタルヘルスへの介入を計画するとき，考慮すべき介入の種類はどれか。
    a. 心理的介入　　　　　b. 精神薬理学的介入
    c. メンタルヘルスの専門家との協働ケア
    d. 国際的介入　　　　　e. aからdのすべて

7. サイコロジカル・ファースト・エイドが利用するのはどれか。
    a. ディブリーフィング　　b. 認知行動療法
    c. モジュール式に多元構成された実際的介入（身体的，心理的，認知的そして宗教的介入など）
    d. cのみ　　　　　　　e. aからcのすべて

8. 急な災害状況での精神薬理学的介入にあてはまるものはどれか。
   a. 州の精神保健省や認定病院とクリニック，米国公衆衛生局，軍隊や災害医療派遣チーム（Disaster Medical Assistance Team：DMAT）など災害救助を行う医療機関による資格の認定
   b. 現在と過去の投薬に関する履歴情報を得ること
   c. 短期での向精神薬（抗不安薬など）の利用を重視すること
   d. 障害よりも症状に注目すること
   e. aからdのすべて

9. トラウマや災害に続く，早期の心理的介入にあてはまるものはどれか。
   a. 認知行動的介入
   b. 子どもへの遊戯療法と親へのガイダンス
   c. 薬物濫用防止もしくは軽減のための介入
   d. 精神分析的心理療法
   e. aからcのみ

10. 介入に関する国際的な視点について正しいものはどれか。
    a. 保健医療専門家は常に，国際的な災害現場で必要とされ，歓迎されている
    b. 少数民族や移民のコミュニティでは，海外で起きた災害の影響としてスティグマや迫害，メンタルヘルス上の苦痛を体験するリスクが軽減する
    c. 国際的な状況で，災害で生き残った人々の持つメンタルヘルスに関するニーズの多くは一般的なものであるが，中には特有のニーズもある
    d. すべての大災害はメンタルヘルスに世界的な影響を及ぼす

11. 災害時にあなたがボランティアを行うとき，次のうち正しいのはどれか。
    a. 自分のやりやすさにかかわらず，頼まれたことは何でもすることが重要である
    b. 自分の全般的な能力の範囲内で働くべきである
    c. 一つの災害対応集団に従事するよりも複数の集団に所属する方がよい
    d. aからcのすべて
    e. aとc

12. 米国国家非常時管理システム（NIMS）に関して正しいのはどれか。
    a. 米国国家非常時管理システムは，災害時の関係省庁間および司法組織間の協力を調整する連邦組織である
    b. 米国国家非常時管理システムは，災害の種類にかかわらず柔軟に対応できるよう設計されている
    c. 米国国家非常時管理システムにおいては，災害の規模によって現地のみでの対応に留まるか，他の地域・国家の資源を用いた支援が必要か決定される
    d. aからcのすべて　　　e. 上記のどれでもない

13. ボランティアによる無私無欲の支援についてあてはまるものはどれか。
    a. 自身の時間を惜しまない人は，より長く幸せな人生を生きる傾向がある
    b. 自分の職場がリファー先として推薦される機会が増える
    c. ボランティアをすることは，賞賛や勇気，ユーモアを体験する機会をもたらす
    d. aからcのすべて　　　e. aとc

14. 災害対応のために遠隔地を訪れる際の下痢の罹患に関して，あてはまるものはどれか。
    a. リスクはごくわずかである
    b. 通常は，洗浄されていない野菜や果物を食べることによって生じることはない
    c. ボトル入りの水や，精製水を用いることで最小限に抑えられる
    d. 水源が不確かな場合，ヨウ素のような除染装置の使用は望ましくない
    e. 氷に関しては，水が凍っているため懸念する必要はない

15. リスク・コミュニケーションに関して正しいのはどれか。
    a. リスク・コミュニケーションとは，危機の際に効果的なコミュニケーションを用いることを意味する
    b. 明確で一貫した情報によって，恐怖と混乱は減少する
    c. 正確で肯定的なコミュニケーションは，個人の統制と統御の感覚を増大する
    d. リスク・コミュニケーションは，災害が起こる前に計画され，災害の渦中および事後のコミュニケーションを含むことが好ましい
    e. aからdのすべて

継続医療教育評価票　ニューヨーク州医師会

CME Activity Evaluation-Enduring Material
Medical Society of the State of New York

プログラム名：*Hidden Impact : What You Need to Know for the Next Disaster : A Practical Mental Health Guide for Clinicians.*
著者名：*Committee on Disaster and Terrorism. Group for the Advancement of Psychiatry (GAP)*

1. この本に設定された目標は：
   □非常によく達成された　　□達成された　　□達成されなかった

2. この本で学んだ知識はあなたの実践に影響しますか
   □とてもする　　□まあまあする　　□あまりしない　　□まったくしない

3. CME活動に参加することで，あなたは医療実践の方法を変えるような何かを学びましたか。

   □ はい　　詳しく記述して下さい _____

   _____

   □ いいえ　　それはなぜですか _____

   _____

   □ 回答不能　　あなたはこの活動が対象とする読者にあてはまりませんでしたか。 _____

   _____

4. CME はあなたに以下のことがらに関する情報を提供しましたか（参加に際しての実際の目標を準拠にして）。
    - □はい　□いいえ　現存の災害対応の枠組の中で，有効に災害対応に備え参加する方法を正しく認識することができるだろう
    - □はい　□いいえ　災害救助と公衆衛生緊急事態に携わる主要な機関と組織に関する知識を持っている
    - □はい　□いいえ　メンタルヘルス・スクリーニングとアセスメントの一連のツールの重要性を正しく認識している
    - □はい　□いいえ　災害に対する行動および情緒的反応の正常と異常のスペクトラムを正しく認識している
    - □はい　□いいえ　子どもを含む，災害時に特別な支援を必要とする人々について正しく認識している
    - □はい　□いいえ　行動的または情緒的な懸念に対する，災害後の取り扱いにおける薬理学および心理学的選択肢とその限界を正しく認識している
    - □はい　□いいえ　サイコロジカル・ファースト・エイド（PFA）を構成する要素と災害状況での適用に関して正しく認識している
    - □はい　□いいえ　災害に関連したメンタルヘルスに関する問題の取り扱いにおける，協働とコンサルテーションの役割を正しく認識している
    - □はい　□いいえ　災害支援任務に関する法的および倫理的側面について正しく認識している
    - □はい　□いいえ　災害の最中およびその後のセルフケアの重要性について正しく認識している
    - □はい　□いいえ　地域社会および個人のレジリエンスと回復のプロセスを理解している

この先，本書を改訂する際に加えてほしいトピックはありますか？

1. _____

2. _____

この本から得た知識をさらに深めるために，他の活動に参加しようと思いますか？
☐はい　☐いいえ　実地訓練
☐はい　☐いいえ　対話型 CD-ROM
☐はい　☐いいえ　オンライン・セミナー

☐はい　☐いいえ　その他：_____

本活動の評価におけるご協力に感謝いたします

監訳者あとがき

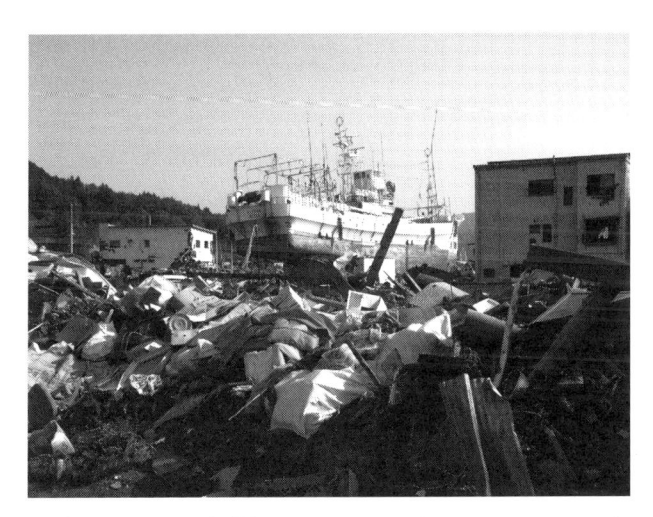

2011年6月11日　気仙沼　ICU Disaster Response Task Force 撮影

　『陸に上がった舟』この舟の船長，そして乗組員の思いはどんなものであったろうか。忘れられないこの光景が，今は私たちチームの姿に重なる。2011年3月11日以来，私のチームは，仙台市内，気仙沼市，山元町，福島市，石巻市，郡山市と，のべにして2,000人余りの被災者と会ってきた。心の衝撃は容易に見えないがために，隠れ隠され，文字通りに Hidden Impact となる。二重に隠れ隠される衝撃は，その破壊性のほどを測り得ず，それゆえに復興過程に生ずる新たな人的社会的衝撃の痛手も測り得ず，予測し得ず，さらに三重四重に隠れ隠され，人々の心の奥に重い負担を背負わせてしまう。本書のタイトル訳『不測の衝撃』の所以である。

　このように見えない衝撃の心の負担を，私は心的外傷後ストレス**反応**（Post-Traumatic Stress Reaction：PTSR）と名づけ，重い障害となる PTSD をも含む心の

衝撃がもたらす被災者の重荷を降ろす手伝いに取り組み続けている。気仙沼の陸に上がった舟も，最新鋭のレーダー情報機器を装備し，活きのいい鰹やマグロを大洋に追い，大漁の立役者に何度となくなっていたことであろう。私の震災復興心理支援タスクフォースも，世界の心理療法／精神療法のトッププロたちとの通信網を駆使する情報会議システムを搭載し，災害心理支援の最新知とそれを使う技術を身につけた心理療法師を軸に，臨床心理士，臨床発達心理士，教育心理学者，さらに臨時でヨーロッパとアメリカからのPTSDエキスパートが乗り組むチームの舟を仕立て上げた。臨時乗組員は，ナチス大虐殺のPTSD治療に長年取り組んでいるサイコロジスト，性被害のトラウマ治療のエキスパート，9.11ニューヨークテロ後ニューヨークポストの資金バックアップによる子どもの心のケアを指揮したサイコロジスト，そうしたトラウマ治療全体の初期から中長期展開への采配を振るったアメリカ集団精神療法学会元理事長，組織リーダーシップとトラウマのエキスパート，NATO米軍トラウマ／PTSD治療エキスパートたちであり，二度三度と要請に応えて乗り組み，クルーの現場訓練と直接の被災者臨床支援に加わった。

　長期的支援態勢に入った現在では，国際トラウマ支援部隊として実績豊かなIsraAIDの専門家が毎月イスラエルから来日し，乗り組んでいる。今なお見えないままに蔓延化が広がっている心の衝撃を，一人でも多くの人々から少しでも減ずるべく奮闘している。とりわけ福島は，ストレッサーとなっている原発放射能禍の問題が，収束の見通しもないままに，60余年を経てなおPTSDが噴出する第二の広島／長崎，沖縄になりかねない被災現実の中にある。

　言うまでもなく，心の衝撃の潜伏蔓延化は福島に限られてはいない。宮城，岩手それぞれに，救急対応の未消化の問題，中長期対応への転換の困難さの問題が次々に現れている。重いストレスを抱える被災者は取り残され，孤立し，自死，事故死が増え，なおPTSDリスクの高いままに放置される人々の深刻な現実が，家族，子どもたちの荒れ，交通事故の多発，不登校に引きこもり，心身症反応の深刻化等々，反応症候の多様さを露わにしている。このような荒れた海でチームの舟を操舵する私の思いが，冒頭の**写真**の光景に重なるのである。支援の船出から今日まで，私には『陸に上がった舟』の船長の思いが続いている。

　本書がアメリカの支援者から手許に届いたのは，震災から1年を過ぎ，すでに救急支援の時期を越え，多くの災害支援派遣チームが引いていった頃であった。物理的支援とは異なり，心理支援の私たちはまさにトラウマ／PTSD対応とその予防に苦慮していた渦中にあったので，私はこの本にも今更の感が強く，遅すぎる，今はそれどころではないという焦りに，無力感からくる怒りも混ざり，翻訳する考えに及ぶゆとりもなかった。朝の5時に起きて，装備万全の舟を操舵し夜

中近くにくたくたになって帰還しても，「すべきことが多すぎ，なし得たことはあまりにも少ない」という事後感しかなく，クルーはみな，自分自身の心的疲れの重さに驚くばかりであった。

　そんな中，東京大空襲の惨状を目の当たりにしたときのK. アルドリッヒ博士による本書序文の叙述が，私を覚醒させてくれた。あの東京大空襲のとてつもない破壊，広島，長崎の一瞬の大破壊，そしてニューヨークテロ，地震，津波，原発爆発，見える破壊の巨大さは，人を絶望の縁に追いやる一方で，その目撃者同士の心をつなぐ。人類の歴史が，世紀を超え，怨讐を越えて，破壊に立ち向かう力をつなぐことを感じたのである。仙台に開いた無料震災復興心理・教育臨床センター（EJセンター）の足立智昭教授（代表），西浦和樹教授が，翻訳事業に強い意欲を持って応えて下さり，出版に向けて仙台青葉ライオンズクラブのバックアップも得て，私は金剛出版の立石正信氏に理解を求め，眠い目をこすりながらの仕事に入ったのである。訳者は，仙台のEJセンタースタッフ，PAS心理療法プロ集団を中心に，北は北海道から南は熊本まで，加えてニューヨークの震災支援者までもが加わった。

　改めて巨大な破壊的惨事に立ち向かう，多くの有能な各領域専門家による協働の力を感じた。にもかかわらず，私たちの「陸に上がった舟」の現状は変わらない。振り返ってその経験は，私たちだけでなく災害派遣精神医療チーム（DPAT），心のケアセンター，国際支援チーム，それぞれに「陸に上がった舟」の現実に出合っているのではなかろうか。であるとすれば，そのダイナミズムを解いていくのが，これからの復興，そして次なる災害に備える大きな課題と言ってよいであろう。

　被災者，支援者，組織リーダー，行政者のそれぞれに会ってきた私たちのチームは，それぞれの苦悩とその間のつながりの悪さに嫌というほどに出合ってきた。そこに学び見出していることに，困難な心の復興支援の問題を解く大きな鍵があるように，私は思っている。各当事者の間が切れる（スプリット）現実は，すでにアルドリッヒ博士が序文にご自分の経験として書かれている「否認」が，至るところに生じていることを意味する。成す術のない，人事を越える大惨事を前にするときの，人の反応である。これが救急期には，強烈な破壊や耐え難い喪失に対して役に立つのであるが，復興の中長期の取り組みに至っては，復興支援チームの舟を陸に上げてしまう。これを打開するために，支援組織の長，行政の首長，そして支援に不満の怒りを溜めた被災者にも会った。問題山積でありながら，それぞれの心のケアの専門家も，組織のリーダー，行政の長も，つながることができずそれぞれが問題の否認に終わることに，私自身が慣れてしまった。だが無力感の中，問題も見えてきた。何がつながらないか。「心の問題の知」，「対

応実践する技術」,「その実行組織」,そしてそれを「公的に支える行政力」がつながらないのである。そして明瞭なのは，前二者の知とその実行技術の圧倒的不足である。直接の説明を受けた限りにおいてのことだが，福島の農産物の放射線被害と安全の確認，そして郡山の除染手続きが，実に理論的，科学的，実践的に周到に行われているのに対し，心の復興に関わる事業にはその片鱗が見えない。行政の関係責任者あるいは首長自身に会っても，傍らに専門家はおらず，話は決して展開しない。物理的問題の対策には考えられないことであろう。「心の問題の知」が圧倒的に足りない。それを駆使して対策をデザインし，外部資源やタスクフォースを生かすデザイナー，ディレクター，あるいは危機管理のスーパーヴァイザーがいないのである。その役をわれわれがとろうとしても，知を実行する実践技術を持つ要員がいない。

　心の復興対策が無力化される力学に潜伏する，越えなければならない問題は，知と技術のインフラ構築とそれを運用するリーダーシップである。そこで陸に上がった舟を動かすために，私たちは被災者，支援者，組織リーダー，行政者で一同に集い，知を共有し，技術の利用を勧め，組織的な活動展開のリーダーシップを育てるコミュニティの構築に動いている。目の前で難航する復興事業では，これしかないと思えるアプローチであるが，今の実情を打破するにも，けだし次の災害に備えるには容易なことでは済まない。暗澹たる思いの中で，現地の人々と共に心の復興コミュニティで唱い上げているものに，希望の「高等科学大学院大学」構想がある。誰もが破壊を創造に変える希望の形が欲しいのである。巨大破壊に迅速に有効に対応する最先端の「知」「技術」「組織」「行政」のインフラ構築とそのネットワーキングをデザインし，アクションをオーガナイズするそれぞれの役割のリーダーシップの養成と，さらなる知と技術の研究を博士課程，ポスト博士プログラムを擁して推進する国際トップレベルの研究機関である。

　本書は，心の復興ネットワーキングの基礎となる「知」を，9.11ニューヨークテロを機にアメリカの精神医学振興協会（GAP）がまとめた，まさに最新知である。全国の行政の長，組織の長に届けたい。そして未曾有の大震災により津波のみならず放射能被曝問題まで抱えた東日本大震災を克服し，世界に発信する新たな知を創造するために活用されることを心より願うものである。

2014年2月15日　大雪の東京の夜

小谷英文

Ph.D., CGP

国際基督教大学名誉教授

PAS心理教育研究所理事長

訳者代表 あとがき

　この「あとがき」を，名古屋から東京に向かう新幹線の中で書いている。皮肉なことに，3.11のあの瞬間も，私は東京から京都に向かう新幹線の中にいた。東京を定刻に出発し，熱海を過ぎた頃，車内の電気が突然消え，慣性走行となった後，列車は音もなく停止した。その数秒後，列車は荒波に浮かぶ小舟のように大きく上下左右に揺れ，乗客の悲鳴が聞こえた。そして，前方ドア上部のディスプレイに「宮城県震度7」のテロップが流れた。「ついに来たか」。きわめて近い将来，90％以上の確率で宮城県沖地震が起きることが「予測」されていたが，その日がやってきたのだ。私の脳裏には，1978年，宮城県沖でM7.4の大地震が起き，仙台市内のすべての信号が止まり，家々の塀が崩れ，空にヘリコプターが飛び交い，騒然となった夕方の風景が目に浮かんだ。すぐに，仙台の家族，職場，学生，友人などに電話やメールをしたが，一切つながらない。一番先にメールが届いたのは，コペンハーゲン，ロサンゼルスの友人たちからであった。「震源の中心に仙台があるが，大丈夫か？」わずか1行ほどのメールだったが，すでにこの大震災のニュースが世界に発信されていることを知った。
　その後の経過は，「監訳者あとがき」で国際基督教大学名誉教授の小谷英文先生が書かれている通りである。専門家の「予測」を超えた，「不測」の事態であった。
　2011年9月，私ども宮城学院女子大学発達科学研究所は，小谷先生の国際基督教大学高等臨床心理学研究所との共同プロジェクトとして，仙台に「震災復興心理・教育臨床センター」を開設し，2014年2月の時点で，1,500名を超える方々を対象に，個別相談，スーパーヴィジョン，心理教育のための講義，ワークショップ等を行ってきた。すでに震災から3年を迎える今も，「あの日から時間が止まったままだ」と被災者の方が本センターを訪問されるのが現状である。
　しかし，今，マスコミが盛んに取り上げている東南海地震が起きたならば，この東海道新幹線を始めとして，東南海を中心に太平洋沿岸部は東日本大震災を超える甚大な被害を免れないであろう。また，このような大規模な地震に限らず，わが国は，台風や集中豪雨による河川の氾濫や地滑りなど，毎年のように大規模

な自然災害に見舞われている。そこには必ず，心身共に大きなダメージを受けた多くの人たちがいるが，その心のダメージに対して，専門的で充分な手当てはなされてこなかった。

本書が，そのような人々の心のダメージの軽減に寄与するように，単に精神科医や心理士などの専門家だけでなく，自治体，企業の責任のある立場の方々にもぜひ目を通していただき，迫り来る次なる大災害に備えていただきたいものである。

なお，本書を刊行するにあたり，「ライオンズクラブ心の復興プロジェクト」として，2013年度から本センターに多額の助成金をご寄付いただいたライオンズクラブ国際協会332-C地区，仙台青葉ライオンズクラブ，静岡青葉ライオンズクラブの皆様，とくに，本センターの役割と意義にご賛同いただき，個人的に大変ご尽力いただいた仙台青葉ライオンズクラブ会長栗田敏光様，同前会長岩本政郁様，静岡青葉ライオンズクラブ会長中津川潤二様には，衷心より御礼を申し上げる次第である。

2014年2月18日
仙台に向かう新幹線の車内にて
足立智昭
Ph. D. 臨床発達心理士
ライオンズクラブ心の復興プロジェクト
「震災復興心理・教育臨床センター」代表
宮城学院女子大学発達科学研究所所長

索引

事項索引

【数字】

4段階アプローチ（A four-tiered approach）
.... 75
9.11 ...... iv, xiv, xx, 4, 8, 19, 37, 40, 45, 47, 50, 59, 71, 90, 119, 134, 146, 161, 216, 218
　──襲撃 117
　──テロ 13, 16, 19, 23, 73, 118, 191
　──事件 4, 14, 71
　──テロリスト攻撃 189
　──のテロ 53, 59, 100, 163
　──攻撃 161
9月11日のテロリスト攻撃 191
2004年のアジア津波 163

【A-Z】

MUPS 75-80, 153, 204
　──症状 78
NGO 8, 17, 123, 166, 181, 183, 185
　──非政府組織 164
PFA 実施手引き 109
PTSD ... vii, xvii, xxx, xxxi, 22, 49, 50, 62-65, 70, 84, 93, 108, 109, 117, 118, 120, 129, 133-136, 140, 143, 145-147, 149, 150, 165, 171, 173, 202, 208, 215, 216
　──のための曝露療法 135
　──プライマリケア評定 63, 64
　──予防 143
SARS パニック 126
SSRI 87, 145, 146, 148
VHP 179, 182, 184
WHO 世界保健機関 164

【あ】

アイデンティティ 73
アセスメント ... ix, xi, xiv, xxxiii, 37, 47-50, 53, 54, 56, 57, 60, 61, 63, 65-68, 72, 73, 78, 92, 95, 109, 115, 121, 130, 131, 138-141, 143, 148, 149, 153, 155, 173, 191, 204, 205, 213
　──医学的 60, 65, 131
アドヴォカシー・グループ 128
アリピプラゾール 150
アルコール 21, 47, 59, 65, 92, 94, 95, 120, 133, 138, 140, 141, 144, 146, 189
　──依存 49, 54, 59, 112
　──依存障害 62
　──濫用／依存 59, 61
　──離脱症 139
安心と安全の再保証 126
安全の感覚 .... xxxi, 47, 111, 129, 134, 136
安全保護要因 92
医学的介入 132
医学的に説明不能な身体症状（MUPS）
.... 37, 47, 75, 76, 153, 204
依存的しがみつき 82, 83, 86
異文化メンタルヘルス 173
移民コミュニティ 92, 165
イランのバムにおける震災 118
医療インフラ 77
医療過誤 .... xiv, 28, 174, 178, 179
インフォームド・コンセント 56
うつ病 ...... xxx, 52, 57, 59, 84, 87, 138, 139, 148, 150, 151, 202
運命論 90
エビデンスに基づく初期介入 132
遠隔医療 174, 176
遠隔精神医療 .... xxxiii, 50, 57, 171-176, 205

——でのアセスメント 173
遠隔精神科診療 149
遠隔治療 173
大うつ病 59, 61, 62, 65, 98, 102, 103, 120, 139, 146, 147, 149, 150
——性障害 49
オクラホマ市爆破事件後 71
オランザピン 150

【か】

外的ストレッサー 117
回避 22, 62, 91, 99, 100, 112, 190
解離 .... vii, 56, 60, 61, 139
カウンセリング 61, 89, 91, 99, 101, 129, 135, 161
過覚醒 62, 63, 67, 133, 143, 147
隔離 91, 99, 108, 123, 125, 126, 174, 195
過失 179, 181, 183, 184, 186
過剰診断 60, 90
家族療法 129, 135
簡易医学的精密検査 141
患者健康状態質問票（The Patient Health Questionnaire ; PHQ）................... 61
感染症 77, 136, 140, 149
記憶想起刺激（リマインダー）............. 62
危険度評価 191
義務の不履行 186
逆恐怖的な行動 23
逆転移 22, 134
救急心理処置法モジュール 108
救急精神医療 173
救助者の心理的要求への対応 119
救助者のメンタルヘルス 120
急性期 .... xxxii, 50, 59-62, 65, 75, 91, 93-95, 132, 135, 138, 140, 141, 143
——後 .... xxxii, 47, 50, 94, 146, 147
——の時期 139
急性ストレス 52, 108, 133, 149
——障害 140, 143
——反応 108, 113, 133, 143
急性中毒 53
急性の悲嘆 98-100
——反応 97, 99
急性不安 53, 77
協働ケア 153, 154, 205, 209
——のモデル 155

脅迫的な患者 136
記録 11, 69, 77, 189, 191
——をとること 191
緊急管制センター 13
緊急事態指揮官 13, 15
緊急事態指揮システム 9, 13, 14
緊急事態宣言 13, 180
クエチアピン 145-147, 150
グリーフカウンセリング 99, 101
グループ支援 135
グループ・ディブリーフィング 132
訓練 .... iv-vi, xiii-xv, xvii, xxiii, xxix, 3-9, 13, 19, 22, 24, 48, 67, 77, 109, 119, 124, 125, 129, 134, 135, 158, 160, 172, 174, 175, 179, 188, 194, 207, 214, 216
ケアの不履行 186
継続的コンサルテーション 136
健康不安アセスメント 78
幻滅と落胆の期間 127
抗うつ薬 146, 148, 150
公衆衛生的介入 131
抗精神病薬 136, 140, 144, 145, 148, 150
向精神薬 57, 87, 121, 139, 148, 155, 210
公的コミュニケーション 38
行動の変容 46, 47
抗不安薬 87, 140, 210
興奮 90, 138, 140, 141, 143-146, 148-151, 153, 175, 201
高齢者 ... xxiii, 88, 89, 92, 93, 109, 142, 144, 145, 192, 204
コーピング .... xxix, 56
——機能 xxix
後急性期 59-62, 65
国際的災害 162, 164, 203
国際的な災害救助 182
個人の準備 19
個人レベルのコミュニケーション 39
国家主権による免責 186
子ども ...... xii, xiii, xvii, xxiii, xxix, xxx, xxxi, xxxiii, 19, 23, 36, 40, 59, 62-73, 84, 89, 93, 97, 98, 109-112, 115, 117, 118, 132, 135, 139, 149, 150, 155, 156, 172, 200, 203, 204, 209, 210, 213, 216
——たちの興奮 150
コラボレーションケア xxxiii
孤立 ... xxiv, 22, 62, 64, 83, 90, 94, 95, 123, 124, 127, 128, 133, 189, 216
困難患者 .... xxxiii, 81-83, 85, 204
——の四つのタイプ 82

【さ】

サージ容量 76
サートラリン 138, 139, 145, 146, 147, 150
災害救助システム .... xxxiii, 11, 12, 204
災害救助の社会組織 125
災害急性期 139, 140, 143, 151
災害後環境 83
災害後の精神的障害 49
災害時精神医療 173
災害特定メンタルヘルス・アセスメント面接 61
災害発生期 59, 65, 92
災害被害を受けた子どもたち 73
災害メンタルヘルス .... v, xi, xv, xxiii, xxxii, xxxiii, 172, 176
サイコロジカル・ファースト・エイド（PFA） .... xii, xv, xxxi-xxxiii, 9, 73, 107, 108, 110-113, 131, 202, 204, 209, 213
再体験 62, 67, 129, 133, 143, 165
サポートグループ 90
自己感覚 129, 135, 136
自己破壊的な否認 82-84, 86
自殺 ... xiv, xxxiii, 48, 52-56, 60, 61, 103, 141, 153, 192, 204, 209
  ――願望 49
  ――企図 53, 54, 56, 209
  ――念慮 52, 54, 57, 150
  ――保護 54
  ――リスク 52-57
  ――のアセスメント 53-55
思春期 66, 68, 71, 111, 139, 149, 150
事前準備 .... xxiii, 195
慈善免責 185
シタロプラム 146, 147
児童 .... xvi, 61, 63, 66, 68, 72, 139, 149, 150, 155, 173
  ――および思春期の精神薬理学 149
  ――期や思春期の子どもたち 150
  ――思春期精神医学 149
ジフェンヒドラミン 142, 145, 150
死別 ... xvii, xxxiii, 52, 59, 60, 93, 97, 101, 111, 126, 131, 204
  ――の体験 132
死亡者の家族のケア 126
市民の法的責任 185
社会的介入 .... xxxiii, 123-125, 128, 131, 204
社会的スティグマ 123, 126
重症急性呼吸器症候群（SARS） 77
集団サポート 90
集団精神病 143
集団突発性疾患 77, 78
集団突発性身体症状 76
集団パニック 143
集団ヒステリー 77
重篤な慢性的精神疾患 89, 94, 95
重度精神病患者 93
守秘義務 56
守秘性 174, 189, 190, 191
準備と訓練 158
消極的な自殺思案 53
情緒的ファースト・エイド 191
小児精神薬理学の原則 139
初期介入 132
職業倫理規定 194
女性 32, 39, 40, 45, 47, 49, 50, 52, 72, 88-90, 95, 140, 204, 209
止痢薬 29, 30
人格障害 84-87
身体および精神状態の診察 140
心的外傷後ストレス障害（PTSD） ... vii, xix, xxiii, xxx, 59, 61, 62, 128, 139, 146, 147, 165
心的外傷体験 89
心理教育 72, 110, 135, 218, 219
心理社会的サポート 57
心理的応急処置 135
心理的介入 ...... xxxiii, 129-134, 136, 204, 205, 209, 210
心理的ディブリーフィング 119, 132
心理力動的視点 134
心理療法 14, 49, 87, 115, 120, 135, 210, 216, 217
睡眠障害 143, 148
スクリーニング .... xi, xix, xxxiii, 16, 56, 59, 61-70, 78, 120, 131, 146, 156, 165, 204
スタッフサポート .... xxxiii, 16
スタフォード法 182
スティグマ 91, 115, 127, 165, 210
ストレス ...... ix, xvii, xxiv, xxix, xxxi, 14, 21, 22, 24, 38, 48, 66, 68, 70-72, 81, 82, 85, 95, 102, 108-110, 112, 115, 117, 118, 120, 125, 130, 132, 149, 150, 155, 164, 166, 171, 189, 190, 204, 205, 209, 216
外傷後―― .... xvii, xxxi, 19, 138, 215
外的―― 115, 117

──管理 21
　　──免疫訓練 135
　　──を管理し予防するための助言 21
　　内的── 115
　　予期── 22
スリープサック 28
精神医学的アセスメント 59-61, 65
精神科コンサルテーション 173
精神科的な病歴 138, 149
精神疾患 .... xxx, xxxii, 45, 46, 77, 88, 89, 92-94, 107, 135, 141, 148, 151, 208
精神症状 45, 48
精神病的思考 53
精神薬理学 .... xxxiii, 136, 138-140, 142, 143, 147, 149, 151, 173, 205
　　──的介入 131, 136, 138, 140, 205, 209, 210
精神薬理処方 87
生存者罪悪感 115, 118
性的外傷体験 89
青年 .... xvi, 63, 66, 68, 71-73, 103, 132, 172
性別 54, 61, 70, 89, 192
積極的コーピングスキル 53
積極的ソーシャルサポート 53
積極的な自殺思案 53
セルフケア .... xii, xxxiii, 4, 19, 20-22, 24, 78, 79, 141, 166, 190, 204, 213
戦争神経症（Shell Shock） 63
全般性機能評価尺度 140
全般性不安障害 61, 62, 146, 147
せん妄 48, 92, 142, 144
専門的訓練 .... v, 22
双極性障害 88, 94, 95, 148
操作的援助拒否 82-84, 86
喪失 4, 52, 54, 56, 61, 68, 71, 72, 77, 83, 85, 98, 100, 112, 124, 127, 129, 150, 161, 189, 204, 217
ソーシャルサポート .... xxx, 16, 54, 94, 121
ソーシャルネットワーク 128
組織間連携 125

【た】

代位責任 186
第一救助者 119, 132
第一次救助者 116, 125
退行 71, 84
第二世代の抗精神病薬 87

脱水症 30, 92
ダメージ 166, 186, 220
段階的介入プログラム 131
短期記憶の障害 92
短期療法 135
チェックリスト 20, 26, 27, 29, 63
　　海外渡航── 30
　　児童ストレス障害── 68, 70
　　小児症状──（PSC） 63, 68, 69
　　標準的な── 27
　　不便な場合の── 33
チェルノブイリ原子力発電所 89
中国の地震 163
中毒患者 136
長期的介入 129, 132
長期にわたる曝露療法 135
長期力動的心理療法 135
治療支援 131
沈静化 129, 134, 136
ディブリーフィング 132
適応対処能力 130, 131
同一視 22, 118
東京地下鉄サリン事件 76
統合失調症 93-95, 148
闘争－逃避反応 47
東南アジアにおける 2004 年の津波 118
特定文化集団 90, 91
突発性身体症状（Idiopathic Physical Symptoms : IPS） 76, 77, 79
トラウマ ...... ix, xvii, xxix, xxx, xxxi, 37, 48, 49, 59, 61-64, 71, 77, 91-93, 108, 109, 111, 112, 115, 117, 127, 130, 132-134, 143, 155, 164, 165, 173, 204, 209, 210, 216
　　集団── 82, 107, 134
　　──経験 91, 111, 112
　　──・システムズ・セラピィ 155
　　──・テント 134
　　二次的── 165
　　プレスクール・──・セラピィ（PTT） 155
トリアージ 11, 17, 56, 60, 75, 78, 97, 99, 129-131, 136, 153, 156, 184, 192, 204, 205
遠隔── 78
　　──・スクリーニング 99
　　──とマネジメント 77
避難所── 11

【な】

乳幼児 68
『人間の終わり—バイオテクノロジーはな
　ぜ危険か』 193
認知行動療法 108, 135, 150, 209
　——セッション 173
認知性代償不全 92
「任務適性」評価 191
寝袋 28, 34
脳の損傷 136

【は】

バウンダリー違反 190
発生期 60, 91-93, 140, 141
パニック障害 61, 62, 65, 139, 146, 147
パフォーマンス向上のための薬物 193
ハリケーン・カトリーナ ..... xvi, xx, 4, 5, 7, 12,
　16, 19, 53, 73, 77, 93, 100, 123, 153, 163, 178, 188, 192
パロキセチン 146, 147
犯罪の法的責任 185
ピア援助計画 121
被災コミュニティ .... xxix, 115, 116, 118
　——模式図 116
悲嘆 .... xix, xxiii, xxx, 21, 40, 46-49, 53, 59, 61, 66,
　68, 72, 77, 83, 90, 98-102, 108, 109, 112, 117, 129, 131,
　151, 201, 204
　　正常な—— 50
　　遷延された—— 100-102
　　　　——反応 97
　　　　——の過程 98, 101
　　　　——の重症度 50
　　複雑化した—— 99, 101, 102
非定型抗精神病薬 144, 150
ビデオカンファレンス 171, 173
否認 .... vii, xx, 21, 98, 100, 101, 217
非マイノリティ集団 90
標準メンタルヘルス・アセスメント 61
病歴 .... xxx, 61, 88, 89, 138-140, 144, 149, 151
非臨床心理学的介入 131
頻脈 140
不安 ... iii, xx, 20, 26, 30, 37-39, 47, 48, 57, 61-64, 68,
　75-79, 82, 83, 87, 88, 89, 91, 93-95, 98, 107, 115, 123,
　126, 129-133, 135, 138-144, 146-148, 150, 151, 156, 164,
　165, 171, 173, 205, 210

　——症状 50, 141
風評 143
フォローアップセッション 129
ブスピロン 142, 143
物質依存 142, 143, 146, 148, 172
物質濫用 94, 138, 140-142, 144, 146, 148, 151
不法行為 181, 186
不眠 ...... xxx, 23, 47, 49, 50, 59, 61, 63, 93, 120, 129,
　138-146, 148-151, 208
プライマリケア .... xix, xx, xxxii, xxxiii, 37, 38, 50,
　83, 107, 108, 121, 130-132, 139-141, 148, 149, 151,
　153-156, 158, 165, 171, 176, 189, 203
　——臨床家 .... xx, xxiii, xxxii, 47, 59, 68, 76, 81,
　　83, 109, 119, 130, 134, 136, 156, 162, 163, 165, 166,
　　172, 203, 205
プラゾシン 147
フラッシュバック 62
ブリーフカウンセリング 135
フルオキセチン 146, 147, 150
プロプラノロール 143
文化集団 90
分離 66, 126
　——や隔離 127
併存障害 49
ベンゾジアゼピン 142-146, 148, 150
　——系薬 87
　——の使用 142
ベンラファキシン 146, 147
放射線事故 76
法的責任 7, 178-183, 185, 186, 205
　——問題 .... xxxiii, 179, 182, 185
法的保護 179-184
暴力的行動 53
ホールディング環境 134
保障 7, 14-17, 140, 159, 186
ボランティア ..... iv, v, xiii, xiv-xvi, xx, xxi, 3-9, 12,
　16, 17, 19, 20, 23, 24, 26, 28, 37, 45, 72, 110, 117,
　126-128, 153, 159, 166, 178-186, 199, 200, 202, 203,
　210, 211
　医療——救助員 179
　自発的—— 5
　登録—— 5-7
　　——ヘルスケア従事者（VHP） 180
　　——ヘルスケア専門職 184
　　——保護法令（VPA） 179, 185

【ま】

マイノリティ集団 90
マサチューセッツ児童精神科アクセスプロ
　ジェクト（MCPAP）............................ 155
マス・コミュニケーション 38
慢性精神病患者 93
慢性的精神疾患 89, 94, 95
水のフィルタリング 30
ミャンマーのサイクロン 163
メディア 19, 38, 39, 109, 127, 128, 164, 165, 203
　──・コミュニケーション 38
免責 181, 182, 185, 186
面接技術 55
メンタルヘルス・スクリーニング 67, 115,
　119, 120, 204, 213
燃え尽き状態 23
モダフィニル 193
喪の作業（grief work）............................. 98

【や】

薬物濫用 21, 59, 61, 65, 85, 94, 129, 133, 136, 153,
　154, 156, 192, 205, 210
　──プログラム 135
薬物療法 14, 115, 130, 143, 171
　──グループ 135
遊戯療法 135, 210
要求の権利を振りかざす者 82, 83
善きサマリア人 179, 180
　──法 180, 185
　　カルフォルニア州の── 180
予後診断 192

【ら】

力動的心理療法 135
リスクコミュニケーション .... xvii, xxxiii,
　36-39, 203
　──の弱さ 37
リスク要因 92, 166
リスペリドン 145, 150
理性的な自殺 192
リマインダー 112, 127
両親カウンセリング 135
リラクゼーション訓練 135

臨床アセスメント 56, 67, 73, 129, 131
臨床心理学的介入 131, 132, 135
臨床的評定尺度を自殺 56
隣人医療モデル 189
倫理 .... xii, xxxiii, 171, 174, 175, 188,-195, 205, 213
　──規定 188, 194
　──的ジレンマ 77, 188, 191, 193, 194
　──的な問題 192
レジリエンス .... ix, xii, xvii, xxiii, xxxiii, 19, 22,
　24, 113, 130, 131, 162, 202, 204, 213
　家族の── 66, 72
　基本的── 127, 128
　コミュニティの── 124
老人療法 135

人名索引

ウィニコット（Winnicott）..................... 134
エンゲルら（Engel et al.）........................ 78
グローヴズ（Groves）........................ 82, 83
シェイクスピア（Shakespeare）....... 98, 100,
　102, 103, 204
セイクス（Saxe）................................... 155
ゼイジックら（Zatzick et al.）................ 155
ネイマーク（Neimark）.......................... 23
ピットマン（Pitman）........................... 143
フェッター（Fetter）............................. 109
フクヤマ（Fukuyama）.......................... 193
ポスト（Post）.. 23
リンダーマン（Linderman）................... 99
ワイスラー（Weisler）............................ 77

翻訳事業チームについて

［監修・訳］
小谷英文［Ph.D. CGP］PAS 心理教育研究所理事長，国際基督教大学名誉教授，国際集団精神療法集団過程学会トラウマ／PTSD 対策班メンバー，震災復興心理・教育臨床センター／福島復興心理・教育臨床センター臨床オーガナイザー，専門：心理療法，技法・訓練法開発，困難患者

［幹事］
足立智昭［Ph.D. 臨床発達心理士］宮城学院女子大学教授，2011年9月，国際基督教大学高等臨床心理学研究所との共同プロジェクトとして「震災復興心理・教育臨床センター」設立代表。2013年3月まで，のべ約1,000名の被災者の心のケアに当たる。現在も継続中，専門：発達臨床心理学
西浦和樹［Ph.D.］宮城学院女子大学教授，震災復興心理・教育臨床センターディレクター，専門：教育心理学

［事務局］
髭香代子［MA］PAS 心理教育研究所，多摩美術大学学生相談室，震災復興心理・教育臨床センター／福島復興心理・教育臨床センター臨床心理士派遣ディレクター，専門：PAS 心理療法，コンバインドセラピィ

［翻訳バイリンガルチェック］
栗田七重［MA］国際基督教大学高等臨床心理学研究所助手，専門：青年期／クロスカルチャー母子支援
揖斐衣海［MA］PAS 心理教育研究所，専門：心理療法
橋本麻耶［MA］PAS 心理教育研究所／震災復興心理・教育臨床センター，専門：虐待を受けた子どもから大人の精神療法，青年期精神療法，PTSD 治療技法 SMG（Story Making Group）技法開発
荻本尚子［MA］国際基督教大学高等臨床心理学研究所助手，PAS 心理教育研究

所,専門:学生相談

[翻訳]
参考のために／著者について／序文／まえがき▶伊藤裕子[MA]PAS心理教育研究所,法政大学学生相談室,福島復興心理・教育臨床センター,専門:思春期,青年期から成人期の心理療法
序章▶荻本快[MA]国際基督教大学大学院教育学研究科博士後期課程,PAS心理教育研究所,震災復興心理・教育臨床センター,専門:思春期発達心理療法,虐待・ネグレクト等を受けた幼児・児童・思春期の心理療法

[第Ⅰ部:準備]
第1章▶花井俊紀[MA]PAS心理教育研究所,野の花メンタルクリニック／カウンセリングオフィス,震災復興心理・教育臨床センター／福島復興心理・教育臨床センター事務局長,専門:PTSD,ひきこもりの力動的心理療法,SMG技法開発
第2章▶花川ゆう子[Ph.D.]ニューヨーク州認定サイコロジスト,セントルークスルーズベルト病院スーパーバイジングサイコロジスト,コロンビア大学医学部臨床助教授,ニューヨークにおける邦人医療支援ネットワーク,ジャムズネット(Japanese Medical Support Network:JAMSNET),メンタルヘルスネットワーク部で東日本大震災,遠方支援チームにおいての支援活動(翻訳協力者はすべてジャムズネット,メンタルヘルスネットワーク,遠方支援チームに所属 http://jamsnet.org/)

[第2章 翻訳協力者]
森真佐子[Ph.D.]ニューヨーク州認定サイコロジスト,ニューヨーク日本人教育審議会／教育文化交流センター 教育相談室
竹林陽子[Ph.D.]ニューヨーク州認定サイコロジスト,個人開業
青木貴美[LCSW]ソーシャルワーク修士,ニューヨーク州認定臨床ソーシャルワーカー,個人開業
ストロムかおり[LMHC]メンタルヘルスカウンセリング修士,ニューヨーク州認定メンタルヘルスカウンセラー
第3章▶宇佐美しおり[Ph.D.]熊本大学生命科学研究部精神看護学教授,精神看護専門看護師(CNS)こころのケアチームで1カ月宮城県を支援,専門:精神看護,CNS訓練・教育,精神療法,集団精神療法,看護スーパーヴィジョン
第4章▶髙橋教朗[MD]ニキハーティーホスピタル,精神科医,熊本大学医学部保健学科精神保健看護学分野非常勤講師,熊本社会福祉専門学校講師,専

門：摂食障害，不安障害，気分障害の心理療法
第5章▶足立智昭　翻訳事業チーム幹事（前述）

［第Ⅱ部：アセスメント］
第6章▶金澤潤一郎［Ph.D.］北海道医療大学心理科学部助教，専門：臨床心理学，成人の発達障害，認知行動療法
第7章▶菅原正和［MA］岩手大学名誉教授
第8章▶池田和浩［Ph.D.］尚絅学院大学総合人間科学部人間心理学科講師
第9章▶西浦和樹　翻訳事業幹事（前述）
第10章▶田山淳［Ph.D.］長崎大学保健・医療推進センター，専門：臨床心理学，行動医学，震災後の急性期支援，災害医療支援者の保健管理に携わる
第11章▶橋本和典［Ph.D.］国際基督教大学准教授，PAS心理教育研究所，福島復興心理・教育臨床センター所長，福島心の復興支援協議会事務局長，専門：力動的心理療法，集団精神療法
第12章▶松本学［MA］共愛学園前橋国際大学准教授，臨床発達心理士，専門：臨床発達心理学，とくに病児の自己発達や母子の関係性の発達・支援
第13章▶石川与志也［MA］ルーテル神学大学専任講師，東京大学駒場学生相談所非常勤講師，震災復興心理・教育臨床センター／福島復興心理・教育臨床センター，専門：精神分析的心理療法，青年期

［第Ⅲ部：介入］
第14章▶畑山みさ子［MA］宮城学院女子大学名誉教授，ケア宮城代表，専門：発達心理学，臨床心理学
第15章▶髭香代子［MA］翻訳事業事務局長（前述）
第16章▶熊坂聡［MA］宮城学院女子大学教授，専門：社会福祉学
第17章▶中村有希［Ph.D.］PAS心理教育研究所臨床ディレクター，震災復興心理・教育臨床センター／福島復興心理・教育臨床センター，専門：PAS心理療法，SET（Socio-Energetic Training）技法開発
第18章▶小野寺滋実［MD］宮城県子ども総合センター医師，震災後2年間，子どもの心のケアチーム（多職種）を組織し宮城県沿岸部で個別相談や講演等を実施，専門：児童青年精神医学
第19章▶二ツ山亮［MA］「小松島子どもの家」セラピスト，専門：発達心理学，臨床心理学
第20章▶川越聡一郎［MA］宮城県さわらび学園技術主査（心理），専門：臨床心理学

第21章▶柚木沙恵［MA］専門：学生相談

［第Ⅳ部：特殊な問題］
第22章▶大橋良枝［Ph.D.］聖学院大学人間福祉学部こども心理学科特任講師，PAS心理教育研究所，震災復興心理・教育臨床センター，専門：PAS心理療法，精神分析的発達理論
第23章▶高田毅［MA］国際基督教大学高等臨床心理学研究所助手，PAS心理教育研究所，震災復興心理・教育臨床センター／福島復興心理・教育臨床センター，専門：精神分析的心理療法，集団精神療法，力動的絵本ワークショップ
第24章▶西川昌弘［MA］神奈川大学大学院講師，震災復興心理・教育臨床センター，専門：力動的心理療法とその訓練，教育

［第Ⅴ部：エピローグ］
エピローグ▶能幸夫［BA］PAS心理教育研究所所長，湘南病院福祉医療相談室，専門：力動的心理療法，集団精神療法
参考のために▶吉田愛［MA］西東京市教育支援課教育相談員，PAS心理教育研究所，専門：PAS心理療法
参考のために▶南貞雅［MA］杉並区特別支援教育課心理相談員，PAS心理教育研究所，福島復興心理・教育臨床センター，専門：PAS心理療法

最新 大災害メンタルヘルスケアガイド
不測の衝撃
危機介入に備えて知っておくべきこと

印刷	2014年9月10日
発行	2014年9月20日
編者	フレデリック J. スタッダード Jr.
	クレイグ L. カッツ
	ジョセフ P. メリーノ
	精神医学振興協会
監訳者	小谷 英文
訳者	東日本大震災支援合同チーム
発行者	立石 正信
発行所	株式会社 金剛出版
	〒112-0005
	東京都文京区水道1-5-16
	電話03-3815-6661
	振替00120-6-34848
装丁	臼井 新太郎
装画	野田 映美
本文レイアウト	石倉 康次
印刷	平河工業社
製本	誠製本

ISBN978-4-7724-1379-4 C3011
Printed in Japan©2014

PTSD治療ガイドライン 第2版

[編]=エドナ・B・フォア　テレンス・M・キーン　マシュー・J・フリードマン ほか
[監訳]=飛鳥井望

●B5判　●並製　●552頁　●定価 **7,400**円+税
●ISBN978-4-7724-1312-1 C3011

国際トラウマティック・ストレス学会の特別作業班が中心となって作成した
PTSD治療ガイドライン待望の新版！

PTSDハンドブック
科学と実践

[編]=マシュー・J・フリードマン　テレンス・M・キーン　パトリシア・A・レシック
[監訳]=金 吉晴

●B5判　●上製　●550頁　●定価 **12,000**円+税
●ISBN978-4-7724-1367-1 C3011

PTSDの科学的，臨床的，文化的テーマを最新の研究成果と実践に基づいて
網羅的に解説した最良の参考書。

治療的アセスメントの理論と実践
クライアントの靴を履いて

[著]=スティーブン・E・フィン
[訳]=野田昌道　中村紀子

●A5判　●上製　●368頁　●定価 **4,500**円+税
●ISBN978-4-7724-1369-5 C3011

テストからフィードバックを経て査定者が治療者になる
ヒューマニスティックな治療的アセスメントを解説。

統合的短期型ソーシャルワーク
ISTTの理論と実践

［著］=エダ・ゴールドシュタイン　メアリーエレン・ヌーナン
［監訳］=福山和女　小原眞知子

●A5判　●上製　●296頁　●定価 **4,600**円+税
●ISBN978-4-7724-1370-1 C3036

困難ケースの本質を見抜き，
効果的な介入を構築する援助スキルの理論と実践。

バイオサイコソーシャルアプローチ
生物・心理・社会的医療とは何か？

［著］=渡辺俊之　小森康永

●四六判　●上製　●260頁　●定価 **3,400**円+税
●ISBN978-4-7724-1380-0 C3011

「生物・心理・社会モデル」を
これからの臨床のために磨き上げる。
知ってるつもりのBPSの本質と広がり。

臨床現場のフォーカシング
変化の本質

［著］=アン・ワイザー・コーネル
［訳］=大澤美枝子　木田満里代　久羽康　日笠摩子

●A5判　●並製　●340頁　●定価 **4,200**円+税
●ISBN978-4-7724-1385-5 C3011

戦略，臨床例，面接場面をとおして，
その方法を明快に解説する。

集団精神療法の進歩
引きこもりからトップリーダーまで

［著］=小谷英文

● A5判 ● 上製 ● 330頁 ● 定価 **4,400**円+税
● ISBN978-4-7724-1356-5 C3011

集団精神療法の理論的基礎と，引きこもりから精神疾患，
ハイパフォーマーへの臨床実践に基づいた
適応の実際を詳説する。

精神疾患診断のエッセンス
DSM-5の上手な使い方

［著］=アレン・フランセス
［訳］=大野 裕　中川敦夫　柳沢圭子

● 四六判 ● 並製 ● 280頁 ● 定価 **3,200**円+税
● ISBN978-4-7724-1352-7 C3047

DSM-5の診断基準は臨床において役立つが，それがすべてではない。
その診断基準に疑問を投げかける衝撃の書!

精神医療・診断の手引き
DSM-IIIはなぜ作られ，DSM-5はなぜ批判されたか

［著］=大野 裕

● 四六判 ● 並製 ● 204頁 ● 定価 **2,400**円+税
● ISBN978-4-7724-1386-2 C3047

DSM-IIIが成立する背景から
DSM-5の作成をめぐっての「批判」を紹介しながら，
著者の精神科医療への思いを綴る。